高等医学院校"十三五"规划教材

护理学专业创新人才培养系列教材

基础护理
学习与实训指导

主编　李爱夏　陈双琴　邢　娟

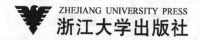

ZHEJIANG UNIVERSITY PRESS

浙江大学出版社

图书在版编目(CIP)数据

　　基础护理学习与实训指导 / 李爱夏,陈双琴,邢娟主编.
—杭州:浙江大学出版社,2019.9(2022.1重印)
　　ISBN 978-7-308-19390-0

　　Ⅰ.①基… Ⅱ.①李… ②陈… ③邢… Ⅲ.①护理学—
高等职业教育—教学参考资料 Ⅳ.①R47

　　中国版本图书馆 CIP 数据核字(2019)第 154993 号

基础护理学习与实训指导

主　编　李爱夏　陈双琴　邢　娟

责任编辑	阮海潮(1020497465@qq.com)
责任校对	王元新
封面设计	续设计
出版发行	浙江大学出版社
	(杭州市天目山路148号　邮政编码310007)
	(网址:http://www.zjupress.com)
排　　版	浙江时代出版服务有限公司
印　　刷	杭州良渚印刷有限公司
开　　本	787mm×1092mm　1/16
印　　张	16.5
字　　数	412千
版 印 次	2019年9月第1版　2022年1月第3次印刷
书　　号	ISBN 978-7-308-19390-0
定　　价	49.00元

基础护理学习与实训指导

编委会名单

主　编 李爱夏　陈双琴　邢　娟

副主编 王　凤　曹　蕾　苏吉儿　夏雅雄

编　委（按姓氏笔画为序）

王　凤（宁波卫生职业技术学院）

王丽芳（宁波市第一医院）

邢　娟（宁波卫生职业技术学院）

孙群南（宁波大学医学院附属医院）

苏吉儿（宁波卫生职业技术学院）

李倩茹（宁波卫生职业技术学院）

李爱夏（宁波卫生职业技术学院）

吴佳莹（宁波卫生职业技术学院）

陈　燕（宁波卫生职业技术学院）

陈双琴（宁波卫生职业技术学院）

赵　静（宁波卫生职业技术学院）

袁　葵（宁波卫生职业技术学院）

袁赛霞（宁波市第一医院）

夏雅雄（宁波卫生职业技术学院）

曹　蕾（宁波卫生职业技术学院）

蒋晓娜（宁波市第一医院）

前　言

护理专业的人才培养目标是，以能力培养为本位，以就业为导向，面向社会，面向岗位，培养实用型护理人才，实现学校培养与岗位需求"无缝对接"，满足现代化医院对高素质技能型人才的迫切需求。

"基础护理"课程是护理（助产）专业学生的必修主干课程，是国家护士执业资格考试必考课程，在护理专业人才培养中具有重要的地位。课程内容包括学生今后从事护理工作所必须掌握的基本理论、基本知识和基本技能。为帮助学生扎实、全面地掌握知识、技能，为后续各专科护理课程的学习和临床护理实践奠定良好的基础，同时为更有效地融合线上线下一体化教与学，与课程现有的网络资源——宁波市慕课、浙江省精品在线开放课程、国家在线资源库互渗互补，我们编写了《基础护理学习与实训指导》。

本书内容结合临床护理工作岗位需求和护理学科新进展，以扎实掌握理论和技能为基础，对接国家护士执业资格考试，引导学生能思考、会分析，培养学生的临床思维能力。全书包括同步测试与学习指导、护理技能操作考评表、综合模拟测试三大块，内容全面、翔实，重难点突出。

在编写过程中，参考了大量护理相关文献资料；同时也得到了学校领导以及临床护理专家、同仁的悉心指导和大力支持；通过各位编委的齐心协力，按时完成了编写任务，在此一并表示衷心的感谢！

由于我们水平有限，不足之处在所难免，敬请各位护理同仁和读者给予批评指正，以便修订时改正。

李爱夏　陈双琴　邢　娟

2019 年 8 月

目　录

第一篇　同步测试与学习指导

第一讲　绪论、护理理论

一、选择题

（一）A1/A2 型题（每题有 A、B、C、D、E 五个备选答案，请选择一个最佳答案）

1. 我国第一所护士学校创建于　　　　　　　　　　　　　　　　　（　　）
    A.1888 年福州　　　　　　B.1887 年上海　　　　　C.1921 年嘉兴
    D.1948 年延安　　　　　　E.1937 年北京

2. 患者，男，60 岁，脑血管意外，长期卧床，无自理能力，根据奥瑞姆的自理模式，护士应
提供何种补偿系统的护理　　　　　　　　　　　　　　　　　　　（　　）
    A.全补偿系统　　　　　　B.部分补偿系统　　　　C.支持系统
    D.教育系统　　　　　　　E.辅助系统

3. 护理学的四个基本概念中的核心概念是　　　　　　　　　　　　（　　）
    A.护理　　　　B.健康　　　　C.疾病　　　　D.环境　　　E.人

4. 罗伊提出的护理模式是　　　　　　　　　　　　　　　　　　　（　　）
    A.适应模式　　　　　　　B.自理模式　　　　　　C.行为系统模式
    D.生命过程模式　　　　　E.系统模式

5. 南丁格尔为护理事业做出的杰出贡献，哪项**除外**　　　　　　　（　　）
    A.首创了科学的护理事业
    B.创立了世界上第一所护士学校
    C.提出了需要培养脱离宗教而基于人类博爱精神的训练有素的护士
    D.和莉迪亚共创了责任制护理工作方法
    E.撰写的护理著作至今仍有指导意义

6. 下列人名与护理模式相对应的是　　　　　　　　　　　　　　　（　　）
    A.佩普劳——保健系统模式　　　　B.纽曼——适应模式
    C.奥瑞姆——自理模式　　　　　　D.罗伊——健康照顾模式
    E.纽曼——人际间关系模式

7. 健康教育的目的是　　　　　　　　　　　　　　　　　　　　　（　　）
    A.提高患者自我保健能力　　　　　B.提高患者自我护理能力
    C.帮助患者学习健康知识　　　　　D.提高住院适应能力
    E.养成良好的卫生行为和生活方式

8. 下列关于系统的描述哪项**不正确**　　　　　　　　　　　　　　（　　）
    A.系统是指若干相互关联又相互作用的部分组成的一个整体

B. 系统按层次组合

C. 各部分共同发挥着整体功能

D. 几个系统可以联合为更大的系统

E. 各部分有着相同的目的和功能

9. 患者,女,48岁,因胃癌入院,心情焦虑,常哭泣,护士耐心倾听患者的诉说,与她谈心,使她树立信心。你认为护士的护理措施属于何种范畴　　　　　　　　（　　）

A. 基础护理　　　B. 专科护理　　　C. 护理教育　　　D. 护理管理　　　E. 心理护理

10. 世界上第一所护士学校创办于　　　　　　　　（　　）

A. 1820年英国妇女医院　　　　　B. 1840年英国圣托马斯医院

C. 1860年英国圣托马斯医院　　　D. 1854年克里米亚战争前线医院

E. 1860年英国妇女医院

11. 按照马斯洛关于人的需要层次理论,生理需要满足后,应满足　　　（　　）

A. 爱与归属的需要　　　B. 尊重与自尊的需要　　　C. 社交的需要

D. 安全的需要　　　E. 自我实现的需要

12. 医疗护理操作前未向患者解释而致患者紧张,此压力源属　　　　　（　　）

A. 不被重视　　　B. 丧失自尊　　　C. 缺少信息

D. 环境陌生　　　E. 疾病威胁

13. 护理创始人南丁格尔女士认为护理工作　　　　　　　　（　　）

A. 是一门最精细的艺术　　　B. 是健康与科学的结合

C. 是爱心与艺术的结合　　　D. 是医学与艺术的结合

E. 是技术与关爱的结合

14. 下列关于人的概念**错误**的是　　　　　　　　（　　）

A. 人是一个统一的整体　　　B. 人是一个开放的系统

C. 人有基本需要　　　D. 人是一个自然系统

E. 人的自我概念不包括自身形象

15. 纽曼提出的护理模式是　　　　　　　　（　　）

A. 系统理论　　　B. 自理模式　　　C. 适应模式

D. 健康照顾系统模式　　　E. 人际间关系模式

16. 下列哪项理论为护理程序的最基本框架　　　　　　　　（　　）

A. 系统理论　　　B. 人的需要层次理论　　　C. 压力与适应理论

D. 信息交流理论　　　E. 成长与发展理论

17. 护理学是　　　　　　　　（　　）

A. 人文科学　　　　　　　B. 医学

C. 护理技术　　　　　　　D. 社会科学

E. 与社会科学、自然科学、人文科学相互渗透的一门综合性应用科学

18. 系统论的提出者是　　　　　　　　（　　）

A. 贝塔朗菲　　　B. 马斯洛　　　C. 南丁格尔

D. 奥瑞姆　　　E. 纽曼

19. 根据自理模式理论,对轻度糖尿病患者进行护理时应使用　　　　（　　）

    A. 全补偿系统　　　　　　B. 部分补偿系统　　　　　C. 支持教育系统

    D. 预防系统　　　　　　　E. 帮助系统

20. 护士工作的对象是　　　　　　　　　　　　　　　　　　　　　（　　　）

    A. 有病的人　　　　　　　B. 生物的人　　　　　　　C. 住院治疗的人

    D. 心理障碍的人　　　　　E. 生物、心理、社会的人

21. 塞里提出的护理理论是　　　　　　　　　　　　　　　　　　　（　　　）

    A. 系统理论　　　　　　　B. 自理模式　　　　　　　C. 压力与适应理论

    D. 保健系统模式　　　　　E. 人际间关系模式

22.《中华人民共和国护士管理条例》的颁布时间是　　　　　　　　（　　　）

    A. 1990 年 3 月　　　　　　B. 1993 年 1 月　　　　　C. 1993 年 3 月

    D. 1995 年 1 月　　　　　　E. 2008 年 1 月

23. 为达到患者满意、社会满意和政府满意的优质护理服务目标,提出了要强化（　　　）

    A. 基础护理　　B. 社区护理　　C. 护理教育　　D. 专科护理　　E. 老年护理

24. 现代医学模式为　　　　　　　　　　　　　　　　　　　　　　（　　　）

    A. 生物-心理医学模式　　　B. 生物-心理-社会医学模式　　C. 心理医学模式

    D. 生物医学模式　　　　　E. 社会医学模式

25. 当前我国护士的群众性学术团体是　　　　　　　　　　　　　　（　　　）

    A. 中华护士会　　　　　　B. 中华护士协会　　　　　C. 中华护理协会

    D. 中华护理学会　　　　　E. 中华护理会

26. 护理学成为一门独立的学科是在　　　　　　　　　　　　　　　（　　　）

    A. 16 世纪中叶　　　　　　B. 19 世纪中叶　　　　　C. 18 世纪中叶

    D. 20 世纪初　　　　　　　E. 20 世纪中叶

27. 国际护士节是哪一天　　　　　　　　　　　　　　　　　　　　（　　　）

    A. 5 月 12 日　　B. 9 月 10 日　　C. 12 月 25 日　　D. 3 月 8 日　　E. 12 月 1 日

28. 护士的素质包括　　　　　　　　　　　　　　　　　　　　　　（　　　）

    A. 职业道德和技术素质　　B. 知识技能和行为规范　　C. 行为规范和文化涵养

    D. 专业素质和道德规范　　E. 思想品德和专业素质

29. 护理工作的范畴**不包括**　　　　　　　　　　　　　　　　　（　　　）

    A. 护理管理　　B. 临床护理　　　C. 护理教育　　D. 护理科研　　E. 护理方式

30. 全国首次护士执业资格考试的时间是　　　　　　　　　　　　　（　　　）

    A. 1987 年 6 月 25 日　　　B. 1990 年 6 月 25 日　　C. 1993 年 6 月 25 日

    D. 1995 年 6 月 25 日　　　E. 1997 年 6 月 25 日

31. 下列哪项**不是**美国人本主义心理学家马斯洛提出的人类的基本需要（　　　）

    A. 尊重与自尊的需要　　　B. 安全的需要　　　　　　C. 自我实现的需要

    D. 爱与归属的需要　　　　E. 生存的需要

32. 萧某,患慢性阑尾炎住院,护士按护理程序为患者实施整体护理,其护理特点是

    　　　　　　　　　　　　　　　　　　　　　　　　　　　　（　　　）

    A. 以疾病为中心　　　　　B. 以教育为中心　　　　　C. 以治疗为中心

    D. 以患者为中心　　　　　E. 以人的健康为中心

33. 护理学专科毕业生小芳,在一家医院工作两年后与同事共同就"如何解除术后患者的疼痛"进行了全面细致的研究。小芳进行的工作属于 （ ）
  A. 基础护理   B. 护理科研   C. 社区护理
  D. 护理管理   E. 护理教育

34. 小赵在某一社区卫生服务中心从事护理工作。下列关于她的工作范围的说法**错误**的是 （ ）
  A. 卫生宣传   B. 疾病的预防   C. 健康咨询
  D. 预防接种   E. 危重病患者的抢救

35. 依据知—信—行健康相关行为改变模式,患者教育的重点应放在 （ ）
  A. 知识改变   B. 态度改变   C. 观念改变   D. 技能提高   E. 行为转变

36. 下列影响患者学习的内在因素中,哪项**除外** （ ）
  A. 学习动机   B. 文化背景   C. 支持系统
  D. 学习的准备程度   E. 学习环境

37. 患者,女,45岁,腹部手术后,自己能进食、洗漱等,对该患者应采用 （ ）
  A. 全补偿系统   B. 部分补偿系统   C. 支持教育系统
  D. 上述均可   E. 上述均不可

38. 护理理论的四个基本概念是 （ ）
  A. 预防、治疗、护理、环境   B. 患者、健康、社会、护理
  C. 人、环境、健康、护理   D. 患者、预防、治疗、护理
  E. 人、环境、健康、预防

39. 世界卫生组织对健康的定义**不包括**下列哪项 （ ）
  A. 没有躯体疾病   B. 有完整的生理状态   C. 有一定的劳动力
  D. 有完整的心理状态   E. 有良好的社会适应能力

40. 二级预防指的是 （ ）
  A. 病因预防   B. 生活习惯改变   C. 早诊断、早治疗
  D. 减轻残疾   E. 康复锻炼

41. 当个体经受某种压力时,调整自己的态度去认识和处理情况属于 （ ）
  A. 生理适应   B. 心理适应   C. 文化适应   D. 社会适应   E. 技术适应

42. 第三线防卫是指 （ ）
  A. 利用支持力量   B. 求助于专业医护人员   C. 正确对待感情
  D. 成功地适应   E. 正确对待压力

43. **不属于**社会性压力源的一项是 （ ）
  A. 升学考试落榜   B. 职业变动   C. 离婚   D. 妊娠   E. 亲友患病

44. 人类进行交流最常用和最重要的工具是 （ ）
  A. 语言   B. 面部表情   C. 体态语   D. 类语言   E. 触摸

45. 人际交往的语言和非语言沟通技巧,各占比例为 （ ）
  A. 35%和65%   B. 40%和60%   C. 45%和55%
  D. 50%和50%   E. 55%和45%

46. 有时间和范围限制的适应种类是 （ ）

  A. 生理适应 B. 心理适应 C. 文化适应 D. 社会适应 E. 技术适应

47. 马斯洛关于人的需要层次理论中,下列**不属于**生理需要的是 ( )

  A. 空气 B. 食物和水 C. 工作环境 D. 适宜的温度 E. 排泄

48. 下列哪项**不是**护理人员满足患者需要的方式 ( )

  A. 直接满足患者的需要   B. 协助患者满足需要

  C. 进行健康教育   D. 协助患者家属和单位了解患者的情况

  E. 有针对性地帮助患者提高自护能力

49. 人类适应层次中**不包括** ( )

  A. 生理层次   B. 心理层次   C. 知识层次

  D. 社会文化层次   E. 技术层次

50. 对抗压力源的第二线防卫**不包括** ( )

  A. 正确对待问题   B. 正确对待情感   C. 药物治疗

  D. 控制吸烟酗酒   E. 利用社会支持系统

51. 下列哪项理论为护理程序的最基本框架 ( )

  A. 系统理论   B. 人的需要层次理论   C. 压力与适应理论

  D. 信息交流理论   E. 成长与发展理论

52. 罗伊适应模式认为有关效应器的适应层面**不包括** ( )

  A. 生理功能 B. 自我概念 C. 角色功能 D. 相互依赖 E. 心理功能

53. 系统的特征**不包括** ( )

  A. 整体性 B. 相关性 C. 静止性 D. 目的性 E. 层次性

54. 被称为"压力学之父"的是 ( )

  A. 塞里 B. 马斯洛 C. 霍姆斯 D. 拉赫 E. 拉扎勒斯

55. 对人类需要各层次间的关系理解**不正确**的是 ( )

  A. 通常先满足低层次的需要,然后再考虑较高层次的需要

  B. 不同层次需要不会重叠出现

  C. 各层次需要间可相互影响

  D. 个体的基本需要满足的程度和健康状况成正比

  E. 个体满足生理需要的方式类似

56. 人们面临细菌感染压力时的第三线防卫是 ( )

  A. 健全的免疫系统   B. 评估自身的健康状况

  C. 向家属求救   D. 住院接受治疗

  E. 积极锻炼身体,增强体质

57. 小冬,8岁,急性肝炎,因无家长陪护哭闹不止。该患儿何种需要未得到满足 ( )

  A. 生理的需要   B. 尊重与自尊的需要   C. 安全的需要

  D. 自我实现的需要   E. 爱与归属的需要

58. 某女,20岁,是位优秀的舞蹈演员,一次车祸造成下肢骨折入院治疗,经诊治病情稳定,但情绪低落,常看着自己的腿暗自流泪。她目前未满足的需要是 ( )

  A. 生理的需要   B. 尊重与自尊的需要   C. 安全的需要

  D. 自我实现的需要   E. 爱与归属的需要

(二)A3/A4型题(每个病例下设若干题目,每题有 A、B、C、D、E 五个备选答案,请选择一个最佳答案)

(59～61 题共用题干)

患者,男,77 岁,肥胖,有烟酒嗜好,高血脂,今因心绞痛收住入院,入院时患者神志清,精神软,胸闷痛,呼吸稍促。

59.患者刚入院时需要满足哪一层次需要　　　　　　　　　　　　　　( )

    A.生理的需要　　　　　B.安全的需要　　　　　C.爱与归属的需要

    D.尊重与自尊的需要　　E.自我实现的需要

60.根据罗伊适应理论,该患者的主要刺激是　　　　　　　　　　　　( )

    A.心肌缺血缺氧　　　　B.年龄　　　　　　　C.高血脂

    D.体重　　　　　　　　E.烟酒嗜好

61.根据奥瑞姆理论,患者需要哪种护理系统　　　　　　　　　　　　( )

    A.全补偿系统　　　　　B.部分补偿系统　　　　C.支持教育系统

    D.辅助系统　　　　　　E.治疗系统

(62～66 题共用题干)

在 1854 年克里米亚战争中,英国曾经使前线伤员的死亡率从 42% 降至 2.2%。

62.能使 1854 年克里米亚战争中前线伤员死亡率从 42% 降至 2.2% 的人是　( )

    A.南丁格尔　　B.希波克拉底　　C.白求恩　　D.布鲁姆　　E.马斯洛

63.她被士兵们称颂为　　　　　　　　　　　　　　　　　　　　　　( )

    A.教授　　　　B.护士　　　　C.女战士　　D.女英雄　　E.提灯女神

64.她于 1860 年创办的第一所护士学校是在　　　　　　　　　　　　( )

    A.美国妇女医院　　　　B.美国圣托马斯医院　　C.英国妇女医院

    D.英国圣托马斯医院　　E.克里米亚战争前线医院

65.她的专业代表作是　　　　　　　　　　　　　　　　　　　　　　( )

    A.《管理札记》　　　　B.《护理札记》　　　　C.《环境札记》

    D.《卫生札记》　　　　E.《安全札记》

66.她为护理事业作出的杰出贡献,哪项**除外**　　　　　　　　　　( )

    A.撰写了《医院札记》

    B.创立了世界上第一所护士学校

    C.在克里米亚战争中作出了特殊贡献

    D.设立了优秀护士最高荣誉奖

    E.首创了科学的护理事业

(67～72 题共用题干)

患者,女,60 岁,退休教师,糖尿病,由于儿女工作繁忙而很少来探望,患者因此常感不快,但护士对其治疗和护理认真负责,称呼其老师,且有很多学生来探望。

67.患者此时可能哪一层次需要未被满足　　　　　　　　　　　　　　( )

    A.生理的需要　　　　　B.安全的需要　　　　　C.爱与归属的需要

    D.尊重与自尊的需要　　E.自我实现的需要

68.此时护士应主要给予何种补偿系统　　　　　　　　　　　　　　　( )

　　A. 全补偿系统　　　　　B. 部分补偿系统　　　　C. 支持教育系统

　　D. 辅助系统　　　　　　E. 治疗系统

69. 通过本案例,以下关于三种护理补偿系统的理解**不正确**的是　　　　　（　　）

　　A. 当患者自理能力完全丧失时适用全补偿系统

　　B. 部分补偿系统应用于患者自理能力部分缺陷时

　　C. 支持教育系统是帮助患者通过学习具备完成某些自理活动的能力

　　D. 全补偿系统不要求患者参与自理活动

　　E. 三种补偿系统中只有支持教育系统需患者参与自理活动

70. 马斯洛将人的需要分为五个层次,本案例的具体体现由低到高依次为　　（　　）

　　A. 血糖控制、家属探望、护士胰岛素注射剂量正确、被称为朱老师、朱老师桃李满天下

　　B. 血糖控制、护士胰岛素注射剂量正确、家属探望、被称为朱老师、朱老师桃李满天下

　　C. 护士胰岛素注射剂量正确、血糖控制、家属探望、被称为朱老师、朱老师桃李满天下

　　D. 护士胰岛素注射剂量正确、血糖控制、被称为朱老师、家属探望、朱老师桃李满天下

　　E. 血糖控制、护士胰岛素注射剂量正确、被称为朱老师、家属探望、朱老师桃李满天下

71. 患者住院后担心医务人员发错药,担心医务人员的手不干净会将疾病传染给她属于

　　　　　　　　　　　　　　　　　　　　　　　　　　　　　　　　　　　（　　）

　　A. 生理的需要　　　　　B. 安全的需要　　　　　C. 爱与归属的需要

　　D. 尊重与自尊的需要　　E. 自我实现的需要

72. 结合本案例,以下关于人的需要层次理论在护理中应用的理解**不正确**的是　（　　）

　　A. 帮助护士识别患者未满足的需要

　　B. 使护士更好地理解患者

　　C. 与确立解决患者问题的先后顺序无关

　　D. 有助于护士更好地运用护理程序

　　E. 以上均不正确

二、填空题

1. 护理的四个基本概念是指人、_____、_____、_____。

2. 奥瑞姆的自理模式设计了三种补偿系统,即_____、_____、_____。

3. 系统按其属性分为_____系统与_____系统。系统的形态可分为_____系统与_____系统。

4. 机体对付压力的三道防线为_____、_____、_____。

5. 需要具有对象性、_____、_____、_____、_____等特征。

6. 塞里认为 GAS 和 LAS 的反应过程分为三期,即_____、_____和_____。

7. 从护理学的临床实践与理论研究来看,现代护理主要经历了_____、_____和以人的健康为中心三个主要发展阶段。

8.中华护理学会是护理界的_____，早年称_____，1936 年改称_____，1964 年改为现名。

9.护理工作的范畴包括_____、_____、_____、_____、_____。

10.现代护士的角色有护理照顾者、_____、_____、_____、_____和代言者。

三、名词解释

1.健康：

2.护理：

3.系统：

4.疾病：

5.健康促进：

6.健康教育：

7.压力：

8.适应：

9.护理学：

四、简答题

1.健康和疾病是怎样的关系？

2.现代护理发展经过哪三个阶段？

3.马斯洛的人的需要层次理论内容从低到高分别是什么？

4.南丁格尔的贡献有哪些？

5.护士有哪些角色和功能？

6.简述系统论在护理过程中的应用。

7.人的需要层次理论对护理工作有何意义？

【附　参考答案】

一、选择题

1.A	2.A	3.E	4.A	5.D	6.C	7.E	8.E	9.E	10.C
11.D	12.C	13.A	14.E	15.D	16.A	17.E	18.A	19.C	20.E
21.C	22.E	23.A	24.B	25.D	26.B	27.A	28.D	29.E	30.D
31.E	32.E	33.B	34.E	35.E	36.E	37.B	38.C	39.C	40.C
41.B	42.B	43.D	44.A	45.A	46.A	47.C	48.D	49.C	50.C
51.A	52.D	53.C	54.A	55.B	56.D	57.E	58.D	59.A	60.A
61.B	62.A	63.E	64.D	65.B	66.D	67.C	68.C	69.E	70.B
71.B	72.E								

二、填空题

1.环境　健康　护理

2.全补偿系统　部分补偿系统　支持教育系统

3.自然　人造　开放　封闭

4.生理与心理防卫　自力救助　专业辅助

5.发展性　无限性　社会制约性　独特性

6.警觉期　抵抗期　衰竭期

7.以疾病为中心　以患者为中心

8.群众性学术团体　中华护士会　中华护士学会

9.临床护理　护理管理　护理教育　护理科研　社区护理

10.护理管理者　护理教育者　护理研究者　护理咨询者

三、名词解释

1.健康:健康不但是没有疾病和身体缺陷,还要有完整的心理状态和良好的社会适应能力。

2.护理:护理是诊断和处理人类对现存的和潜在的健康问题的反应。

3.系统:系统是指由若干相互关联又相互作用的部分组成的一个整体,各部分有其独特的目的和功能,但又和其他部分相互关联,共同发挥着整体功能。

4.疾病:疾病是机体(包括躯体和心理)在各种内外环境因素作用下引起的局部功能、代谢和形态结构的变化以及行为的改变,表现为机体损伤与抗损伤的整体病理过程、内外环境平衡的破坏和正常状况的偏离。

5.健康促进:健康促进是促使人们控制影响健康的因素,提高、维护和改善他们自身健康水平的过程。

6.健康教育:健康教育是指通过信息传播和行为干预,帮助人们学到保持或恢复健康的知识,自觉地培养关心健康的态度,形成健康的行为,从而使人们达到最佳的健康状态。

7.压力:压力又称应激或紧张,是个体对任何需求作出非特异性反应的一个过程,这种过程持续贯穿于人的一生。

8.适应:适应是生物促使自己更能适合生存的一个过程,是应付行为的最终目标,是所有生物的特征。

9.护理学:是以自然科学和社会科学理论为基础的研究维护、促进、恢复人类健康的护理理论、知识、技能及其发展规律的综合性应用科学。

四、简答题

1.健康和疾病的关系:健康-疾病连续体模式最能反映健康和疾病的关系。在这一模式中,健康是指人在不断适应内外环境变化过程中,生理、心理、精神及社会等方面所保持的动态平衡状态;疾病则指人的某些方面功能处于失常的状态。健康和疾病之间没有明显的分界线,处于不断的动态变化之中。

2.现代护理发展经过的三个阶段:从以疾病为中心的护理发展到以患者为中心的护理,逐步完善以人的健康为中心的护理。

3.马斯洛的人的需要层次理论内容从低到高是生理的需要、安全的需要、爱与归属的需要、尊重与自尊的需要、自我实现的需要。

4.南丁格尔的贡献有:

(1)1854年,在克里米亚短短半年时间,士兵的死亡率由原来的42%下降到2.2%。

(2)1860年,南丁格尔在英国伦敦的圣托马斯医院创办世界上第一所护士学校。

(3)最有名的著作《护理札记》和《医院札记》。

　　(4)首创了近代公共卫生和社区家庭护理。

　　5.护士的角色:护理照顾者、护理管理者、护理教育者、护理研究者、护理咨询者、代言者。

　　护士的功能:独立性功能、依赖性功能、协作性功能。

　　6.系统论在护理过程中的应用:系统功能的模式框架可以应用于护理临床、护理教育、护理管理。护理过程是建立在开放系统中,并与周围环境相互作用,在开放系统模式的框架中,把护理活动纳入有计划、有顺序、有目的的系统活动中,其输入的部分为护理对象原来的健康状况,通过估计、计划、实施的转换过程,输出经护理后护理对象的健康状况,最后评价护理效果,以决定护理活动是否终止或修订后继续运转。

　　7.人的需要层次理论对护理工作的意义:

　　(1)帮助护士识别患者未满足的需要,这些需要即护士应为患者解决的健康问题。

　　(2)在护理过程中,更好地理解患者的言行并预测患者尚未表达的需要。

　　(3)按照基本需要的层次,识别问题的轻、重、缓、急,以及在制订护理计划时排列先后顺序。

　　(4)把满足与维护人的各种需要作为护理的一种基本功能。通过三种方式:直接帮助患者满足需要;协助患者发挥最大的潜能;卫生宣教,健康咨询,达到预防的目的。

(袁　葵)

第二讲　医院环境及出入院护理

一、选择题

(一)A1/A2 型题(每题有 A、B、C、D、E 五个备选答案,请选择一个最佳答案)

1.下列关于病室环境要求的表述,正确的是　　　　　　　　　　　　　　　　(　)

　　A.冬季室温 18～22℃　　　　　　　　B.室内相对湿度为 40%

　　C.定时通风,每次 10min　　　　　　　D.午休和睡眠时室内光线宜柔和暗淡

　　E.通风时,最好直吹患者使其凉爽

2.保持病室安静的措施**不包括**　　　　　　　　　　　　　　　　　　　　(　)

　　A.建立健全有关安静制度　　　　　　B.医护人员进行各种操作时做到"四轻"

　　C.病室办公桌、椅脚安装橡胶垫　　　D.治疗车轴、门轴应经常润滑

　　E.关闭门窗,避免外界噪声干扰

3.下列关于病室通风的目的**错误**的是　　　　　　　　　　　　　　　　　(　)

　　A.调节室内湿度　　　　　　　　　　B.调节室内温度

　　C.增加空气中的含氧量　　　　　　　D.促进空气中微生物的繁殖

　　E.保持病室空气新鲜

4.**不属于**医院内危害患者安全的因素是　　　　　　　　　　　　　　　　(　)

　　A.采光　　　　　　　B.烫伤　　　　　　　C.触电

　　D.跌倒　　　　　　　E.化学性损伤

5.住院处为患者办理入院手续的主要依据是　　　　　　　　　　　　　　　(　)

　　A.单位介绍信　　　　B.门诊病历　　　　　C.转院证明

D. 住院证　　　　　　　　　E. 医疗保险卡

6. 危重病患者入院时,住院护士首先应　　　　　　　　　　　　　　　（　　　）

A. 监测生命体征　　　　　　B. 进行卫生处置　　　　　　C. 护送入病区

D. 了解患病过程　　　　　　E. 介绍住院规章制度

7. 下列**不属于**住院处护理工作的是　　　　　　　　　　　　　　（　　　）

A. 介绍入院须知　　　　　　　　　　B. 根据病情进行卫生处置

C. 通知病区接收患者　　　　　　　　D. 办理入院手续

E. 护送患者入病区

8. 下列哪项**不是**患者入病区的初步护理工作　　　　　　　　　（　　　）

A. 准备好床单位　　　　　　B. 填写有关表格　　　　　　C. 卫生处置

D. 介绍入院须知　　　　　　E. 了解患者身心需要

9. 以下护士送患者出院时使用的语言,**不妥**的是　　　　　　　　（　　　）

A. 欢迎再来　　　　　　　　B. 请多保重　　　　　　　　C. 请定期检查

D. 慢走,注意安全　　　　　　E. 请按时服药

10. 铺床时为保护患者安全舒适,预防意外损伤的是　　　　　　　（　　　）

A. 备用床的目的　　　　　　B. 暂空床的目的　　　　　　C. 麻醉床的目的

D. 双人床的目的　　　　　　E. 以上均正确

11. 为全麻术后患者铺麻醉床时**错误**的操作是　　　　　　　　　（　　　）

A. 换铺清洁被单　　　　　　　　　　B. 床中部的中单及橡胶中单距床头 45～50cm

C. 枕头横立于床头开口朝向门　　　　D. 麻醉护理盘放于床旁桌上,输液架放于床尾

E. 将另一中单及橡胶中单按需要铺于床头

12. **胃大部切除术后**需要准备　　　　　　　　　　　　　　　　　（　　　）

A. 备用床　　　　B. 暂空床　　　　C. 麻醉床　　　　D. 牵引床　　　　E. 手术床

13. 二级护理的患者应间隔多少时间巡视一次　　　　　　　　　　（　　　）

A. 1h　　　　　　B. 每日 4 次　　　C. 2h　　　　　　D. 每日 2 次　　　E. 30min

14. 需要一级护理的患者是　　　　　　　　　　　　　　　　　　　（　　　）

A. 术前检查准备阶段　　　　　　　　B. 大手术后病情稳定两周者

C. 早产儿　　　　　　　　　　　　　D. 一般慢性病患者

E. 疾病恢复期患者

15. 下列患者中,需要特别护理的是　　　　　　　　　　　　　　　（　　　）

A. 年老体弱者　　　　　　　　　　　B. 高热患者

C. 瘫痪患者　　　　　　　　　　　　D. 需严格卧床休息、生活不能自理者

E. 行肾移植手术后的脑出血患者

16. 特别护理的主要工作要点**不包括**　　　　　　　　　　　　　（　　　）

A. 给予卫生保健指导及功能锻炼　　　B. 专人护理,制订护理计划

C. 严密观察病情及生命体征　　　　　D. 备好急救药品、器材,以备抢救

E. 准确记录出入液量,做好护理记录

17. 传染病患者入院时换下的衣服应如何处理　　　　　　　　　　（　　　）

A. 包好后存放　　　　　　　　　　　B. 交给家属带回

C. 消毒后存放或消毒后交给家属带回　　D. 日光暴晒后存放

E. 消毒后交患者保管

18. 下列出院护理**错误**的是　　　　　　　　　　　　　　　　　　　（　　）

A. 办理出院手续　　　　　　　　　　B. 建立口服药卡

C. 介绍出院后有关注意事项　　　　　D. 征求患者意见

E. 热情护送至电梯口

19. 患者入院时间，应如何填写在体温单上　　　　　　　　　　　　（　　）

A. 39～40℃，相应时间格内用红笔竖写

B. 40～41℃，相应时间格内用蓝笔竖写

C. 40～42℃，相应时间格内用红笔竖写

D. 40～42℃，相应时间格内用蓝笔竖写

E. 38～42℃，相应时间格内用红笔竖写

20. 患者出院时的下列护理工作**不妥**的是　　　　　　　　　　　　（　　）

A. 医生根据患者的病情决定出院时间　　B. 护士提前通知患者或家属做好准备

C. 需患者亲自去住院处办理出院　　　D. 办完手续后，取回寄存物品

E. 护士协助患者整理物品

21. 下列哪项**不符合**节力原则　　　　　　　　　　　　　　　　　（　　）

A. 身体靠近床边　　　　　　　　　　B. 两腿间距与肩同宽

C. 使用肘部力量　　　　　　　　　　D. 两膝稍屈并分开

E. 上身保持一定弯度

22. 暂空床适合于　　　　　　　　　　　　　　　　　　　　　　　（　　）

A. 重症患者　　　　　　　　　　　　B. 即将入院患者

C. 麻醉后患者　　　　　　　　　　　D. 手术患者

E. 以上都是

23. 下列关于住院环境的描述正确的是　　　　　　　　　　　　　　（　　）

A. 气管切开患者，室内相对湿度为 30%

B. 中暑患者，室温应保持在 4℃ 左右

C. 普通患者，室温以 18～22℃ 为宜

D. 产妇休养室，应保暖，不宜开窗

E. 破伤风患者，室内应保持光线充足

24. 为了使患者舒适，利于观察病情，病室应做到　　　　　　　　　（　　）

A. 病室内光线充足　　　　　　　　　B. 病室内多放花卉

C. 尽量提高病室温度　　　　　　　　D. 注意室内对流通风

E. 注意室内采用冷色调

25. 下列**不符合**铺床节力原则的是　　　　　　　　　　　　　　　（　　）

A. 备齐用物，按序放置　　　　　　　B. 身体靠近床沿

C. 上身前倾，两膝直立　　　　　　　D. 下肢稍分开，保持稳定

E. 一侧铺完再铺对侧

26. 护士对门诊就诊的患者，首先应进行的工作是　　　　　　　　　（　　）

A. 健康教育　　　B. 卫生指导　　　　C. 预检分诊　　　D. 查阅病例　　E. 心理安慰

27. 门诊发现肝炎患者,护士应立即　　　　　　　　　　　　　　　　　（　　）

　　A. 安排提前就诊　　　　　B. 转急诊治疗　　　　　C. 转隔离门诊治疗

　　D. 给予卫生指导　　　　　E. 问清病史

28. 急性心肌梗死患者急需住院治疗,住院处护送人员首先应　　　　　（　　）

　　A. 办理入院手续并进行卫生处置　　　B. 进行护理诊断

　　C. 介绍医院规章制度　　　　　　　　D. 氧气吸入,立即用平车送患者入院

　　E. 留尿标本进行检验

29. 住院处护士送患者入病区时患者的物品应与　　　　　　　　　　　（　　）

　　A. 门诊值班医生交接　　　B. 门诊护士长交接　　　　C. 病区值班医生交接

　　D. 病区护士长交接　　　　E. 病区值班护士交接

30. 一般患者入院后的初步护理**不包括**　　　　　　　　　　　　　　（　　）

　　A. 准备床单位　　　　　　B. 介绍入院须知　　　　　C. 准备急救药品

　　D. 测量生命体征　　　　　E. 通知医生

31. 下列符合要求的住院环境是　　　　　　　　　　　　　　　　　　（　　）

　　A. 中暑患者,室温应保持在 4℃ 左右　　　B. 儿科病室,室温宜在 22℃ 左右

　　C. 产妇休息室,应保暖,不宜开窗　　　　D. 破伤风患者,室内光线应充足

　　E. 气管切开患者,室内相对湿度为 40%

32. 医院工作人员做到"四轻",是为了给患者　　　　　　　　　　　　（　　）

　　A. 创造良好的社会环境　　B. 创造安静的环境　　　　C. 建立良好的护患关系

　　D. 创造安全的环境　　　　E. 树立良好的职业形象

33. 患者初次住院,护士做入院指导**不妥**的一项是　　　　　　　　　（　　）

　　A. 讲解作息时间　　　　　B. 讲解规章制度　　　　　C. 指导用药和诊断

　　D. 指导患者适应角色　　　E. 指导正确留取常规标本

34. 人类的物理环境包括　　　　　　　　　　　　　　　　　　　　　（　　）

　　A. 社会交往和风俗习惯　　B. 能量和信息交换　　　　C. 生活和生态环境

　　D. 朋友和同事的交往　　　E. 自然和社会环境

35. 造成水污染的主要原因是　　　　　　　　　　　　　　　　　　　（　　）

　　A. 人为污染　　　　　　　B. 自然污染　　　　　　　C. 土壤污染

　　D. 食物污染　　　　　　　E. 大气污染

36. 可损伤皮肤、致癌、遗传、影响下一代的最主要污染是　　　　　　（　　）

　　A. 大气污染　　　　　　　B. X线及放射物质　　　　C. 水污染

　　D. 食物污染　　　　　　　E. 土壤污染

37. 一般病区适宜温度为　　　　　　　　　　　　　　　　　　　　　（　　）

　　A. 18～20℃　　　　　　　B. 18～22℃　　　　　　　C. 20～24℃

　　D. 22～24℃　　　　　　　E. 23～26℃

38. 病区最适宜的相对湿度为　　　　　　　　　　　　　　　　　　　（　　）

　　A. 10%～20%　　　　　　 B. 30%～40%　　　　　　 C. 50%～60%

　　D. 70%～80%　　　　　　 E. 80%～90%

39. 下列哪种病患需要较高的病室空气湿度 （　　）

　　A. 心力衰竭　　　　　B. 支气管哮喘　　　　　C. 气管切开

　　D. 急性肺水肿　　　　E. 尿毒症

40. 下列符合患者休养需要的环境是 （　　）

　　A. 中暑者,室温保持在 30℃　　　　B. 病区噪声≤45dB

　　C. 儿科病房,室温宜 33℃　　　　　D. 产妇病房,应保温,不可开窗

　　E. 气管切开患者,室内相对湿度 40% 左右

41. 下列哪项**不是**病室通风的目的 （　　）

　　A. 可减少汗液蒸发和散热　　　　B. 使患者舒适愉快

　　C. 使病室空气新鲜　　　　　　　D. 降低二氧化碳浓度

　　E. 降低空气中微生物的浓度

42. 按国际标准,病区噪声强度宜控制在多少分贝以内 （　　）

　　A. 30dB　　　　B. 40dB　　　　C. 50dB　　　　D. 60dB　　　　E. 90dB

43. 破伤风患者病室应特别注意 （　　）

　　A. 安静、整洁　　　　B. 适宜的湿度、温度　　　　C. 安静、光线暗淡

　　D. 空气流通、光线适中　　E. 明亮、潮湿

44. 为了保持病室空气新鲜每次开窗通风时间应至少 （　　）

　　A. 4h　　　　B. 2h　　　　C. 30min　　　　D. 10min　　　　E. 1h

45. 病室群体气氛的主要调节者是 （　　）

　　A. 病员　　　　B. 家属　　　　C. 护士　　　　D. 陪护人员　　　　E. 医生

46. 医护人员言语及行为不慎可造成 （　　）

　　A. 医院内感染　　　　B. 医源性损伤　　　　C. 物理性损伤

　　D. 化学性损伤　　　　E. 交叉感染

47. 下列哪项**不是**病室通风的目的 （　　）

　　A. 净化空气　　　　B. 抑制细菌生长　　　　C. 减少细菌数量

　　D. 增加氧含量　　　　E. 促进散热

48. **不属于**护理单元设备范围的是 （　　）

　　A. 病床、床垫　　　　B. 棉胎、大单、被套　　　　C. 茶杯、脸盆、毛巾

　　D. 床旁桌、椅、信号灯　　E. 枕芯、枕套

49. 铺备用床的目的主要为 （　　）

　　A. 预防并发症　　　　B. 供暂离床患者使用　　　　C. 为使被褥不被血液污染

　　D. 准备接收新患者　　E. 美观、整洁

50. 铺备用床的操作方法中下列哪项是**错误**的 （　　）

　　A. 移开床旁桌距病床 20cm,座椅放在床尾,按顺序放上用物

　　B. 对齐中线铺大单,先铺床尾,再铺床头

　　C. 棉被套上被套,铺成被筒,两边与床沿平齐

　　D. 套上枕套,开口处背门放置

　　E. 先铺一侧大单,再铺另一侧

51. 铺床时移椅至床尾正中离床约 （　　）

　　A. 10cm　　　　　B. 15cm　　　　　C. 20cm　　　　　D. 5cm　　　　　E. 25cm

52. 铺床时,**不符合**节力原则的一项是　　　　　　　　　　　　　　　(　　)

　　A. 铺床时备齐用物按序放置　　　　B. 铺床时身体靠近床边

　　C. 上身保持一定弯度　　　　　　　D. 两腿稍分开,并稍屈膝

　　E. 上身保持直立

53. 麻醉护理盘内**不需要**准备的物品是　　　　　　　　　　　　　　(　　)

　　A. 张口器　　　B. 输氧导管　　　C. 牙垫　　　　D. 导尿管　　　E. 手电筒

54. 铺麻醉床时操作**错误**的是　　　　　　　　　　　　　　　　　　(　　)

　　A. 中单铺于床中间及手术部位　　　B. 盖被纵向三折,置于与门同侧床边

　　C. 枕头横立于床头　　　　　　　　D. 床旁椅置于门对侧旁边

　　E. 枕头开口背门放置

55. 患者,男,68 岁,肠梗阻术后回病区应准备　　　　　　　　　　　(　　)

　　A. 备用床　　　B. 暂空床　　　C. 麻醉床　　　D. 木板床　　　E. 气垫床

56. 铺麻醉床橡胶中单和中单,其上端距床头　　　　　　　　　　　(　　)

　　A. 30～40cm　　　　　　B. 45～50cm　　　　　　C. 50～55cm

　　D. 60～65cm　　　　　　E. 65～70cm

57. 一位门诊候诊患者,突然出现脸色苍白,烦躁不安,护士应　　　　(　　)

　　A. 立即送患者透视化验　　B. 呼叫家属　　　　　C. 立即安排就诊

　　D. 及时送入病室　　　　　E. 给予温开水

58. 接住院处通知后,病区护士应立即根据病情需要选择　　　　　　(　　)

　　A. 医生　　　B. 责任护士　　　C. 床位　　　D. 护理措施　　　E. 陪护人员

59. 病区护士接待新入院患者时,下列处理**错误**的是　　　　　　　(　　)

　　A. 热情接待,使患者安心　　　　　B. 介绍环境,消除陌生感

　　C. 耐心解答问题　　　　　　　　　D. 满足患者的一切要求

　　E. 自我介绍

60. 支气管哮喘急性发作,患者入院应安置在　　　　　　　　　　　(　　)

　　A. 抢救室　　　B. 隔离室　　　C. 多人病房　　　D. 普通病房　　　E. 监护病房

61. 一般患者入院进行卫生处置的主要目的是　　　　　　　　　　　(　　)

　　A. 皮肤清洁　　　　　　B. 换上患者服装　　　　　C. 隔离处理

　　D. 防止医院交叉感染　　E. 促进患者舒适

62. 患者出院时,护士送别用语**忌用**　　　　　　　　　　　　　　(　　)

　　A. 注意休息　　　　　B. 按时复诊　　　　　　C. 再见,欢迎下次再来

　　D. 请按时服药　　　　E. 早日康复

63. 下列关于出院患者床单位处理**错误**的是　　　　　　　　　　　(　　)

　　A. 病室开窗通风　　　　　　B. 撤下污被服送洗

　　C. 病床、床旁桌椅用消毒液擦拭　　D. 铺好暂空床,迎接新病人

　　E. 撤去床尾卡

64. 下列属于特级护理的是　　　　　　　　　　　　　　　　　　　(　　)

　　A. 大面积严重烧伤患者　　　B. 瘫痪患者

　　　　C. 老年痴呆患者　　　　　　　　　D. 发热 38℃患者

　　　　E. 行阑尾炎手术后第二天患者

65. 要求至少每隔多长时间巡视一级护理患者一次　　　　　　　　（　　）

　　　　A. 60min　　　　B. 15min　　　　C. 20min　　　　D. 25min　　　　E. 30min

66. 关于特级护理患者,下列哪项内容是**错误**的　　　　　　　　　（　　）

　　　　A. 每隔 2h 记录病情 1 次　　　　　B. 制订护理计划,实施护理

　　　　C. 备齐急救药品与器材　　　　　　D. 专人 24h 护理

　　　　E. 及时准确填写特别护理记录单

67. 二级护理适用于下列哪种患者　　　　　　　　　　　　　　　　（　　）

　　　　A. 绝对卧床患者　　　　　　　　　B. 高热患者

　　　　C. 行阑尾炎手术后病情稳定的患者　D. 休克患者

　　　　E. 器官移植患者

68. 患者出院的护理,下列哪项是**错误**的　　　　　　　　　　　　（　　）

　　　　A. 取消患者一切医嘱和记录　　　　B. 告知复诊时间

　　　　C. 清点物品并处理患者床单位　　　D. 填写出院记录单

　　　　E. 整理好护理文件送病案室保存

69. 当病室湿度过高时,患者会感到　　　　　　　　　　　　　　　（　　）

　　　　A. 头晕、疲倦、食欲减退　　　　　　B. 闷热、难受

　　　　C. 呼吸道黏膜干燥、咽痛　　　　　　D. 机体散热不畅、皮肤干燥

　　　　E. 消化不良、腹胀便秘

70. 当病室湿度过低时,患者会感到　　　　　　　　　　　　　　　（　　）

　　　　A. 头晕、疲倦、食欲减退　　　　　　B. 闷热、难受

　　　　C. 呼吸道黏膜干燥、咽痛　　　　　　D. 机体散热不畅、皮肤干燥

　　　　E. 消化不良、腹胀便秘

71. 为全身麻醉下做下肢手术的患者准备床单位,下述正确的是　　（　　）

　　　　A. 继续用术前床单位

　　　　B. 床尾加铺中单

　　　　C. 盖被三折后置于床一侧,开口背门

　　　　D. 枕头平放于床头,开口背门

　　　　E. 椅子置于接收患者一侧的床尾

72. 普通病房最适宜的温度和相对湿度分别是　　　　　　　　　　（　　）

　　　　A. 12～14℃,20%～30%　　　　　　B. 14～16℃,25%～35%

　　　　C. 16～18℃,35%～45%　　　　　　D. 18～22℃,50%～60%

　　　　E. 20～22℃,65%～75%

73. 保持病区环境安静,下列措施哪项**不妥**　　　　　　　　　　（　　）

　　　　A. 推平车时先开门后推车　　　　　B. 铺设塑胶地板

　　　　C. 医院噪声强度应在 45～50dB　　　D. 医务人员应穿软底鞋

　　　　E. 轮椅轮轴要定时注润滑油

74. 病区白天理想的声音强度是　　　　　　　　　　　　　　　　　（　　）

    A. 15～20dB   B. 25～30dB   C. 35～45dB

    D. 45～50dB   E. 50～60dB

75. 医院病床间的距离不得少于   （   ）

    A. 0.6m   B. 0.8m   C. 1.0m   D. 1.2m   E. 1.4m

76. 手术室、婴儿室、产房最适宜的温度是   （   ）

    A. 16～18℃   B. 18～20℃   C. 18～22℃   D. 22～24℃   E. 24～26℃

77. 患者,男,61岁,因上消化道出血急诊入院。患者烦躁不安,面色苍白,四肢厥冷,血压 70/45mmHg,脉搏 110 次/min。入院护理的首先步骤是   （   ）

    A. 询问病史,填写入院护理评估单

    B. 准备急救物品,等待医生到来

    C. 置休克卧位,测生命体征,建立静脉通路,通知医生,配合抢救

    D. 热情接待,给患者留下良好印象

    E. 填写各种卡片,做入院指导

78. 患者,男,75岁,下列出院后床单位及用物处理方法**不妥**的是   （   ）

    A. 撤下被服送洗   B. 棉胎置于日光下暴晒 6h

    C. 床头柜用消毒液擦拭   D. 床档等用消毒液擦拭

    E. 立即铺好暂空床

79. 患者,女,43岁,阑尾炎手术后一周,医嘱明日出院。护士应首先   （   ）

    A. 通知患者及家属做好出院准备   B. 通知患者办理出院手续

    C. 清点用物   D. 填写出院护理评估单

    E. 床单位消毒

80. 患者,男,64岁,因病住院,护士应如何为其准备床单位   （   ）

    A. 根据病情需要选择床位

    B. 将其安排在重危病室

    C. 将其安排在护士办公室旁边,以便观察

    D. 按病房实际情况安排床位

    E. 将其安置在隔离室

81. 患者,男,45岁,因上消化道大出血被送至急诊室,值班护士在医生未到达前首先应   （   ）

    A. 记录患者入院时间和病情变化   B. 向家属了解病史,耐心解释

    C. 通知住院处,办理入院手续   D. 测生命体征,建立静脉通路

    E. 注射止血药物,抽血标本配血

82. 患者,男,78岁,肺气肿,患者现呼吸困难、发绀明显、消瘦。首选的护理措施是   （   ）

    A. 热情接待,做好入院介绍   B. 吸氧

    C. 全面收集资料   D. 进行戒烟的健康教育

    E. 书写护理计划

83. 患者,女,30岁,孕9个月,宫口已开,急诊入院。住院处护士首先应做的是 （   ）

    A. 办理入院手续   B. 进行卫生处置   C. 用平车送入产科

　　　　D. 通知住院医师　　　　　　E. 立即给孕妇吸氧

84 患者,男,80 岁,因呼吸困难不能平卧来医院就诊。门诊护士应让患者　　　　（　　）
　　　　A. 到隔离门诊就诊　　　　B. 提前就诊　　　　　　C. 立即送抢救室
　　　　D. 按挂号顺序就诊　　　　E. 先做检查,后就诊

85. 患者,男,65 岁,因风湿性心脏病、心力衰竭住院。护士为患者准备床位时应（　　）
　　　　A. 安排门诊观察室　　　　B. 随意选择床位　　　　　C. 安排离护士站较近的病室
　　　　D. 安排在患者多的病室　　E. 将其安排在隔离室

86. 患者,女,37 岁,乙型肝炎。护士向其家属宣传肝炎的防治,属于门诊工作中的
　　　　　　　　　　　　　　　　　　　　　　　　　　　　　　　　　　　　（　　）
　　　　A. 管理工作　　　　　　　B. 健康教育　　　　　　C. 治疗工作
　　　　D. 保健门诊　　　　　　　E. 社区卫生服务

87. 患者,男,65 岁,护士在巡视候诊大厅时发现该患者独自就诊,持续咳嗽,呼吸急促,
面色潮红,经询问患者主诉发烧 2d,护士首先应　　　　　　　　　　　　　　（　　）
　　　　A. 立即扶患者坐下　　　　B. 向医务科汇报　　　　C. 详细询问患者病史
　　　　D. 通知患者家属来院　　　E. 将患者带至发热门诊

88. 患者,女,42 岁,子宫肌瘤。今晨去 B 超室检查,护士对其床铺正确的处理是（　　）
　　　　A. 改暂空床　　　　　　　B. 改麻醉床　　　　　　C. 改备用床
　　　　D. 更换床单　　　　　　　E. 消毒床单位

89. 患者,男,63 岁,全麻下行胃大部切除术,该患者合适的麻醉床铺法是　　　　（　　）
　　　　A. 中单铺于床中部和床头　　　　B. 中单铺于床中部和床尾
　　　　C. 中单铺于床头和床尾　　　　　D. 中单铺于床中部
　　　　E. 中单铺于床头

90. 患者,女,36 岁,胫骨骨折行胫骨牵引。护士整理床单位时**错误**的是　　　（　　）
　　　　A. 协助患者翻身侧卧,面向护士
　　　　B. 操作过程中注意观察患者的情况
　　　　C. 取下枕头,更换枕套拍松后放回患者头下
　　　　D. 避免过多地暴露患者
　　　　E. 必要时使用床档

91. 患者,女,28 岁,呼吸道感染未痊愈,自动要求出院,护士需做好的工作**不包括**
　　　　　　　　　　　　　　　　　　　　　　　　　　　　　　　　　　　　（　　）
　　　　A. 根据出院医嘱通知患者和家属
　　　　B. 指导患者出院后在饮食、服药等方面的注意事项
　　　　C. 在出院医嘱上注明"自动出院"
　　　　D. 征求患者及家属对医院的工作意见
　　　　E. 教会家属静脉输液技术,以便后续治疗

92. 患者,男,68 岁,行白内障术后,护士为该患者进行出院护理,下列选项**错误**的是
　　　　　　　　　　　　　　　　　　　　　　　　　　　　　　　　　　　　（　　）
　　　　A. 通知患者及家属做好出院准备
　　　　B. 整理病历,将医嘱单放在最后一页

C.凭医生处方领取患者出院后须服药物

D.介绍出院后注意事项

E.填写患者出院护理评估单

(二)A3/A4 型题(每个病例下设若干题目,每题有 A、B、C、D、E 五个备选答案,请选择一个最佳答案)

(93～95 题共用题干)

患者,男,40 岁,饱餐后出现上腹部剧痛 3h,伴恶心、呕吐就诊。初步体格检查:神智清楚,全腹明显压痛,呈板样强直,肠鸣音消失。

93.分诊护士应首先判断该患者最可能为　　　　　　　　　　　　　　(　　)

　　A.急腹症,怀疑胰腺炎　　　　　　　　B.癔症

　　C.消化道感染,怀疑伤寒　　　　　　　D.中枢神经疾病,怀疑脑疝

　　E.外伤,怀疑盆骨骨折

94.分诊护士最恰当的处理是　　　　　　　　　　　　　　　　　　(　　)

　　A.优先普外科急诊　　　　　　　　　　B.优先神经外科急诊

　　C.急诊按序就诊　　　　　　　　　　　D.回家继续观察

　　E.进一步询问病史

95.肠鸣音消失的原因最可能是　　　　　　　　　　　　　　　　　(　　)

　　A.肠穿孔　　　B.肠血运障碍　　　C.肠梗阻　　　D.腹痛　　　E.肠麻痹

(96～98 题共用题干)

患者,女,55 岁,行肝移植手术后。

96.该患者的护理级别是　　　　　　　　　　　　　　　　　　　　(　　)

　　A.特级护理　　　B.一级护理　　　C.二级护理　　　D.三级护理　　　E.四级护理

97.护士巡视该患者的时间是　　　　　　　　　　　　　　　　　　(　　)

　　A.专人 24h 护理　　　　B.1h 1 次　　　　　C.2h 1 次

　　D.3h 1 次　　　　　　　E.每天 2 次

98.护士的护理内容**不包括**　　　　　　　　　　　　　　　　　　(　　)

　　A.制订护理计划　　　　　　　　　B.做好基础护理,预防并发症

　　C.及时、准确记录病情　　　　　　　D.给予卫生保健指导

　　E.备齐急救药品及用物,以便随时急用

(99～101 题共用题干)

患者,女,68 岁,因心肌梗死入院,护士为患者调控良好的住院环境。

99.适宜的病室温度应为　　　　　　　　　　　　　　　　　　　　(　　)

　　A.16～18℃　　　B.18～20℃　　　C.20～22℃　　　D.22～24℃　　　E.24～26℃

100.适宜的病室色调是　　　　　　　　　　　　　　　　　　　　(　　)

　　A.奶黄色　　　B.橘色　　　　C.黑色　　　　D.红色　　　　E.紫色

101.日间病室噪声应控制在　　　　　　　　　　　　　　　　　　(　　)

　　A.120dB 以下　　　　B.100dB 以下　　　　　C.80dB 以下

　　D.60dB 以下　　　　E.40dB 以下

(102～103 题共用题干)

患者,女,54 岁,因子宫肌瘤收治入院,择期行子宫肌瘤摘除术。

102. 入院后,护士设置病室最适宜的温度和相对湿度分别为　　　　　　　　　（　）

  A. 14～15℃,15%～25%　　　　　　B. 10～17℃,30%～40%

  C. 15～20℃,40%～50%　　　　　　D. 18～22℃,50%～60%

  E. 20～25℃,60%～70%

103. 患者术后入住病室,主诉感到口干舌燥、咽痛,以下原因最可能的是　　　（　）

  A. 湿度过低　　　　B. 温度过高　　　　　　C. 湿度过高

  D. 温度过低　　　　E. 房间不通风

二、填空题

1. 住院病历眉栏用_____色钢笔填写,入院时间用_____色钢笔_____写在当日体温单_____相应的时间栏内。

2. 护理人员应尽量为患者创造一个安静、舒适的治疗环境,在护理过程中,做到"四轻":_____、_____、_____、_____。

3. 医院环境的特性有_____、_____、_____、_____。

4. 根据病情轻重缓急实施分级护理,特别护理适用于病情危重随时危及生命,以便进行抢救的患者,一级护理适用于病情严重或_____、需_____的患者,二级护理适用于_____的患者。

5. 一般病室室温以保持在_____为宜,相对湿度以保持在_____为宜,病室每次通风时间为_____左右。

三、名词解释

1. 环境:

2. 分级护理:

3. 一级护理:

四、简答题

1. 简述一般患者入病区后的初步护理工作。

2. 简述危重病患者入病区后的初步护理工作。

3. 病区为控制噪声,可采用哪些护理措施?

4. 简述节力原则。

5. 简述入院护理的目的。

【附　参考答案】

一、选择题

1. A　2. E　3. D　4. A　5. D　6. A　7. A　8. C　9. A　10. C

11. C　12. C　13. C　14. C　15. E　16. A　17. C　18. B　19. C　20. C

21. E　22. B　23. C　24. A　25. C　26. C　27. C　28. D　29. E　30. C

31. B　32. B　33. C　34. C　35. A　36. B　37. B　38. C　39. C　40. B

41. A　42. B　43. C　44. C　45. C　46. B　47. B　48. C　49. D　50. B

51. B　52. C　53. D　54. B　55. C　56. B　57. C　58. C　59. D　60. A
61. D　62. C　63. D　64. A　65. A　66. A　67. C　68. A　69. B　70. C
71. B　72. D　73. C　74. C　75. C　76. D　77. C　78. E　79. A　80. A
81. D　82. B　83. C　84. B　85. C　86. B　87. E　88. A　89. A　90. A
91. E　92. B　93. A　94. A　95. E　96. A　97. A　98. D　99. D　100. A
101. E　102. D　103. A

二、填空题

1. 蓝黑　红　竖　40～42℃
2. 说话轻　走路轻　操作轻　关门轻
3. 安全　舒适　整洁　安静
4. 病情不稳定　严密观察和监测　病情基本稳定
5. 18～22℃　50%～60%　30min

三、名词解释

1. 环境：环境是指围绕着人群的空间及其中可以直接、间接影响人类生活和发展的各种自然因素、社会因素的总和。

2. 分级护理：分级护理是根据患者的病情轻重，确定护理级别及相应的护理要求。护理级别分为特别护理及一、二、三级护理。

3. 一级护理：一级护理是指病情严重或病情不稳定需严密监测和观察者。

四、简答题

1. 一般患者的入院护理内容包括：

(1)迎接新患者：护理人员应热情迎接新患者至指定的病室床位，并妥善安置患者。

(2)通知负责医师诊查患者：必要时，协助医师为患者进行体检、治疗。

(3)为患者测量体温、脉搏、呼吸、血压和体重，必要时测量身高。

(4)填写住院病历和有关护理表格：①用蓝黑钢笔逐项填写住院病历及各种表格眉栏项目。②用红色钢笔将患者入院和转入时间竖写在当日体温单40～42℃相应的时间栏内。③记录首次体温、脉搏、呼吸、血压、体重和身高值。④填写患者入院登记本、诊断卡(一览表卡)、床头(尾)卡。

(5)介绍与指导：向患者及家属介绍病区环境、有关规章制度、床单位及相关设备的使用方法，指导常规标本的留取方法、时间及注意事项。

(6)执行入院医嘱及给予紧急护理措施。

(7)入院护理评估：按护理程序收集患者的健康资料。对患者的健康状况进行评估，了解患者身体情况、心理需要及健康问题，为制订护理计划提供依据。

2. 危重病患者入病区后的初步护理工作：

(1)安排床单位：尽量安置在靠近护理站的危重病室或抢救室。病床加铺中单，手术后备麻醉床。

(2)备好急救药品及器材：如氧气、吸引器、输液用具、急救车等。通知有关医生，做好抢救准备。

(3)患者入病区后，与护送人员交接患者的病情、治疗情况及有关物品等。密切观察病情变化,积极配合医生进行抢救,做好护理记录。

(4)对意识不清的患者或婴幼儿,需暂留家属或护送者,以询问病史等有关情况。

3.病区为控制噪声可采用的护理措施有:

护理人员应尽量为患者创造一个安静、舒适的治疗环境,在护理过程中,做到"四轻":说话轻、走路轻、操作轻、关门轻。说话清晰温和,不大喊大叫;工作时穿软底鞋、脚步轻巧;操作时,动作轻稳,减少器械之间的碰撞;推车轮轴定时滴注润滑油,减少摩擦发出的噪声;开关门窗时,注意轻开轻关。同时,护士还应向患者家属宣传保持病室安静对患者修养的重要性,避免病室内人员过多,影响患者休息。

4.护理工作中的节力原则有:

操作者双脚分开,身体靠近床边,上身保持直立,两膝稍屈,确保身体平稳;使用肘部力量,动作平稳有节律,连续进行;避免多次走动,提高效率及节力。

5.入院护理的目的是:

(1)协助患者了解和熟悉环境,使患者尽快熟悉和适应医院生活,消除紧张、焦虑等不良心理。

(2)满足患者的各种合理需求,以调动患者配合治疗护理的积极性。

(3)做好健康教育,满足患者了解疾病知识的需求。

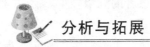

分析与拓展

1.病室开窗通风的作用

病室应定时开窗通风,每次通风时间以 30min 为宜。通风能调节室内的温湿度,增加氧含量,降低空气中微生物的密度,是减少室内空气污染的有效措施。

2.合理安排住院患者的床位

住院部各个病区内有单人、双人、三人、四人等病房,也会有不同功能、不同设施的病房,护士会根据患者的具体情况、病情变化等进行合理安排。如病情危重者安置在靠近护士站的抢救室,传染病患者安置在隔离病室,特殊感染者应安置单人病房,并有相应的隔离措施,病情轻、睡眠质量差、需要静养等患者可以安排在离护士站、楼梯通道远点的病房头端,以利于患者治疗、护理、康复等。

3.门诊护士工作内容

门诊护士的工作内容包括预检分诊、安排候诊与就诊、健康教育、治疗、消毒隔离、保健门诊。目前,医院分科更加精细,为提高患者就医效率和满意度,门诊护士对前来就医的患者,首先应进行预检分诊,引导他们到相应的科室就诊。相应科室的导医护士除了维持良好的就医秩序,还要严密观察患者的病情,了解患者的特殊需求等,遇有高热、剧痛、呼吸困难、出血、休克等患者,应能做出初步判断,并安排提前就诊,或送急诊室处理;遇有传染病患者应转至隔离门诊就诊。

4.病室物理环境要求

一般病室的温度要求保持在 18～22℃,新生儿、手术室及产房室温以 22～24℃为宜;病室的相对湿度以 50%～60%为宜。病室湿度过高,患者会感到闷热、难受不适。通风是降低室内空气污染的有效措施,一般通风时间以 30min 为宜。破伤风患者因为声、光、疼痛等任何刺激均可能诱发抽搐、受伤等,因此病室光线除非诊疗等必需,平时宜暗,可采用遮光窗帘等来达到要求;各种治疗护理操作尽量集中进行,医护人员走路、说话、操作要轻稳,以减少对患者的刺激。

(夏雅雄、袁赛霞)

第三讲 医院感染预防与控制

一、选择题

(一)A1/A2 型题(每题有 A、B、C、D、E 五个备选答案,请选择一个最佳答案)

1. 下列关于医院感染特征的说法,正确的是 ( )
   A. 出院后发病的患者不属于医院感染的范畴
   B. 一定是在患者住院期间获得并出现临床症状的感染
   C. 陪住者是医院感染的主要对象
   D. 只要在住院期间出现感染症状的就属于医院感染
   E. 医院感染的人员不包括探视者

2. 下列关于医院感染传播途径的说法,哪一项正确 ( )
   A. 感染源经由医护人员的手转移给易感宿主属于直接接触传播
   B. 飞沫传播是指带有病原微生物的飞沫核在空气中短距离移动到易感人群的口、鼻黏膜或者眼结膜等导致的传播
   C. 由于输液器受污染而引起的传播属于共同媒介传播
   D. 内源性感染是通过病原体在患者机体内移位而实现的
   E. 患者与患者之间是最常见的传播途径

3. 为了确保煮沸消毒的效果,下列注意事项哪一项是正确的 ( )
   A. 浸入水中部分应达物品 3/4 以上　　B. 玻璃制品应在水沸后放入
   C. 橡胶制品应冷水时放入　　　　　　D. 消毒时间应从水沸后算起
   E. 相同大小的碗罐要叠在一起

4. 煮沸灭菌时水中加入何种药物可将沸点提高到 105℃ ( )
   A. 碳酸氢钾　　　B. 碳酸氢钠　　　C. 碳酸钙　　　　D. 亚硝酸钠　　　E. 氢氧化钠

5. 无菌持物钳的使用原则中下列哪一项是对的 ( )
   A. 可以用来夹取所有的物品
   B. 干桶保存的无菌持物钳每 12h 更换一次
   C. 可以触碰容器内壁的任何地方
   D. 使用时保持钳端向下,不可平持和倒转
   E. 无菌持物钳及容器应隔日消毒一次,保持其无菌

6. 下列各项中,不属于 WHO 提出的有效控制医院感染的措施是 ( )
   A. 灭菌效果监测　　　　　　　B. 微创技术应用
   C. 无菌技术　　　　　　　　　D. 清洁
   E. 隔离

7. 铺无菌盘时,下列哪项**不正确** （　）

　　A. 以无菌持物钳夹取治疗巾　　　　B. 注意使治疗巾边缘对齐

　　C. 治疗巾开口部分及两侧反折　　　D. 有效期不超过 6h

　　E. 铺无菌盘的区域必须清洁、干燥

8. 下列哪项操作**违反**了无菌操作原则 （　）

　　A. 手持无菌容器,应握住边缘部分

　　B. 打开无菌容器时,盖的内面向上放置

　　C. 取用无菌液体,手不可触及瓶塞内面

　　D. 戴好手套的手不可触及另一手套的内面

　　E. 取无菌溶液时,首先核对瓶签

9. 为防止交叉感染,具有针对性的措施是 （　）

　　A. 一份无菌物品只供一名患者使用　　B. 进行无菌操作时要戴口罩、帽子

　　C. 取无菌物品时要用无菌持物钳　　　D. 无菌物品与非无菌物品分开

　　E. 无菌物品要定期消毒

10. 到较远的地方夹取无菌物品时,有关持物钳的使用正确的是 （　）

　　A. 右手持持物钳,用左手遮盖　　　　B. 持物钳与容器一同搬移,就地使用

　　C. 手持持物钳快速行走到目的地　　　D. 手持持物钳,小心被污染

　　E. 把持物钳放入另一无菌容器中一起携带

11. 下列哪项**不符合**无菌操作原则 （　）

　　A. 环境清洁、干燥　　　　　　　　　B. 无菌物品与非无菌物品分开放置

　　C. 取无菌物品时要用无菌持物钳　　　D. 一份无菌物品未用完可供他人使用

　　E. 操作中手臂保持在腰部水平以上

12. 下列关于无菌包保管原则哪项**不正确** （　）

　　A. 无菌包和非无菌包应分开放　　　　B. 应放在清洁干燥橱柜内

　　C. 应注明灭菌日期　　　　　　　　　D. 无菌包一经打开,包内物品不可再用

　　E. 应定期检查无菌物品保存情况

13. 无菌区的定义是 （　）

　　A. 经无菌处理的区域　　　　　　　　B. 经无菌处理而未被污染的区域

　　C. 覆盖无菌巾的区域　　　　　　　　D. 未经过无菌处理的区域

　　E. 灭菌处理后被污染的区域

14. 关于隔离技术操作,下述哪项是**错误**的 （　）

　　A. 刷手时从指甲到前臂　　　　　　　B. 隔离衣潮湿应立即更换

　　C. 避污纸应页面抓取　　　　　　　　E. 进隔离室须穿隔离衣

　　D. 口罩取下后清洁面向外折叠扔掉

15. 流行性乙型脑炎患者需要采用的隔离种类是 （　）

　　A. 昆虫隔离　　　B. 消化道隔离　　　C. 呼吸道隔离　　　D. 接触隔离　　　E. 血液隔离

16. 适用于浸泡金属类器械的高效类消毒剂是 （　）

　　A. 0.5%过氧乙酸　　　　B. 0.1%苯扎溴铵　　　　C. 2%戊二醛

　　D. 70%乙醇　　　　　　　E. 2%碘酊

17. **不宜**用燃烧灭菌的物品是　　　　　　　　　　　　　　　　　　（　　）

　　A. 手术刀　　　　　　　　B. 坐浴盆　　　　　　　　C. 带头虱的头发

　　D. 换药碗　　　　　　E. 特殊感染者的敷料

18. 配制 75％的乙醇 1000ml,需用 95％乙醇的量是　　　　　　　　　（　　）

　　A. 750ml　　　B. 780ml　　　C. 790ml　　　D. 800ml　　　E. 850ml

19. 紫外线最佳的杀菌波长是　　　　　　　　　　　　　　　　　　　（　　）

　　A. 225nm　　　B. 245nm　　　C. 254nm　　　D. 524nm　　　E. 554nm

20. 以下关于隔离衣的使用要求,正确的是　　　　　　　　　　　　　（　　）

　　A. 每周更换一次　　　　　　　B. 保持袖口内外面清洁

　　C. 必须完全盖住工作服　　　　D. 隔离衣潮湿,晾干后再使用

　　E. 隔离衣挂走廊内应污染面向外

21. 穿脱隔离衣时避免污染的部位是　　　　　　　　　　　　　　　　（　　）

　　A. 腰带以下　　　　　　　B. 腰带　　　　　　　　　C. 领子

　　D. 袖子后面　　　　　E. 胸前、背后

22. 使用燃烧法灭菌,**错误**的一项是　　　　　　　　　　　　　　　（　　）

　　A. 灭菌物品需耐高温　　　　　B. 热源是 95％乙醇

　　C. 燃烧时不可添加乙醇　　　　D. 应远离易燃、易爆物品

　　E. 锐利刀、剪应放在搪瓷碗内燃烧

23. 最有效的物理灭菌法是　　　　　　　　　　　　　　　　　　　　（　　）

　　A. 燃烧法　　　　　　　　B. 高压蒸汽灭菌法　　　　C. 煮沸消毒灭菌法

　　D. 日光暴晒法　　　　　E. 紫外线消毒法

24. 下列关于无菌技术基本操作法的描述哪项**不对**　　　　　　　　（　　）

　　A. 无菌持物钳启用后每 4h 更换一次

　　B. 无菌持物钳可用作换药或夹油纱布

　　C. 手指不可触及无菌容器的边缘及内面

　　D. 取用无菌溶液时先检查瓶签

　　E. 无菌包内面是无菌的,外面是非无菌的

25. 有关隔离原则,下列哪一项**不妥**　　　　　　　　　　　　　　　（　　）

　　A. 隔离单位标记鲜明　　　　　B. 脚垫用消毒液浸湿

　　C. 使用过的物品先清洗再消毒　D. 门口设消毒盆、手刷

　　E. 穿隔离衣后不得进入治疗室

26. 过氧乙酸的使用和保管过程中,以下哪项是**错误**的　　　　　　（　　）

　　A. 2％溶液用于空气消毒　　　　B. 置于通风阴凉处

　　C. 5％溶液用于浸泡金属器械　　D. 易氧化分解,应现用现配

　　E. 0.2％溶液用于手的消毒

27. 煮沸消毒时,沸水中加入 1％～2％碳酸氢钠溶液的作用**不包括**哪项　（　　）

　　A. 提高沸点　　　　　　B. 缩短消毒时间　　　　　　C. 去污

　　D. 防锈　　　　　　　E. 提高杀菌力

28. 光照消毒最适宜杀死　　　　　　　　　　　　　　　　　　　　　（　　）

　　A. 球菌　　　　　B. 杆菌　　　　　　C. 真菌　　　　　　D. 酵母菌　　　　E. 芽孢

29. 日光暴晒法**不适宜消毒**　　　　　　　　　　　　　　　　　　　　　　　（　　）

　　A. 空气　　　　　B. 床垫　　　　　　C. 毛毯　　　　　　D. 衣服　　　　　E. 书籍

30. 用紫外线灯消毒病室**错误**的一项是　　　　　　　　　　　　　　　　　　（　　）

　　A. 卧床患者应遮盖皮肤、眼睛　　　　B. 应先将病室打扫干净

　　C. 照射 20min　　　　　　　　　　　D. 灯亮 5～7min 后开始计时

　　E. 用酒精擦净灯管表面灰尘

31. 可用于深部伤口冲洗的化学消毒剂是　　　　　　　　　　　　　　　　　　（　　）

　　A. 过氧乙酸　　　B. 甲醛　　　　　　C. 碘酊　　　　　　D. 新洁尔灭　　　E. 乙醇

32. 下列哪个区域是传染病区的半污染区　　　　　　　　　　　　　　　　　　（　　）

　　A. 治疗室、库房　　　　　　　　　　B. 内走廊及病区化验室

　　C. 患者浴室、洗涤间　　　　　　　　D. 病室、患者厕所

　　E. 配餐室、更衣室

33. 无菌包内用物未用完，按原折痕包好有效期为　　　　　　　　　　　　　　（　　）

　　A. 4h　　　　　　B. 12h　　　　　　C. 24h　　　　　　D. 48h　　　　　E. 7d

34. 门诊换药室的无菌持物钳干式保存有效期为　　　　　　　　　　　　　　　（　　）

　　A. 24h　　　　　B. 4h　　　　　　　C. 14d　　　　　　D. 7d　　　　　　E. 3d

35. 高压蒸汽灭菌后的无菌包有效期为　　　　　　　　　　　　　　　　　　　（　　）

　　A. 4h　　　　　　B. 24h　　　　　　C. 14d　　　　　　D. 7d　　　　　　E. 3d

36. 铺好的无菌盘有效期为　　　　　　　　　　　　　　　　　　　　　　　　（　　）

　　A. 4h　　　　　　B. 24h　　　　　　C. 14d　　　　　　D. 7d　　　　　　E. 3d

37. 下列关于化学消毒剂的使用哪项**不正确**　　　　　　　　　　　　　　　（　　）

　　A. 过氧乙酸可用于浸泡金属器械

　　B. 皮肤过敏者禁用碘酊

　　C. 新洁尔灭不能与肥皂合用

　　D. 体温计可用 70% 酒精浸泡消毒，时间为 30min

　　E. 环氧乙烷应放置于无火源的阴凉处

38. 下列关于使用化学消毒剂的注意事项，**错误**的一项是　　　　　　　　　（　　）

　　A. 严格掌握药物的有效时间和浓度

　　B. 物品应全部浸没在消毒液中

　　C. 浸泡前器械的轴节不要打开

　　D. 消毒液容器要盖严

　　E. 使用前要用无菌盐水冲净，以免药液刺激组织

39. 带致病菌无保留价值的物品最彻底有效的消毒灭菌法是　　　　　　　　　（　　）

　　A. 高压蒸汽灭菌法　　　　B. 消毒液浸泡法　　　　　C. 日光暴晒法

　　D. 燃烧法　　　　　　　　E. 紫外线消毒法

40. 临床最普遍的消毒灭菌方法是　　　　　　　　　　　　　　　　　　　　（　　）

　　A. 燃烧法　　　　　　　　B. 高压蒸汽灭菌法　　　　C. 煮沸消毒灭菌法

　　D. 日光暴晒法　　　　　　E. 紫外线消毒法

41. 以下关于煮沸消毒灭菌法的叙述**错误**的一项是　　　　　　　（　　　）

　　A. 煮沸前先将物品洗刷干净　　　　B. 水沸后开始计时

　　C. 大小相同的碗盒重叠在一起　　　D. 玻璃类物品应从冷水时放入

　　E. 带盖的容器应打开其内面与水接触

42. 水中加入碳酸氢钠配成何种浓度时,可使沸点达105℃　　（　　　）

　　A. 0.1%～0.2%　　　　B. 0.3%～0.5%　　　　C. 0.6%～0.8%

　　D. 1%～2%　　　　E. 2%～3%

43. 用紫外线消毒病室,**错误**的一项是　　　　　　　　　　（　　　）

　　A. 卧床患者须戴墨镜　　　　B. 有效距离不超过2m

　　C. 擦净灯管表面的灰尘　　　D. 病室应先做清洁卫生工作

　　E. 灯亮开始计时

44. 用0.1%新洁尔灭溶液浸泡金属器械,每1000ml中需加入亚硝酸钠　（　　　）

　　A. 5g　　　　B. 8g　　　　C. 10g　　　　D. 12g　　　　E. 15g

45. 用甲醛进行空气消毒需加的氧化剂是　　　　　　　　　（　　　）

　　A. 氯化钾　　　B. 乳酸钾　　　C. 氢氧化钾　　　D. 高锰酸钾　　　E. 硫酸钾

46. **不属于**易燃的物品是　　　　　　　　　　　　　　　（　　　）

　　A. 过氧乙酸　　　B. 甲醛　　　C. 乙醚　　　D. 环氧乙烷　　　E. 乙醇

47. 各种内镜消毒灭菌时应选用的方法是　　　　　　　　　（　　　）

　　A. 煮沸　　　　B. 高压蒸汽　　　　C. 0.5%氯胺喷雾

　　D. 戊二醛浸泡　　　　E. 擦拭法

48. 碘伏用于体温计消毒时的浓度为　　　　　　　　　　　（　　　）

　　A. 0.1%　　　　B. 1%　　　　C. 2%　　　　D. 3%　　　　E. 6%

49. 保持无菌持物钳不被污染的方法中**错误**的一项是　　　　（　　　）

　　A. 采用大口容器浸泡持物钳　　　B. 每个容器放一把持物钳

　　C. 消毒液浸没持物钳1/3　　　　D. 挥发性消毒液需每天更换

　　E. 注射室持物钳应每天消毒一次

50. 无菌包如被浸湿应　　　　　　　　　　　　　　　　　（　　　）

　　A. 晾干后用　　　　B. 烘干后用　　　　C. 立即用完

　　D. 用生理盐水冲洗后用　　　E. 重新灭菌

51. 医院感染是指患者在何处获得的感染　　　　　　　　　（　　　）

　　A. 入院前　　　　B. 出院后　　　　C. 住院期间

　　D. 入院前和住院时　　　E. 住院时和出院后

52. 高压蒸汽灭菌效果监测法中最可靠的是　　　　　　　　（　　　）

　　A. 留点温度计　　　　B. 化学指示卡　　　　C. 化学指示胶带

　　D. 硫磺试管　　　　E. 生物监测法

53. 不属于高效消毒剂的是　　　　　　　　　　　　　　　（　　　）

　　A. 戊二醛　　　B. 乙醇　　　C. 环氧乙烷　　　D. 过氧乙酸　　　E. 碘酊

54. 热力灭菌使菌体蛋白凝固主要取决于　　　　　　　　　（　　　）

　　A. 温度高低　　　B. 酶活性　　　C. 足够水分　　　D. 温湿度　　　E. 环境温度

55. 无菌操作中手可触及　　　　　　　　　　　　　　　　　　（　　）
　　A. 无菌包布的内面　　　　　B. 无菌巾两角的内面　　　C. 瓶塞内面
　　D. 无菌容器边缘　　　　　　E. 手套的内面

56. 紫外线灯管照射强度低于多少时应予更换　　　　　　　　　　（　　）
　　A. $60\mu W/cm^2$　　　　　　B. $70\mu W/cm^2$　　　　　C. $80\mu W/cm^2$
　　D. $90\mu W/cm^2$　　　　　　E. $100\mu W/cm^2$

57. 以下关于隔离操作的叙述,**错误**的是　　　　　　　　　　（　　）
　　A. 口罩取下后将污染面向外折叠　　　B. 刷手顺序按前臂到指甲
　　C. 戴隔离帽要把头发全部遮住　　　　D. 隔离衣挂半污染区,清洁面向外
　　E. 隔离衣挂病室,污染面向外

58. 行骨髓移植患者的病室应采用　　　　　　　　　　　　　　　（　　）
　　A. 呼吸道隔离　　B. 消化道隔离　　　C. 严密隔离　　　D. 保护性隔离　　E. 接触隔离

59. 使用燃烧灭菌法**不正确**的一项是　　　　　　　　　　　　（　　）
　　A. 用于带致病菌又无保留价值的物品
　　B. 热源为95%乙醇
　　C. 远离易燃易爆物品
　　D. 燃烧火焰将要熄灭时应及时添加乙醇
　　E. 剪刀不宜燃烧

60. 无菌包布材料最好选用　　　　　　　　　　　　　　　　　　（　　）
　　A. 化纤布　　　　　　　　　B. 脱脂棉布　　　　　　　C. 未脱脂白棉布
　　D. 有色棉布　　　　　　　　E. 尼龙质地

61. 使用紫外线照射消毒,关灯后到使用前需间隔　　　　　　　　（　　）
　　A. 1～2min　　　　　　　　B. 3～4min　　　　　　　C. 5～6min
　　D. 7～8min　　　　　　　　E. 9～10min

62. 取用无菌溶液时,正确的方法是　　　　　　　　　　　　　　（　　）
　　A. 打开瓶盖后,应立即倒入无菌容器中
　　B. 可直接在瓶中蘸取
　　C. 可用敷料堵住瓶口使溶液慢慢流出
　　D. 已打开的溶液瓶内的溶液可保存4h
　　E. 先倒出少量溶液冲洗瓶口

63. 皮肤炭疽患者传染的主要途径是　　　　　　　　　　　　　　（　　）
　　A. 昆虫叮咬　　　　　　　　B. 患者排泄物　　　　　　C. 呼吸道分泌物
　　D. 伤口分泌物　　　　　　　E. 患者呕吐物

64. 脱隔离衣的正确步骤是　　　　　　　　　　　　　　　　　　（　　）
　　A. 解袖口、手消毒、解领口、解腰带脱隔离衣
　　B. 解腰带、解袖口、手消毒、解领口脱隔离衣
　　C. 手消毒、解袖口、解领口、解腰带脱隔离衣
　　D. 手消毒、解腰带、解领口、解袖口脱隔离衣
　　E. 解腰带、手消毒、解领口、解袖口脱隔离衣

65. 医院内交叉感染属于　　　　　　　　　　　　　　　　　　　（　　　）

　　A. 生物性损害　　　　　　　B. 温度性损害　　　　　　C. 机械性损害

　　D. 医源性损害　　　　　　　E. 压力性损害

66. 无菌持物钳的正确使用方法是　　　　　　　　　　　　　　（　　　）

　　A. 取放无菌持物钳时,将钳端闭合　　B. 无菌持物钳可用于夹取油纱布

　　C. 钳端向上,用后立即返回　　　　　D. 门诊应每周更换一次

　　E. 一个容器内最多能放两把

67. 我国传染病防治法规定的甲类传染病是　　　　　　　　　　（　　　）

　　A. 鼠疫、霍乱　　　　　　　B. 鼠疫、麻疹　　　　　　C. 鼠疫、艾滋病

　　D. 霍乱、艾滋病　　　　　　E. 鼠疫、霍乱、麻疹、艾滋病

68. 护士站属于　　　　　　　　　　　　　　　　　　　　　　（　　　）

　　A. 清洁区　　　　　B. 半污染区　　　　C. 污染区　　　　D. 干净区　　　　E. 半干净区

69. 取无菌溶液时,最先检查　　　　　　　　　　　　　　　　（　　　）

　　A. 有无裂缝　　　　　　　　B. 瓶签　　　　　　　　　C. 有效期

　　D. 瓶盖有无松动　　　　　　E. 溶液的浓度

70. 可以安置床旁隔离的患者是　　　　　　　　　　　　　　　（　　　）

　　A. 麻疹、百日咳患者　　　　B. 伤寒、痢疾患者　　　　C. 鼠疫、霍乱患者

　　D. 破伤风、炭疽患者　　　　E. 流行性乙型脑炎患者

71. 无菌物品放置的地方,下列哪项是**错误**的　　　　　　　　（　　　）

　　A. 清洁　　　　　　　　　　B. 干燥　　　　　　　　　C. 通风

　　D. 固定　　　　　　　　　　E. 按灭菌时间先后顺序摆放

72. 用于手及皮肤消毒的碘伏浓度是　　　　　　　　　　　　　（　　　）

　　A. 0.5%～0.75%　　　　　B. 2%～5%　　　　　　　C. 0.3%～0.5%

　　D. 0.1%～0.2%　　　　　　E. 1%

73. 下列属于高效消毒剂的是　　　　　　　　　　　　　　　　（　　　）

　　A. 过氧乙酸　　　B. 乙醇　　　　C. 洗必泰　　　　D. 碘伏　　　　E. 新洁尔灭

74. 长 28cm 的持物镊,浸泡消毒时,容器内消毒液液面的高度至少为　（　　　）

　　A. 10cm　　　　B. 12cm　　　　C. 14cm　　　　D. 16cm　　　　E. 18cm

75. 以下关于过氧乙酸的保管和使用方法,**错误**的一项是　　　（　　　）

　　A. 用暗色带盖塑料容器盛装　　　　B. 置于阴凉处

　　C. 配制好各种浓度备用　　　　　　D. 2%溶液用于空气消毒

　　E. 消毒后开窗通风 15min,方可入内

76. 在使用无菌持物钳时,应保持钳端　　　　　　　　　　　　（　　　）

　　A. 平持　　　　　　　　　　B. 无论是朝上还是朝下只要在腰以上即可

　　C. 朝下　　　　　　　　　　D. 朝上

　　E. 无论是朝上还是朝下只要消毒液不流到浸泡罐内即可

77. 下列哪项戴、脱无菌手套的操作是**错误**的　　　　　　　　（　　　）

　　A. 戴手套前先将手洗净擦干　　　　B. 核对手套袋外标名的手套号码、灭菌日期

　　C. 取出滑石粉,用后放回袋内　　　　D. 戴好手套后,两手置腰部水平以上

　　E. 脱手套时,将手套口翻转脱下

78. 医院感染**不包括**　　　　　　　　　　　　　　　　　　　　　　（　　）
　　A. 患者在医院内获得的感染　　　　B. 住院期间发生的感染
　　C. 入院时已处于潜伏期的感染　　　D. 医院内获得而出院后发生的感染
　　E. 医院工作人员在医院内获得的感染

79. 医院感染必备的三个条件是　　　　　　　　　　　　　　　　　　（　　）
　　A. 患者、医务人员、患者家属　　　　B. 感染源、传播途径、易感宿主
　　C. 病原微生物、病原携带者、动物　　D. 病原微生物、患者、医院环境
　　E. 病原微生物、接触、易感宿主

80. 丙型肝炎通常会通过哪种途径传播　　　　　　　　　　　　　　　（　　）
　　A. 接触传播　　　　　　B. 空气传播　　　　　　C. 饮水饮食传播
　　D. 输血传播　　　　　　E. 虫媒传播

81. 用高压蒸汽灭菌法消毒器械包装体积**不超过**　　　　　　　　　（　　）
　　A. 10cm×10cm×10cm　　B. 20cm×20cm×20cm　　C. 30cm×30cm×30cm
　　D. 40cm×40cm×40cm　　E. 50cm×50cm×50cm

82. 日光暴晒消毒法的时间为　　　　　　　　　　　　　　　　　　　（　　）
　　A. 2h　　　　　B. 3h　　　　　C. 4h　　　　　D. 5h　　　　　E. 6h

83. 一次性口罩几小时必须更换　　　　　　　　　　　　　　　　　　（　　）
　　A. 1h　　　　　B. 2h　　　　　C. 4h　　　　　D. 6h　　　　　E. 8h

84. 传染性分泌物几次培养结果均为阴性可以解除隔离　　　　　　　（　　）
　　A. 2　　　　　　B. 3　　　　　　C. 4　　　　　　D. 5　　　　　　E. 6

85. 下列哪些消毒剂对芽孢**无杀灭作用**　　　　　　　　　　　　　（　　）
　　A. 碘酊　　　　　B. 戊二醛　　　　　C. 碘伏　　　　D. 福尔马林　　E. 过氧乙酸

86. 医院内感染的主要影响因素**不包括**　　　　　　　　　　　　　（　　）
　　A. 易感人群增多　　　　　　　　　B. 有效控制大量新型抗生素的开发和应用
　　C. 医院里病原体来源广泛　　　　　D. 介入性诊断手段增多
　　E. 医务人员对医院内感染的严重性认识不足

87. 浸泡无菌持物钳的消毒液,应浸泡在钳的　　　　　　　　　　　　（　　）
　　A. 轴节处　　　　　　　B. 轴节以上 4～5cm　　　C. 轴节以下 1～2cm
　　D. 轴节以上 2～3cm　　　E. 无菌持物钳的 2/3 以上

88. 肝炎患者的学生证、钱币等用下列何种消毒方法为宜　　　　　　（　　）
　　A. 高压蒸汽灭菌法　　　B. 熏蒸法　　　　　　　C. 光照法
　　D. 喷雾法　　　　　　　E. 煮沸法

89. 浸泡在消毒液中的门诊换药室的无菌持物钳有效期为　　　　　　（　　）
　　A. 4h　　　　　B. 24h　　　　　C. 14d　　　　　D. 7d　　　　　E. 3d

90. 下列**不属于**热力消毒灭菌法的是　　　　　　　　　　　　　　（　　）
　　A. 燃烧法　　　　　　　B. 煮沸法　　　　　　　C. 干烤法
　　D. 光照法　　　　　　　E. 高压蒸汽灭菌法

91. 护士为破伤风患者处理伤口后,换下的敷料应　　　　　　　　　（　　）

　　A. 统一填埋　　　B. 高压蒸汽灭菌　C. 日光暴晒　　　　D. 浸泡消毒　　E. 集中焚烧

92. 煮沸消毒时,海拔每增高 600m,煮沸时间应延长　　　　　　　　　　　　　　(　　)

　　A. 1min　　　　　B. 2min　　　　　C. 3min　　　　　D. 4min　　　　E. 5min

93. 下列关于高压蒸汽灭菌注意事项的描述,**错误**的是　　　　　　　　　　　(　　)

　　A. 物品灭菌前需洗净擦干或晾干　　B. 灭菌包不宜过大、过紧

　　C. 金属物品放在布类物品上面　　　D. 定期检测灭菌效果

　　E. 灭菌物品干燥后方可取出

94. 为检验高压蒸汽灭菌效果,目前常用的方法是　　　　　　　　　　　　　　(　　)

　　A. 温度计检测　　　　　　B. 灭菌包中试纸变色　　　　C. 灭菌后物品细菌培养

　　D. 灭菌包中明矾熔化　　　E. 术后患者是否有切口感染

95. 使用 2%戊二醛浸泡手术刀片时,为了防锈,在使用前可加入　　　　　　　　(　　)

　　A. 5%碳酸氢钠　　　　　　B. 5%亚硝酸钠　　　　　C. 0.5%醋酸钠

　　D. 0.5%亚硝酸钠　　　　　E. 0.5%碳酸氢钠

96. 以下关于化学消毒剂的使用原则,**错误**的是　　　　　　　　　　　　　　(　　)

　　A. 待消毒的物品须先洗净、擦干

　　B. 消毒液中一般不放置棉花、纱布等物

　　C. 浸泡消毒后的物品,取出后可直接使用

　　D. 应定期检测消毒剂浓度

　　E. 消毒物品应全部浸没在消毒液内,器械的轴节应打开

97. 在行纤维胃镜消毒时,宜选择的化学消毒方法是　　　　　　　　　　　　　(　　)

　　A. 75%乙醇擦拭　　　　　B. 2%戊二醛浸泡　　　　　C. 0.2%过氧乙酸熏蒸

　　D. 3%过氧乙酸熏蒸　　　　E. 含有效氯 0.2%的消毒液浸泡

98. 过氧乙酸**不能**用于　　　　　　　　　　　　　　　　　　　　　　　　(　　)

　　A. 手的消毒　　　　　　　B. 空气消毒　　　　　　C. 擦拭家具

　　D. 浸泡金属器械　　　　　E. 浸泡搪瓷类物品

99. 呼吸机的湿化器应定期消毒,常用的方法是　　　　　　　　　　　　　　　(　　)

　　A. 高压蒸汽灭菌　　　　　B. 紫外线消毒　　　　　C. 机械刷洗

　　D. 环氧乙烷熏蒸　　　　　E. 消毒液浸泡

100. 配制 0.2%的过氧乙酸溶液 1000ml,应取 5%过氧乙酸溶液的量是　　　　　(　　)

　　A. 10ml　　　　B. 20ml　　　　　C. 30mi　　　　D. 40ml　　　　E. 50ml

101. 护士在洗手后,须再消毒的情况是　　　　　　　　　　　　　　　　　　(　　)

　　A. 脱无菌手套后　　　　　B. 离开普通病房前　　　C. 为糖尿病患者注射后

　　D. 为乙肝患者导尿前　　　E. 处理破伤风患者伤口后

102. 适宜用于黏膜和创面消毒的是　　　　　　　　　　　　　　　　　　　　(　　)

　　A. 过氧化氢　　B. 戊二醛　　　　C. 碘酊　　　　D. 碘伏　　　　E. 乙醇

103. 戴无菌手套时,**错误**的一项是　　　　　　　　　　　　　　　　　　　(　　)

　　A. 洗手、剪指甲、戴口罩

　　B. 核对手套号码、灭菌日期及包装

　　C. 未戴手套的手持手套的反折部分取出手套

D. 戴上手套的手持手套的内面取出手套

E. 戴好手套后,双手置于胸前

104. 以下选项符合一般消毒隔离要求的是 　　　　　　　　　　　　　（　　）

A. 隔离病室应挂"谢绝探望"标志

B. 工作人员进入隔离区域视情况戴工作帽、口罩,穿隔离衣

C. 患者的衣物、票证需经消毒处理后才能交家属带回

D. 病室及空气应每周消毒一次

E. 患者的排泄物应送出病区统一处理

105. 下列疾病应执行严密隔离的是 　　　　　　　　　　　　　　　　（　　）

A. 乙型脑炎　　B. 传染性肝炎　　　C. 霍乱　　　　　D. 肺结核　　E. 破伤风

106. 护士在隔离病区工作的下列行为,正确的是 　　　　　　　　　　（　　）

A. 掀页撕取避污纸　　　　　　B. 把口罩挂在胸前

C. 身着隔离衣进入治疗室　　　D. 为患者翻身后用手整理口罩

E. 护理结核病患者后立即更换口罩

107. 患男,男,40 岁,大面积Ⅲ度烧伤入院。对其病室进行空气消毒的最佳方法是

　　　　　　　　　　　　　　　　　　　　　　　　　　　　　　　　（　　）

A. 臭氧灯灭菌消毒　　　B. 消毒液喷雾　　　　C. 过滤除菌

D. 食醋熏蒸　　　　　　E. 开窗通风

108. 护士为乙肝患者采血标本时不慎将血液滴在床头柜上,对该床头柜的正确处理方法是 　　　　　　　　　　　　　　　　　　　　　　　　　　　　　　（　　）

A. 日光暴晒　　　　　　B. 流水刷洗　　　　　　C. 消毒液擦拭

D. 卫生纸擦拭　　　　　E. 湿毛巾擦拭

109. 换药室长、宽、高分别是 4m、5m、3m,用纯乳酸进行空气消毒的量为 （　　）

A. 3.6ml　　　　B. 5.8ml　　　　C. 7.2ml　　　　D. 12.8ml　　　E. 17.4ml

110. 为丙型肝炎患者抽血后护士消毒双手的正确方法是 　　　　　　（　　）

A. 刷洗范围应在污染范围内　　　B. 用流动水冲洗时,腕部应高于肘部

C. 洗手时,身体靠近洗手池　　　　D. 双手共刷洗 2min

E. 刷手刷可重复使用

111. 患者,女,31 岁,行肾移植术后,此患者应采取 　　　　　　　　　（　　）

A. 严密隔离　　　　　　B. 一般隔离　　　　　　C. 保护性隔离

D. 呼吸道隔离　　　　　E. 消化道隔离

112. 伤寒患者应采取的隔离措施是 　　　　　　　　　　　　　　　　（　　）

A. 呼吸道隔离　　　　　B. 消化道隔离　　　　　　C. 接触隔离

D. 严密隔离　　　　　　E. 保护性隔离

113. 可以去除衣被上血渍的溶液是 　　　　　　　　　　　　　　　　（　　）

A. 乙醇　　　　　B. 稀氨溶液　　　　C. 维生素 C　　　D. 过氧乙酸　　E. 过氧化氢

114. 护士小张配制洗胃液时,不慎使衣服上沾上了高锰酸钾,去除此污渍宜用 （　　）

A. 乙醇　　　　　B. 稀氨溶液　　　　C. 维生素 C　　　D. 草酸　　　　E. 苯扎溴铵

115. 王师傅,脚被锈钉扎伤,继而发热、抽搐、牙关紧闭,呈苦笑脸,诊断为破伤风。应

实施 （　）

  A. 接触隔离   B. 昆虫隔离   C. 呼吸道隔离

  D. 肠道隔离   E. 保护性隔离

116. 王先生,乙型肝炎患者,其看过的报纸沾染血液,宜采取的消毒方法是 （　）

  A. 燃烧法   B. 高压蒸汽灭菌法   C. 喷雾法

  D. 熏蒸法   E. 擦拭法

117. 为艾滋病患者吸痰,您认为护士小郭的做法哪项**错误** （　）

  A. 吸痰前洗手、穿好隔离衣

  B. 吸痰前戴好护目镜

  C. 不与其他患者共用中心吸引系统

  D. 吸痰后吸痰管误落地上,立即进行地面清洁处理

  E. 用后的吸痰管及纱布装入高危物品袋中焚烧

118. 破伤风患者伤口换药后污染敷料的处理方法是 （　）

  A. 过氧乙酸浸泡后清洗   B. 高压蒸汽灭菌后再清洗

  C. 丢入污物桶后再集中处理   D. 日光下暴晒后再清洗

  E. 焚烧炉焚烧

(二)A3/A4 型题(每个病例下设若干题目,每题有 A、B、C、D、E 五个备选答案,请选择一个最佳答案)

(119~120 题共用题干)

患者,女,31 岁,因胃肠炎收入院,同病室有一流感患者,两天后该患者也发热咳嗽。

119. 其感染属于 （　）

  A. 内源性感染 B. 自身感染   C. 外源性感染   D. 直接感染   E. 血液感染

120. 医院可采取的预防感染发生的措施哪项**不妥** （　）

  A. 消毒灭菌   B. 预防性使用广谱抗生素

  C. 无菌技术   D. 隔离技术

  E. 对易感染的患者实行保护性隔离

(121~124 题共用题干)

马大爷,67 岁,2d 前出现腹痛、频繁腹泻、排黏液脓血便、里急后重,体温高达 39℃,初步诊断为细菌性痢疾,收入传染病区。

121. 对马大爷采取的隔离措施,**不正确**的是 （　）

  A. 患者之间不能互换物品   B. 病室应有防蝇设备

  C. 病床应加隔离标志   D. 可与甲型肝炎患者同住一室

  E. 同病室患者可以共用便器

122. 护士小张为马大爷静脉输液,她用过的隔离衣清洁面应是 （　）

  A. 隔离衣内面和衣领 B. 隔离衣肩部   C. 隔离衣腰以上部分

  D. 隔离衣腰以下部分 E. 隔离衣背部

123. 马大爷的手表掉落地上,护士用避污纸帮马大爷捡起手表,正确的方法是 （　）

  A. 掀页撕取   B. 经他人传递   C. 从页面抓取

  D. 用镊子夹取   E. 戴手套后拿取

124. 马大爷病愈出院,护士小赵为其做终末消毒处理,**错误**的操作是　　　　　　（　　）

A. 病室用 1% 的过氧乙酸溶液熏蒸

B. 地面用 2000mg/L 含氯消毒剂喷洒

C. 床及桌椅用 0.2% 过氧乙酸溶液擦拭

D. 被服类消毒后送洗衣房清洗

E. 血压计及听诊器用微波消毒法消毒

(125~128 题共用题干)

患者,男,28 岁,主诉因"近日高热、咳嗽伴有头痛、全身酸痛、乏力"就诊,经检查诊断为"重症急性呼吸综合征"并收住入院治疗。

125. 应将患者安置于　　　　　　　　　　　　　　　　　　　　　　　　　（　　）

A. 隔离病房　　　B. 手术室　　　　C. 普通病房　　　D. 抢救室　　　E. ICU

126. 应对患者采取的隔离措施是　　　　　　　　　　　　　　　　　　　　（　　）

A. 接触隔离　　　B. 保护性隔离　　C. 呼吸道隔离　　D. 消化道隔离　　E. 严密隔离

127. 在隔离的过程中,以下护理措施**错误**的是　　　　　　　　　　　　　（　　）

A. 住双人房间　　　　　　　　　B. 护士进入病室穿隔离衣

C. 拒绝家属探视　　　　　　　　D. 病室空气消毒每天一次

E. 排泄物需严格消毒处理

128. 患者病情进一步加重,对其行气管切开术,污染敷料应　　　　　　　　（　　）

A. 紫外线照射　　B. 高压蒸汽灭菌　C. 焚烧　　　　　D. 煮沸　　　　E. 浸泡

(129~130 题共用题干)

患者,男,32 岁,诊断为"流行性出血热"。护士穿隔离衣对其进行治疗护理。

129. 以下关于穿、脱隔离衣的操作方法,**错误**的是　　　　　　　　　　　（　　）

A. 隔离衣应完全覆盖工作服　　　B. 穿隔离衣后不得进入清洁区

C. 隔离衣应每天更换一次　　　　D. 隔离衣挂在污染区,清洁面向外

E. 穿隔离衣前应备齐一切用物

130. 在穿、脱隔离衣时要避免污染的是　　　　　　　　　　　　　　　　　（　　）

A. 腰带以下部分　　　B. 腰带及衣边　　　　　C. 衣领及里面

D. 袖子后面　　　　　E. 胸前及背后

(131~133 题共用题干)

患者,男,18 岁,打篮球时摔倒,手掌皮肤擦伤,护士取用无菌生理盐水为其冲洗伤口。

131. 护士在取用无菌溶液时,应首先检查　　　　　　　　　　　　　　　　（　　）

A. 瓶签内容是否符合要求　　　　B. 瓶盖有无松动

C. 瓶口有无裂缝　　　　　　　　D. 溶液有无变色

E. 溶液有无浑浊、沉淀

132. 护士的下列操作方法**不正确**的是　　　　　　　　　　　　　　　　　（　　）

A. 检查溶液有无沉淀、变色　　　B. 倒溶液时标签握在掌心

C. 先倒出少量溶液冲洗瓶口　　　D. 将无菌敷料直接伸入瓶内蘸溶液

E. 若溶液未用完,注明开瓶日期和时间并签名

133. 在临床护理质量标准中,对无菌物品合格率的规定是　　　　　　　　　（　　）

A. 100% B. 95% C. 90% D. 85% E. 80%

二、填空题

1. 无菌镊浸泡在消毒液中,液面高度以浸泡镊子的_____为宜。

2. 紫外线用于空气消毒有效距离不超过_____m,照射时间不少于_____min,计时要从灯亮_____min后开始。紫外线灯管使用时间超过_____h需更换新管。

3. 高压蒸汽灭菌效果监测方法最可靠的是_____。

4. 需要采取血液、体液隔离的患者有_____、_____、_____。

三、名词解释

1. 医院内感染:

2. 消毒:

3. 灭菌:

4. 无菌技术:

5. 隔离:

6. 半污染区:

7. 交叉感染:

四、简答题

1. 在无菌技术操作过程中,应遵守哪些原则?

2. 用紫外线消毒时应注意哪些事项?

【附 参考答案】

一、选择题

1. B	2. B	3. D	4. B	5. D	6. B	7. D	8. A	9. A	10. B
11. D	12. D	13. B	14. A	15. A	16. C	17. A	18. C	19. C	20. C
21. C	22. E	23. B	24. B	25. C	26. C	27. B	28. B	29. A	30. C
31. D	32. B	33. C	34. B	35. D	36. A	37. A	38. C	39. D	40. B
41. C	42. D	43. E	44. A	45. D	46. D	47. D	48. A	49. C	50. E
51. C	52. E	53. B	54. A	55. E	56. B	57. A	58. D	59. D	60. B
61. B	62. E	63. D	64. B	65. A	66. A	67. A	68. B	69. B	70. B
71. C	72. B	73. A	74. C	75. C	76. C	77. C	78. C	79. B	80. D
81. C	82. E	83. C	84. C	85. C	86. B	87. D	88. B	89. B	90. D
91. E	92. D	93. C	94. B	95. D	96. C	97. C	98. D	99. E	100. D
101. E	102. D	103. D	104. C	105. C	106. E	107. C	108. C	109. C	110. D
111. C	112. B	113. E	114. C	115. A	116. A	117. D	118. E	119. C	120. B
121. E	122. A	123. C	124. E	125. A	126. E	127. A	128. C	129. D	130. C
131. A	132. D	133. A							

二、填空题

1. 1/2

2.2　30　5～7　1000

3.生物监测法

4.乙型肝炎　艾滋病　梅毒

三、名词解释

1.医院内感染:指患者、探视者和医院工作人员在医院内受到感染,可在医院内发病或离院不久即发病。

2.消毒:用物理或化学的方法,清除或杀灭物体上除细菌芽孢以外的各种病原微生物。

3.灭菌:用物理或化学的方法,清除或杀灭物体上一切微生物,包括细菌的芽孢和真菌的菌丝。

4.无菌技术:在医疗、护理操作中,防止一切微生物侵入人体和防止无菌物品、无菌区域被污染的操作技术。

5.隔离:将传染源传播者(传染病患者和带菌者)和高度易感人群安置在指定地点和特殊环境中,暂时避免和周围人群接触,对前者采取传染源隔离,防止传染病病原体向外传播,对后者采取保护性隔离,保护高度易感人群免受感染。

6.半污染区:凡有可能被病原微生物污染的区域,如医护办公室、内走廊等。

7.交叉感染:又称外源性感染,指患者与患者、患者与工作人员之间的直接感染,或通过水、空气、医疗器械等的间接感染。

四、简答题

1.在无菌技术操作过程中,应遵守的原则如下:

(1)操作环境应清洁、宽敞,操作前半小时停止打扫地面、更换床单,减少人员走动,避免尘埃飞扬。

(2)工作人员戴好帽子和口罩,修剪指甲并洗手,必要时穿无菌衣、戴无菌手套。

(3)无菌物品和非无菌物品分开放置,并有明显标志;无菌物品不可暴露于空气中,应放于无菌包或无菌窗口中;无菌包外须标明物品名称、灭菌日期,物品按失效先后顺序摆放,无菌包的有效期一般为7d,过期或受潮应重新灭菌。

(4)进行无菌操作时,应首先明确无菌区和非无菌区。

(5)进行无菌操作时,操作者身体与无菌区保持一定的距离;取无菌物品时应面向无菌区;取用无菌物品应用无菌持物钳,手臂保持在腰部水平或治疗台布面以上,不可跨越无菌区,也不可触及无菌物品;无菌物品一经取出,如未使用,不可放回无菌容器内;避免面对无菌区大笑、咳嗽、打喷嚏;如用物疑有或已被污染,应给予更换并重新灭菌;非无菌物品应远离无菌区。

(6)一套无菌物品只供一位患者使用,以防交叉感染。

2.用紫外线消毒时应注意:

(1)注意保护患者的眼睛和皮肤。

(2)应经常用95%乙醇棉球擦拭灯管以保持清洁。

(3)消毒时室内温湿度要适宜(温度20℃以上,相对湿度40%～50%)。

(4)定期测定紫外线照射强度,并进行空气培养。

(5)要根据消毒物品的不同掌握消毒的有效时间与距离。

(6)计时要从灯亮5～7min后开始。

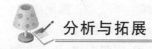 **分析与拓展**

1. 清洁、消毒、灭菌三者的区别

清洁是用机械的方法去除、减少微生物的数量,并不能杀灭微生物;而消毒和灭菌采用的是物理或者化学的方法,达到杀灭微生物的效果;消毒和灭菌的区别是消毒不能杀灭细菌的芽孢,而灭菌是杀灭包括芽孢和真菌的菌丝在内的所有微生物。

2. 使用无菌持物钳时要求钳端向下,不可持平或倒转

用消毒液浸泡保存的无菌持物钳,取出后如果倒转或者持平,则消毒液会倒流至上端或操作者手上,在夹取无菌物品或者放回浸泡桶时,持物钳上端或操作者手上的微生物顺着液体倒流至钳端而造成污染;如果是用干桶法保存的无菌持物钳,则不存在这个问题。但平持或者倒转均会增加无菌持物钳钳端触碰到周围物品造成污染的机会,所以操作规范要求使用时应钳端向下,取出和放回浸泡桶时应钳端闭合。

3. 一次性隔离衣的使用

临床上接触、护理传染病、监护病房重症、多重耐药菌感染、移植术后、严重烧伤和血液病等患者时应穿一次性隔离衣,新打开时不存在污染部位,穿的时候注意防止破损,保护到位。操作后脱下隔离衣时应内面朝外、外面在内卷起弃入医疗垃圾桶。

4. 正确对待针帽回套

接触过患者的针头严禁回套针帽,应直接置入锐器盒中。抽吸药液后暂时需要保护针头的,可以用单手回套针帽的方法(注意避免污染针头),或者直接更换新的独立包装的针头。

5. 关于不同的隔离措施

霍乱是消化道传染,鼠疫是动物媒介传染,重症急性呼吸综合征是呼吸道传染,但三者共同的特点是强烈的传染性和致命性,故均需采用严密隔离。艾滋病的传播途径是母婴垂直、体液、血液传播(性接触、输血),该类患者采取的是体液、血液隔离措施。

(王丽芳、李爱夏)

第四讲　清洁护理

一、选择题

(一)A1/A2 型题(每题有 A、B、C、D、E 五个备选答案,请选择一个最佳答案)

1. 口腔发臭应该选用哪种漱口液　　　　　　　　　　　　　　　　　　(　)
　 A. 生理盐水　　　　　　　 B. 1%～3% 过氧化氢溶液　　 C. 1%～4% 碳酸氢钠溶液
　 D. 0.02% 呋喃西林溶液　　 E. 0.1% 醋酸溶液

2. 导致压疮发生的最主要原因是　　　　　　　　　　　　　　　　　　(　)
　 A. 局部组织受压过久　　　 B. 病原菌侵入皮肤组织　　 C. 皮肤破损
　 D. 皮肤受潮湿、摩擦刺激　　 E. 营养不良

3. 截瘫患者长时间仰卧,最易产生压疮的部位是　　　　　　　　　　　(　)

A.枕部　　　　　　B.肩胛部　　　　　C.骶尾部　　　　　D.足跟部　　　　E.背部

4.为左侧肢体活动障碍的患者穿脱衣裤时应 　　　　　　　　　　　　　　　（　　　）

　　A.先脱右侧,后穿左侧　　　B.先脱左侧,后穿右侧　　　C.先脱右侧,后穿右侧

　　D.先脱左侧,后穿左侧　　　E.两侧可以任意选择先后

5.发生压疮的主要原因是 　　　　　　　　　　　　　　　　　　　　　　（　　　）

　　A.年老体弱,营养不良　　　B.床单不平整　　　　　　　C.全身代谢紊乱

　　D.皮肤抵抗力降低　　　　　E.局部组织受压过久,血液循环障碍

6.绿脓杆菌引起的口腔炎,合适的漱口液是 　　　　　　　　　　　　　　（　　　）

　　A.0.1%醋酸溶液　　　　　B.2%~3%硼酸溶液　　　　C.1%~4%碳酸氢钠溶液

　　D.1%~3%过氧化氢溶液　　E.生理盐水

7.以下关于口腔护理操作的叙述,正确的是 　　　　　　　　　　　　　　（　　　）

　　A.漱口后观察口腔黏膜　　　　　　　B.昏迷患者禁忌口腔护理

　　C.口唇干裂涂西瓜霜　　　　　　　　D.义齿取下后浸泡于乙醇中

　　E.口腔有真菌感染可用1%~3%过氧化氢溶液漱口

8.避免患者局部受压,下述措施错误的是 　　　　　　　　　　　　　　　（　　　）

　　A.每2h翻身一次　　　　　　　　　B.下肢瘫痪者可用支被架

　　C.身体空隙处垫软枕　　　　　　　　D.用橡胶气圈垫于尾骶部

　　E.翻身时应将患者身体抬起再挪动位置

9.下列哪一项不符合床上擦浴的要求 　　　　　　　　　　　　　　　　　（　　　）

　　A.注意观察皮肤受压情况　　　　　　B.保持室温18~20℃

　　C.水温41~50℃　　　　　　　　　D.四肢从远心端擦向近心端

　　E.擦洗完毕骨突处可用50%乙醇做按摩

10.压疮淤血红润期的典型表现是 　　　　　　　　　　　　　　　　　　（　　　）

　　A.受压皮肤呈紫红色　　　　　　　　B.皮肤破损,有渗出液

　　C.皮肤出现小水疱　　　　　　　　　D.局部皮肤出现红肿热痛

　　E.皮肤出现大水疱

11.口腔护理的目的不包括 　　　　　　　　　　　　　　　　　　　　　（　　　）

　　A.清洁口腔　　　　　　　B.去除口臭　　　　　　　　C.观察舌苔和口腔黏膜

　　D.清除口腔内一切细菌　　E.增进食欲

12.为昏迷患者做口腔护理时,下列哪项不正确 　　　　　　　　　　　　（　　　）

　　A.禁止漱口　　　　　　　　　　　　B.从门齿处放入开口器

　　C.操作前后清点棉球数　　　　　　　D.取下活动性义齿浸入冷水中

　　E.浸泡义齿的水应每天更换

13.压疮的预防,下列哪项不正确 　　　　　　　　　　　　　　　　　　（　　　）

　　A.经常变换卧位　　　　　B.保护骨隆突处皮肤　　　　C.床铺整洁、平整

　　D.受压发红局部多按摩　　E.增进患者的营养

14.晨间护理和晚间护理应分别安排在 　　　　　　　　　　　　　　　　（　　　）

　　A.诊疗开始前,晚饭后　　　B.诊疗开始前,晚饭前　　　C.诊疗开始后,晚饭前

　　D.诊疗开始后,临睡前　　　E.诊疗开始前,临睡前

15. 除下列哪项**以外**,均易导致压疮的发生　　　　　　　　　　　　（　　）

    A. 局部组织受压　　　　　B. 石膏绷带使用不当　　　　C. 全身营养缺乏

    D. 肌肉软弱萎缩　　　　　E. 皮肤经常受潮湿、摩擦刺激

16. 卧床患者使用气垫褥、水褥的目的是　　　　　　　　　　　　　　（　　）

    A. 降低隆突部位所受到的压强　　　B. 减少皮肤的摩擦刺激

    C. 固定体位　　　　　　　　　　　D. 架空受压部位

    E. 使患者容易入睡

17. 体位与压疮好发部位的关系,**不正确**的是　　　　　　　　　　　（　　）

    A. 仰卧—骶尾部　　　　　B. 侧卧—髂部　　　　　　C. 俯卧—内踝

    D. 坐位—坐骨结节　　　　E. 侧卧—肩峰部

18. 灭头虱用的百部酊药液成分是　　　　　　　　　　　　　　　　　（　　）

    A. 百部 30g＋50％乙醇 100ml＋100％乙酸 1ml

    B. 百部 100g＋50％乙醇 300ml＋100％乙酸 10ml

    C. 百部 50g＋50％乙醇 100ml＋100％乙酸 10ml

    D. 百部 30g＋50％乙醇 100ml＋10％乙酸 1ml

    E. 百部 30g＋50％乙醇 100ml＋1％乙酸 1ml

19. 配制百部酊药液需装入瓶中加盖放置多长时间再使用　　　　　　　（　　）

    A. 12h　　　　　B. 24h　　　　　C. 36h　　　　　D. 48h　　　　　E. 72h

20. 下列哪项不是侧卧位易发生压疮的部位　　　　　　　　　　　　　（　　）

    A. 耳廓　　　　　B. 肩胛骨　　　　C. 外踝　　　　　D. 膝盖外侧　　　E. 肩峰

21. 下列哪项**不是**炎性浸润期压疮的表现　　　　　　　　　　　　　（　　）

    A. 受压的部位呈现紫红色　　　B. 皮下出现硬结

    C. 有水疱形成　　　　　　　　D. 患者有痛感

    E. 局部组织发黑

22. 卧床患者头发打结可先采用下列哪项物品湿润打结处,再慢慢梳理　（　　）

    A. 75％乙醇　　　B. 橄榄油　　　　C. 30％乙醇　　　D. 液体石蜡　　　E. 温水

23. 长期卧床者,一般应多久洗头一次　　　　　　　　　　　　　　　（　　）

    A. 每天　　　　　B. 3d　　　　　　C. 5d　　　　　　D. 1 周　　　　　E. 2 周

24. 给患者床上洗头合适的水温是　　　　　　　　　　　　　　　　　（　　）

    A. 35～37℃　　　B. 37～39℃　　　C. 40～42℃　　　D. 43～45℃　　　E. 46～50℃

25. 晚间护理的内容**不包括**　　　　　　　　　　　　　　　　　　　（　　）

    A. 口腔护理　　　B. 洗脸、手　　　C. 擦背部、臀部　　D. 梳头　　　　　E. 清洗会阴

26. 淤血红润期压疮的主要护理措施是　　　　　　　　　　　　　　　（　　）

    A. 除去病因,定时翻身　　　B. 局部使用抗生素　　　　C. 厚层滑石粉包裹

    D. 清洁创面,除腐生新　　　E. 红外线照射,干燥创面

27. 下列关于炎性浸润期压疮的描述,哪项**不正确**　　　　　　　　　（　　）

    A. 皮肤呈紫红色　　　　　　　　B. 皮下硬结

    C. 有大、小水疱　　　　　　　　D. 若表皮缺失,则可见湿润创面

    E. 创面上有脓性分泌物

28. 溃疡期压疮的临床表现**不包括**　　　　　　　　　　　　　　　　　　（　　）

　　A. 皮肤呈紫红色　　　　　B. 脓液流出　　　　　　　C. 坏死组织发黑

　　D. 有臭味　　　　　　　　E. 引起败血症

29. 以下最易发生压疮的患者是　　　　　　　　　　　　　　　　　　　　　（　　）

　　A. 高热　　　　　B. 肥胖　　　　　C. 昏迷　　　　　D. 营养不良　　　E. 上肢牵引

30. 1%～3%过氧化氢溶液用于口腔护理的作用是　　　　　　　　　　　　　　（　　）

　　A. 除臭　　　　　B. 广谱抗菌　　　　C. 防腐　　　　　D. 抑菌　　　　E. 抗菌除臭

31. **不属于**口腔护理的适应证的是　　　　　　　　　　　　　　　　　　　（　　）

　　A. 昏迷患者　　　B. 腹泻患者　　　　C. 高热患者　　　D. 鼻饲患者　　E. 禁食患者

32. 下列可以盆浴的患者是　　　　　　　　　　　　　　　　　　　　　　　（　　）

　　A. 严重心脏病　　　　　　B. 极度衰竭　　　　　　　C. 肝硬化

　　D. 妊娠 7 个月　　　　　　E. 急性盆腔炎

33. 床上擦浴的目的**不包括**　　　　　　　　　　　　　　　　　　　　　（　　）

　　A. 促进皮肤血液循环　　　B. 增强皮肤排泄　　　　　C. 观察患者肢体活动情况

　　D. 预防过敏性皮炎　　　　E. 促进患者舒适

34. 床上擦浴时下列哪项步骤是**错误**的　　　　　　　　　　　　　　　　（　　）

　　A. 动作敏捷、轻柔　　　　B. 保护患者自尊　　　　　C. 减少翻动和暴露

　　D. 注意保暖,避免着凉　　E. 患者出现寒战应稍等片刻再擦

35. 卧有患者床单位整理方法正确的是　　　　　　　　　　　　　　　　　　（　　）

　　A. 撤出床单、抖渣　　　　　　　　B. 用床刷扫床

　　C. 用换下的枕套扫床　　　　　　　D. 用套有消毒液微湿布套的床刷刷床

　　E. 用湿布扫床

36. 患者沐浴的最佳时间是　　　　　　　　　　　　　　　　　　　　　　　（　　）

　　A. 饭前 30min　　　　　　B. 饭后 60min　　　　　　C. 饭前 60min

　　D. 饭后 30min　　　　　　E. 活动 15min 后

37. 为带有各种导管的患者更换床单时　　　　　　　　　　　　　　　　　　（　　）

　　A. 将引流袋放床上　　　　B. 血管钳夹紧引流管　　　C. 让另一个患者抬高引流管

　　D. 妥善固定,加以保护　　E. 将引流管全部置于床上

38. 水肿者预防压疮**不正确**的做法是　　　　　　　　　　　　　　　　　（　　）

　　A. 及时更换潮湿的床单　　B. 每 2h 变换 1 次体位　　C. 睡气垫床

　　D. 多采取侧卧位　　　　　E. 保持皮肤清洁干燥

39. 患者坐位时主要受压点在　　　　　　　　　　　　　　　　　　　　　　（　　）

　　A. 尾骶部　　　　B. 坐骨结节　　　　C. 足跟　　　　　D. 肘部　　　　E. 肩部

40. 尾骶部压疮,创面有臭味,可见骨面,患者伴有发热,此为压疮的　　　　（　　）

　　A. 淤血红润期　　　　　　B. 淤血浸润期　　　　　　C. 炎性浸润期

　　D. 浅度溃疡期　　　　　　E. 坏死溃疡期

（二）A3/A4 型题（每个病例下设若干题目，每题有 A、B、C、D、E 五个备选答案，请选择一个最佳答案）

（41～43 题共用题干）

患者，男，78 岁，肥胖，诊断：脑梗死。意识清，生命体征平稳，右侧偏瘫，因进食时呛咳明显，给予鼻饲流质，床上大小便。

41. 下列哪项**不属于**该患者的常规护理措施　　　　　　　　　　　　（　　）

　　A. 口腔护理　　B. 床上擦浴　　C. 膀胱冲洗　　D. 加强翻身　　E. 鼓励活动

42. 为预防患者发生压疮，下列哪项做法**错误**　　　　　　　　　　　（　　）

　　A. 保持皮肤的清洁干燥　　　　　B. 身体空隙处垫软枕

　　C. 每 3～4h 翻身一次　　　　　　D. 注意营养的摄入和补充

　　E. 可以用 50％乙醇溶液对骨突处按摩

43. 如果对该患者进行口腔护理，选用哪种漱口液比较合适　　　　　　（　　）

　　A. 碳酸氢钠溶液　　　　B. 过氧化氢溶液　　　　C. 甲硝唑溶液

　　D. 生理盐水　　　　　　E. 醋酸溶液

（44～47 题共用题干）

患者，男，42 岁，诊断：脑挫裂伤、脾破裂、骨盆骨折。昏迷，气管切开接人工呼吸机辅助通气，心电监护，留置导尿，胃肠减压，锁骨下静脉留置。

44. 协助患者变换卧位的方法和间隔时间应根据什么而定　　　　　　　（　　）

　　A. 患者要求　　　　　　B. 病情和皮肤受压情况　　　C. 医嘱

　　D. 家属提议　　　　　　E. 护士上班人数

45. 今晨发现患者右脚跟有一 1cm×2cm 大小皮肤红肿，触之皮温略高，这属于压疮的

　　　　　　　　　　　　　　　　　　　　　　　　　　　　　　　　（　　）

　　A. 坏死溃疡期　　　　　B. 浅度溃疡期　　　　　C. 淤血红润期

　　D. 炎性浸润期　　　　　E. 不明确分期

46. 此时最佳的处理方法是　　　　　　　　　　　　　　　　　　　　（　　）

　　A. 局部按摩　　　　　　B. 红外线照射　　　　　C. 避免继续受压

　　D. 敷料包裹　　　　　　E. 外涂碘酊

47. 患者术后第 7 天发现口腔黏膜上有散在白色斑点，宜选用哪种漱口液　（　　）

　　A. 0.1％醋酸溶液　　　　　　　　B. 1％～4％碳酸氢钠溶液

　　C. 2％～3％硼酸溶液　　　　　　D. 1％～3％过氧化氢溶液

　　E. 生理盐水

（48～50 题共用题干）

患者，女，76 岁，诊断：老年痴呆，2 型糖尿病。生命体征平稳，生活不能自理。

48. 给患者床上擦浴，在多少时间内完成比较合适　　　　　　　　　　（　　）

　　A. 80～90min　　　　　B. 60～75min　　　　　C. 45～60min

　　D. 15～30min　　　　　E. 5～10min

49. 患者一直喜欢长发，现在卧床期间给她编了辫子，应多久松开一次，梳理后再编好

　　　　　　　　　　　　　　　　　　　　　　　　　　　　　　　　（　　）

　　A. 每周　　　　B. 每天　　　　C. 隔天　　　　D. 3d　　　　E. 每月

50.护士采用 Braden 危险因素评估表来评估患者,提示有压疮发生风险的分值是
（　　）

　　A.≤10 分　　　　B.≤13 分　　　　C.≤15 分　　　　D.≤18 分　　　E.≤20 分

二、填空题

1.做口腔护理时,暂不用的义齿取下后浸泡于_____或_____中。

2.预防压疮做到"五勤"：_____、_____、_____、勤更换、勤整理。

3.压疮的三个主要物理力是_____、_____、_____。

4.预防压疮的措施有_____,_____,_____以及避免潮湿摩擦等物理性刺激。

5.为患者床上梳头时,应由_____逐渐梳到_____;长发或遇打结时,可将头发_____慢慢梳理,避免强行梳拉。

6.为昏迷患者做口腔护理禁忌_____;需用张口器时,应从_____处放入。

7.口腔绿脓杆菌感染时应选用_____漱口液,厌氧杆菌感染时用_____漱口液,真菌感染时用_____漱口液。

三、名词解释

1.压疮：

2.剪切力：

四、简答题

如何为昏迷患者做口腔护理?

五、分析题

患者,女,67 岁,肥胖。因不慎摔倒导致"右股骨上段骨折",现术后第 3 天,生命体征平稳,情绪比较紧张,担心病情恶化和怕疼。今天发现其骶尾部皮肤呈紫红色,有大小不一的水疱,有散在硬结。请问：

1.患者发生的骶尾部压疮处于哪一期?

2.应如何护理?

【附　参考答案】

一、选择题

1.B　　2.A　　3.C　　4.C　　5.E　　6.A　　7.A　　8.D　　9.B　　10.D

11.D　　12.B　　13.D　　14.E　　15.D　　16.A　　17.C　　18.A　　19.D　　20.B

21.E　　22.C　　23.D　　24.D　　25.D　　26.A　　27.E　　28.A　　29.C　　30.E

31.B　　32.C　　33.D　　34.E　　35.D　　36.B　　37.D　　38.D　　39.B　　40.E

41.C　　42.C　　43.D　　44.B　　45.C　　46.C　　47.B　　48.D　　49.B　　50.D

二、填空题

1.清水　　冷开水

2.勤翻身　　勤擦洗　　勤按摩

3.压力　　摩擦力　　剪切力

4.防止局部受压　　促进血液循环　　增进营养

5.发梢　发根　绕在食指上

6.漱口　臼齿

7.0.1％醋酸溶液　0.08％甲硝唑溶液　1％～4％碳酸氢钠溶液

三、名词解释

1.压疮:由于局部组织长期受压,血液循环障碍,组织营养缺乏,致使皮肤失去正常功能而引起的组织破损和坏死。

2.剪切力:两层组织在相邻表面滑行产生的进行性相对移位时的一种力。

四、简答题

为昏迷患者做口腔护理时,应做到:

(1)禁忌漱口;

(2)需用张口器时应从臼齿处放入;

(3)每次只能夹取一个棉球,且不能过湿。擦洗后要清点棉球个数,不能把棉球遗漏在患者口腔内;

(4)若有义齿,应帮助取下,用冷水冲洗后置于清水或冷开水中保存;

(5)动作轻柔,尤其是对凝血功能障碍患者;

(6)注意观察口腔黏膜的变化,如长期使用抗生素和激素的患者,要注意观察口腔有无真菌感染;

(7)有传染性疾病的患者口腔护理用物应按消毒隔离原则进行。

五、分析题

1.患者的压疮处于第2期,即炎性浸润期。

2.护理措施为:

(1)保护皮肤,预防感染;

(2)去除致病因素,加强翻身,避免局部受压。正确使用便器,保持床单平整、清洁、干燥,避免摩擦、潮湿等刺激;

(3)对未破的小水疱(直径＜0.5cm)要减少摩擦,防止破裂感染,让其自行吸收;

(4)如果有大水疱,则在无菌操作下用无菌注射器抽出疱内液体,再用无菌敷料包扎;

(5)做好心理护理、健康教育和指导,合理营养摄入,鼓励和指导正确活动;

(6)加强交接班工作,动态观察皮肤情况,做好记录。

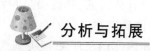

分析与拓展

压疮定义与分期新进展
——NPUAP 最新专家共识(2016)

美国国家压疮咨询委员会(National Pressure Ulcer Advisory Panel，NPUAP)建议由"压力性损伤"取代"压疮",以更准确地描述该类损伤,包括皮肤完整性和溃疡。在过去的分期系统中1期压疮和深部组织损伤指受损而皮肤完整,而其他分期指开放性溃疡,如果将各期损伤均命名为压疮,会造成困扰。

分期由阿拉伯数字(1、2、3、4)取代罗马数字(Ⅰ、Ⅱ、Ⅲ、Ⅳ)。用"深部组织损伤"取代

"疑似深部组织损伤"。

压力性损伤的定义

压力性损伤(pressure injury)是指皮肤和(或)皮下组织的局部损伤,通常位于骨突出部位,与医疗器械或其他器具相关。这种损伤表现为皮肤完整或开放性溃疡,可伴有疼痛。这种损伤是由强和(或)持久的压力或者压力联合剪切力引起的。软组织对压力和剪切力的耐受性可受微气候、营养、灌注、基础疾病和软组织情况的影响。

(1)医疗器械相关压力性损伤

这是从病因角度下的定义,是由于使用诊断或治疗器械所引起的。所导致的组织损伤通常与所使用器械的形状相吻合。

(2)黏膜压力性损伤

黏膜压力性损伤发生在黏膜,损伤部位使用过医疗器械。由于组织解剖结构的不同,现有分期系统不适用于黏膜压力性损伤。

NPUAP 2016 压力性损伤分期

(1)深部组织损伤(deep tissue pressure injury)

①完整或破损的皮肤出现局部持续的非苍白性深红色、栗色或紫色,或表皮分离呈现深色的伤口床或充血水疱。

②疼痛和温度变化通常先于颜色改变。

③此种损伤是由于强烈和(或)长期的压力和剪切力作用于骨骼和肌肉交界面导致。

④该期伤口可迅速发展,暴露组织缺失的实际程度,也可能溶解而不出现组织缺失。

⑤厚壁水疱覆盖的黑色伤口床进展可能更快,足跟部最常见。

⑥这样的伤口恶化很快,即使给予积极的处理,病变也可迅速发展,致多层皮下组织暴露。该分期不能用于描述血管、创伤、神经性伤口或皮肤病。

(2)1 期压力性损伤:皮肤完整,指压不变白的红斑。

①指压时红斑不会消失(非苍白性发红)。

②局部组织表皮完整,出现非苍白性发红,深肤色人群可能会出现不同的表现。

③局部呈现红斑,以及感觉温度或硬度变化可能先于视觉的变化。

④颜色变化不包括紫色或褐红色变色,出现这些颜色表明可能有深部组织损伤。

(3)2 期压力性损伤:部分真皮层缺失伴真皮层暴露。

①部分真皮层缺失。伤口床是有活力的,基底面呈粉红色或红色,潮湿,可能呈现完整或破裂的血清型水疱;但不会暴露脂肪层和更深的组织。不存在肉芽组织、腐肉和焦痂。

②该期应与潮湿相关的皮肤损伤(MASD),如尿失禁性皮炎(IAD)、擦伤性皮炎(ITD)、医用胶黏剂相关的皮肤损伤(MARS)或创伤性伤口(皮肤撕裂、烧伤、擦伤)相区分。

(4)3 期压力性损伤:全层皮肤缺损。

①全层皮肤缺损,溃疡面可呈现皮下脂肪组织和肉芽组织伤口边缘卷边(上皮内卷)现象。可能存在腐肉和(或)焦痂。

②深度因解剖位置而异;皮下脂肪较多的部位可能会呈现较深的创面,在没有皮下脂肪组织的地方是表浅的,包括鼻梁、耳朵、枕部和踝部。潜行和窦道也可能存在。

③不暴露筋膜、肌肉、肌腱、韧带、软骨和骨头。如果腐肉或坏死组织掩盖了组织缺损的

程度,即出现不明确分期的压力性损伤。

(5)4 期压力性损伤:全层皮肤和组织缺损

①全层皮肤和组织缺损,溃疡面暴露筋膜、肌肉、肌腱、韧带、软骨或骨溃疡。

②伤口床可见腐肉或焦痂。经常可见上皮内卷、潜行和窦道。深度因解剖位置而异。

③如果腐肉或坏死组织掩盖了组织缺损的程度,即出现不明确分期的压力性损伤。

(6)不明确分期的压力性损伤(unstageable pressure injury)

①全层皮肤和组织的缺损,因腐肉或焦痂而掩盖了组织损伤的程度。

②一旦腐肉和坏死组织去除,将会呈现 3 期或 4 期压力性损伤。

此期压力性损伤,若彻底清除坏死组织和(或)焦痂,暴露出创面基底可帮助确定其实际深度和分期。清创前通常渗液较少,甚至干燥,痂下感染时可出现溢脓、恶臭。应当注意的是,在缺血性肢体、踝部或足跟部稳定的焦痂(干燥、黏附牢固、完整且无发红和波动感),相当于机体的自然(或生物)屏障,不应去除。

(李倩茹、蒋晓娜、李爱夏)

第五讲 舒适护理(睡眠、疼痛、卧位)

一、选择题

(一)A1/A2 型题(每题有 A、B、C、D、E 五个备选答案,请选择一个最佳答案)

1. 下列关于舒适的解释,哪一项**不确切** ( )

　A. 一种平静安宁的精神状态 　　　B. 一种自我满足的感觉

　C. 一种主观感受 　　　D. 一种轻松自在的自我感受

　E. 患者的舒适可通过自我调节而得到满足

2. 不舒适最严重的形式是 ( )

　A. 烦躁不安 　　B. 疼痛 　　C. 紧张、焦虑 　　D. 不能入睡 　　E. 抑郁

3. 人际关系不协调引起不舒适的原因是 ( )

　A. 生理因素 　　　B. 病理因素 　　　C. 心理因素

　D. 外界环境因素 　　　E. 化学因素

4. 患者,男,47 岁,乙型脑炎,查体:深昏迷。该患者应该采取的卧位为 ( )

　A. 俯卧位 　　　B. 侧卧位 　　　C. 头高足低卧位

　D. 头低足高卧位 　　　E. 仰卧位头偏向一侧

5. 患者,男,65 岁,胃癌,行胃大部切除术后,护士嘱患者取半坐卧位的目的是 ( )

　A. 减轻局部出血 　　　B. 减轻肺部淤血 　　　C. 防止腹膜粘连

　D. 减轻伤口缝合处张力 　　　E. 使静脉回流血量减少

6. 患者,女,62 岁,因外伤入院,一直昏迷不醒,以下护理工作中需特别注意的是 ( )

　A. 保暖 　　　B. 按时服药 　　　C. 做好基础护理

　D. 准确执行医嘱 　　　E. 保持呼吸道通畅

7. 患者,男,38 岁,进行乙状结肠镜检查,应采取的体位是 ( )

　A. 端坐位 　　　B. 头高足低位 　　　C. 俯卧位

　D. 膝胸卧位 　　　E. 头低足高位

8. 患者,女,40 岁,行颅脑术后第 3 天,需更换卧位,下列表述**错误**的是　　　　（　　）
   A. 先将导管安置妥当再翻身　　　　　B. 两人协助患者翻身
   C. 先换药,再翻身　　　　　D. 注意节力原则
   E. 卧于患侧

9. 患者,男,36 岁,烧伤后采用暴露疗法,可选用的保护具是　　　　（　　）
   A. 床档　　　　　B. 宽绷带　　　　　C. 支被架
   D. 肩部约束带　　　　　E. 膝部约束带

10. 患者,女,49 岁,肝癌晚期,烦躁不安,躁动。为保证患者安全,最重要的是　　（　　）
    A. 护理动作轻稳　　　　　B. 加床档,用约束带保护患者
    C. 室内光线宜暗　　　　　D. 减少外界刺激
    E. 用牙垫放于上下臼齿之间

11. 哮喘急性发作时,患者需要采取端坐卧位,该卧位属于　　　　（　　）
    A. 强迫卧位　　　　　B. 被动卧位　　　　　C. 主动卧位
    D. 稳定性卧位　　　　　E. 不稳定卧位

12. 用于限制患者坐起的约束方法是　　　　（　　）
    A. 约束手腕　　　　　B. 约束踝部　　　　　C. 固定肩部
    D. 固定一侧肢体　　　　　E. 固定双膝

13. **不需**使用保护具的患者是　　　　（　　）
    A. 躁动患者　　　B. 昏迷患者　　　C. 谵妄患者　　　D. 高热患者　　　E. 腹痛患者

14. 腰椎穿刺后 6h 内让患者采取去枕仰卧位的目的是　　　　（　　）
    A. 预防颅内压增高　　　　　B. 防止脑缺血　　　　　C. 预防颅内压降低
    D. 预防颅内感染　　　　　E. 有利于脑部血液循环

15. 患者,男,35 岁,欲行痔疮手术,护士应为其安置的体位为　　　　（　　）
    A. 中凹位　　　　　B. 膝胸卧位　　　　　C. 俯卧位
    D. 去枕仰卧位　　　　　E. 屈膝仰卧位

16. 使用约束具时,患者肢体应保持　　　　（　　）
    A. 功能位置　　　　　B. 患者喜欢的位置　　　　　C. 常易变换的位置
    D. 治疗的强迫位置　　　　　E. 生理运动位置

17. 患者,女,64 岁,因急性哮喘发作入院治疗,护士协助患者采取的体位是　　（　　）
    A. 仰卧位　　　　　B. 端坐卧位　　　　　C. 左侧卧位
    D. 头高足低位　　　　　E. 头低足高位

18. 患者,女,25 岁,因颈椎骨折,行颅骨牵引,护士为其采取头高足低位的目的是
    　　　　（　　）
    A. 改善呼吸　　　　　B. 用作反牵引力　　　　　C. 预防颅内压降低
    D. 减轻头面部疼痛　　　　　E. 改善颈部血液循环

19. 患者,女,30 岁,全麻下行开颅术,术后已醒,可采取的卧位是　　　　（　　）
    A. 仰卧位　　　　　B. 侧卧位　　　　　C. 半坐卧位
    D. 头高足低位　　　　　E. 头低足高位

20. 使用约束带时,应重点观察患者　　　　（　　）

　　A. 肢体的位置　　　　　　　B. 衬垫是否平整　　　　　C. 约束带是否牢固

　　D. 局部皮肤颜色有无变化　　　E. 神志是否清醒

21.患者,男,25 岁,患有躁狂型精神病,拟给予保护具,正确的是　　　　　　（　　）

　　A. 使用床档,防止坠床　　　　B. 记录保护具使用时间

　　C. 每 1h 松解 1 次　　　　　　D. 上肢伸直,系搭扣约束带

　　E. 不必向其家人解释使用保护具的必要性

22.防患者坠床,以下措施最佳的是　　　　　　　　　　　　　　　　　　（　　）

　　A. 约束肩部　　B. 加用床档　　C. 约束膝部　　　D. 约束踝部　　E. 约束腕部

23.一人辅助患者翻身侧卧,下列步骤哪项正确　　　　　　　　　　　　　（　　）

　　A. 患者手臂放于身体两侧　　　B. 患者两腿平放伸直

　　C. 翻身后使患者上腿伸直　　　D. 护士手扶患者肩、膝部助翻身

　　E. 协助患者先将臀部移向床缘

24.头高足低位适用于　　　　　　　　　　　　　　　　　　　　　　　（　　）

　　A. 十二指肠引流患者　　　　　B. 休克患者

　　C. 妊娠时胎膜早破者　　　　　D. 跟骨牵引或胫骨结节牵引

　　E. 颈椎骨折进行牵引者

25.患者,男,68 岁,下肢瘫痪,为保护双足功能,可选用的保护具是　　　（　　）

　　A. 支被架　　　　　　B. 床档　　　　　　　C. 宽绷带

　　D. 肩部约束带　　　　E. 膝部约束带

26.患者,男,28 岁,高空坠落,诊断:脑挫裂伤。为预防脑水肿,可采取的体位是（　　）

　　A. 俯卧位　　　B. 仰卧位　　　C. 端坐位　　　D. 头高足低位　E. 半坐卧位

27.中凹卧位适用于下列哪种患者　　　　　　　　　　　　　　　　　　（　　）

　　A. 呼吸困难　　　　　　B. 腹部检查　　　　　C. 妇科检查

　　D. 休克　　　　　　　　E. 脊髓腔穿刺后

28.患者,男,22 岁,踢球时不慎致胫骨骨折入院,现进行胫骨牵引,应采取的卧位为

　　　　　　　　　　　　　　　　　　　　　　　　　　　　　　　　（　　）

　　A. 半坐卧位　　　　　　B. 中凹卧位　　　　　C. 屈膝仰卧位

　　D. 头高足低位　　　　　E. 头低足高位

29.患者,女,42 岁,子宫切除术前留置导尿管。导尿操作中患者的合适体位是　（　　）

　　A. 去枕仰卧位　　　　　B. 仰卧两腿外展　　　C. 头高足低位

　　D. 侧卧位　　　　　　　E. 截石位

30.患者,女,32 岁,面部开放性伤口。经清创缝合后,合适的体位是　　　（　　）

　　A. 膝胸卧位　　B. 仰卧位　　　C. 俯卧位　　　D. 侧卧位　　　E. 半坐卧位

31.灌肠患者应采取的卧位是　　　　　　　　　　　　　　　　　　　　（　　）

　　A. 仰卧位　　　B. 俯卧位　　　C. 膝胸卧位　　D. 左侧卧位　　E. 右侧卧位

32.胎膜早破患者可采用　　　　　　　　　　　　　　　　　　　　　　（　　）

　　A. 半坐卧位　　　　　　B. 中凹卧位　　　　　C. 屈膝仰卧位

　　D. 头低足高位　　　　　E. 头高足低位

33.患者,男,45 岁,椎管麻醉下行胆囊切除术,现返回病房,应采取的卧位是　（　　）

A. 去枕仰卧　　　B. 屈膝仰卧　　　　C. 中凹位　　　　　D. 半坐卧位　　E. 侧卧位

34. 为患者进行臀部肌内注射时,宜采取的体位是　　　　　　　　　　　　　　　(　　)

A. 去枕仰卧位　　B. 中凹卧位　　　　C. 侧卧位　　　　　D. 膝胸卧位　　E. 截石位

35. 患者,男,57 岁,肝硬化伴食管、胃底静脉曲张。患者诉腹部不适、恶心,继而呕吐大量鲜血。查体:脉搏细速,血压 60/40mmHg,冷汗。此时,可为患者安置　　　　(　　)

A. 仰卧位　　　　　　　　B. 侧卧位　　　　　　　　C. 中凹卧位

D. 仰卧屈膝位　　　　　　E. 头低足高位

36. 患者,女,31 岁,行甲状腺术后,患者血压平稳,护士为其采取半坐卧位的目的主要是　　　　　　　　　　　　　　　　　　　　　　　　　　　　　　　　　(　　)

A. 减轻局部出血　　　　　B. 预防感染　　　　　　　C. 避免疼痛

D. 改善呼吸困难　　　　　E. 有利伤口愈合

37. 孕妇,女,32 岁,产前检查发现胎位不正,为矫正胎位,可采用　　　　　　(　　)

A. 截石位　　　　　　　　B. 膝胸卧位　　　　　　　C. 头低足高位

D. 去枕仰卧位　　　　　　E. 头高足低位

(二)A3/A4 型题(每个病例下设若干题目,每题有 A、B、C、D、E 五个备选答案,请选择一个最佳答案)

(38~41 题共用题干)

患者,男,35 岁,因"头部外伤"急诊入院。现意识不清,CT 检查提示颅内血肿、脑挫裂伤,在全麻下行颅内血肿清除术。

38. 患者术后返回病房,正确的体位是　　　　　　　　　　　　　　　　　　　(　　)

A. 侧卧位　　　　　　　　　　B. 去枕仰卧位,可将头偏向健侧

C. 中凹卧位　　　　　　　　　D. 头低足高位

E. 左右侧卧位交替使用

39. 术后第 2 天,患者可采取的体位是　　　　　　　　　　　　　　　　　　(　　)

A. 头高足低位　　B. 半卧位　　　　　　　　C. 头低足高位

D. 中凹卧位　　　E. 俯卧位

40. 术后第 2 天采取此卧位的目的是　　　　　　　　　　　　　　　　　　　(　　)

A. 促进排痰　　　B. 利于呼吸　　　　　　　C. 便于观察瞳孔

D. 促进引流　　　E. 预防脑水肿

41. 若患者出现躁动,需要使用约束带时护士需重点观察　　　　　　　　　　(　　)

A. 呼吸情况　　　B. 血压情况　　　　　　　C. 约束时间

D. 末梢血液循环情况　　E. 伤口渗血情况

(42~43 题共用题干)

患者,女,急性阑尾炎合并穿孔,急诊在硬膜外麻醉下行阑尾切除术,术后第 2 天患者血压平稳,体温 38.2℃,并诉切口疼痛。

42. 此时护士可为患者安置的体位是　　　　　　　　　　　　　　　　　　　(　　)

A. 头高足低位　　B. 仰卧屈膝位　　　C. 右侧卧位　　　　D. 半坐卧位　　E. 端坐位

43. 安置该体位的目的是　　　　　　　　　　　　　　　　　　　　　　　　(　　)

A. 可减少局部出血,有利于切口愈合

B. 有利于增进食欲,为进食做准备

C. 有利于减少回心血量,减轻心脏负担

D. 有利于减轻肺部淤血,减少肺部并发症

E. 可使感染局限,减轻切口缝合处的张力,缓解疼痛

(44~45 题共用题干)

患者,女,50 岁,因车祸急诊入院,CT 检查示颈椎骨折,行颅骨牵引术。

44. 护士可为患者安置的体位是 （ ）

    A. 膝胸卧位   B. 半坐卧位   C. 头低足高位

    D. 头高足低位   E. 去枕仰卧位

45 为该患者翻身时,以下方法正确的是 （ ）

    A. 先放松牵引后翻身   B. 不可放松牵引   C. 翻身后放松牵引

    D. 头侧向一边后再翻身   E. 翻身后头侧向一边

(46~48 题共用题干)

患者,女,33 岁,脑外伤,急诊全麻下行开颅术。术后患者留有一脑室引流管及导尿管。

46. 术后患者已清醒,此时可采取的体位是 （ ）

    A. 头高足低位   B. 头低足高位   C. 平卧位   D. 侧卧位   E. 俯卧位

47. 术后护士为患者翻身时,应特别注意的是 （ ）

    A. 不可拖拉   B. 保持导管通畅   C. 头部不可急剧翻动

    D. 及时更换敷料   E. 动作协调

48. 术后为患者翻身,以下操作方法正确的是 （ ）

A. 患者只能卧于患侧

B. 翻身后更换伤口敷料

C. 翻身后上腿伸直,下腿弯曲

D. 翻身时必须夹紧引流管

E. 两人协助翻身时手的着力点分别在肩、腰、臀及膝部

二、填空题

1. 舒适的四个相关联的因素是_____、_____、_____、_____。

2. 拐杖的长度简易的计算方法为_____ cm,使用者双肩放松身体直立,腋窝与拐杖垫间相距约_____ cm,拐杖底端应该离足跟_____ cm。

3. 中凹卧位抬高头胸_____,抬高下肢_____,用于_____患者。抬高胸部,保持_____有利于通气,改善缺氧症状。抬高下肢,有利于_____,增加心排血量。

4. 端坐位适用于_____、_____时的患者。

5. 侧卧位适用于_____、_____及配合胃镜检查,预防_____。

三、名词解释

1. 舒适:

2. 被迫卧位:

3. 保护具:

4. 主动卧位:

5.被动卧位：

四、简答题

1.半坐卧位适用于哪些患者？为什么？

2.应如何护理疼痛患者？

3.分散注意力减轻疼痛应采取哪些方法？

五、分析题

患者,男,38岁,因支气管哮喘急性发作、呼吸极度困难不能平卧而焦虑不安。

请问：

1.作为值班护士,你认为应帮助其取何种卧位？

2.说明此卧位的性质以及采取此种卧位的原因和方法。

【附　参考答案】

一、选择题

1.E	2.B	3.C	4.E	5.D	6.E	7.D	8.E	9.C	10.B
11.A	12.C	13.E	14C	15.E	16.A	17.B	18.B	19.D	20.D
21.B	22.B	23.D	24.E	25.A	26.D	27.D	28.E	29.B	30.E
31.D	32.D	33.A	34.C	35.C	36.D	37.B	38.B	39.A	40.E
41.D	42.D	43.E	44.D	45.B	46.A	47.C	48.E		

二、填空题

1.身体因素　社会因素　心理精神因素　环境因素

2.使用者身高减40　2~3　15~20

3.10°~20°　20°~30°　休克　气道通畅　静脉回流

4.心力衰竭　心包积液　支气管哮喘发作

5.灌肠　肛门检查　压疮

三、名词解释

1.舒适:是个体在其环境中保持一种平静安宁的精神状态,是一种自我满足的感觉,是身心健康、没有疼痛、没有焦虑的轻松自在的感觉。

2.被迫卧位:患者意识存在,也有变换卧位的能力,因疾病的原因而被迫采取的卧位。

3.保护具:是用来限制患者身体或机体某些部位的活动,以达到维护患者安全与治疗效果的各种器具。

4.主动卧位:患者自己采用最舒适、最随意的卧位于床上,称主动卧位。

5.被动卧位:患者自身无能力变换卧位,躺在被安置的卧位,称被动卧位。

四、简答题

1.半坐卧位适用范围及临床意义是:

(1)急性左心衰竭患者。半坐卧位可利用重力作用,使部分血液滞留在下肢和盆腔,减少回心血量,从而减轻肺淤血和心脏负担。

(2)心肺疾病所致呼吸困难的患者。半坐卧位时,由于重力作用,使膈肌位置下降,胸腔容量扩大,同时腹腔内脏器对心肺的压力也减轻,使呼吸困难得到改善。

(3)腹腔、盆腔手术后或有炎症的患者。采取半坐卧位可使腹腔渗出液流入盆腔,促使感染局限;因盆腔腹膜抗感染性较强,而吸收性能较弱,这样可达到减少炎症扩散和毒素吸收的作用,减轻中毒反应;同时又可防止感染向上蔓延引起膈下脓肿。

(4)腹部手术后患者。半坐卧位可减轻腹部切口缝合处的张力,缓解疼痛,促进舒适,有利于伤口愈合。

(5)某些面部及颈部手术后患者。半坐卧位可减少局部出血。

(6)疾病恢复期体质虚弱的患者,使其逐渐适应体位改变,利于向站立过渡。

2.疼痛患者的护理措施有:

(1)首先应减少或消除引起疼痛的原因,解除疼痛的刺激源,再采用药物止痛、物理止痛及针灸止痛等。

(2)做好心理护理,通过了解患者的心理,教导有关疼痛的知识,减轻心理压力,分散注意力等。

(3)帮助患者采用正确的姿势、提供舒适整洁的床单位、良好的采光和通风设备、适宜的室内温度等都是促进舒适的必要条件。

3.分散注意力减轻疼痛应采取的方法有:

(1)参加有兴趣的活动。

(2)听音乐。

(3)有节律地按摩。

(4)深呼吸。

(5)治疗性的想象。

(6)松弛法。

五、分析题

1.此患者采取端坐卧位。

2.(1)此卧位的性质:被迫卧位。

(2)机制:此坐位可减轻患者的呼吸困难,减少静脉回流,增加下肢储存血,减少回心血量,减轻心脏负担,减轻心功能不全症状。

(3)扶患者坐起,身体稍向前倾,床上放一跨床小桌,桌上放软枕,患者可伏桌休息。用床头支架或靠背架将床头抬高 $70°\sim80°$,背部放置一软枕,使患者同时能向后倚靠;膝下支架抬高 $15°\sim20°$。必要时加床档,以保证患者安全。

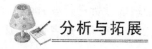

分析与拓展

1.疼痛——"第五大生命体征"

从 2002 年开始,一个共识逐渐在国际医疗界达成——慢性疼痛是一种疾病。世界卫生组织更是将疼痛确定为继血压、呼吸、脉搏、体温之后的"第五大生命体征"。需要强调的是,慢性疼痛是一种疾病不仅仅在于疼痛本身,更重要的是在慢性疼痛中,长期的疼痛刺激可促使中枢神经系统发生病理性重构,使疼痛疾病的进展愈加难以控制。而及早控制疼痛,至少可以延缓这一过程的发展。另一方面,对于患者而言,慢性疼痛也不仅仅是一种痛苦的感觉体验。调查研究显示,慢性疼痛可以严重影响躯体和社会功能,使患者无法参与正常的生活和社交活动。疼痛是患者的主观感受,医务人员不能想当然地根据自身的临床经验对患者的疼痛强度做出武断。对患者而言,疼痛一方面是机体面临刺激或疾病的信号,另一方面又是影响生活质量的重要因素之一。对医师而言,疼痛既是机体对创伤或疾病的反应机制,也是疾病的症状。急性疼痛常伴有代谢、内分泌甚至免疫改变,而慢性疼痛则常伴有生理、心理和社会功能改变,需要及早给予治疗。

2. 最新镇痛镇静理念——eCASH 概念

疼痛是人类的"第五大生命体征",消除疼痛是患者的基本人权,也是医生的责任。eCASH(early Comfort using Analgesia,minimal Sedatives and maximal Humane care)概念是由欧洲重症监护医学会(ESICM)前主席 Jean Louis Vincent 教授领导的小组提出来的。eCASH 是一个整合性和适用性强的策略,确保实施浅镇静,将其作为重症治疗的始动环节。eCASH 是以患者为中心或以患者和家属为中心的舒适化的浅镇静策略,是目标导向的滴定式最小剂量的镇静。理想的情况为患者在任何时候都应该是舒适的、平静的,且可以配合医护人员和家属。eCASH 的实施强调早期舒适化,使用最小化镇静和最大化人文关怀。eCASH 强调早期实施,时间因素是关键的组成部分。此序贯性的干预措施适用于所有的患者(不仅限于重症),简化并改进以患者为中心的护理。

3. 去枕仰卧位适用范围

(1)昏迷或全身麻醉未清醒的患者,用于防止呕吐物流入气管所引起的窒息或肺部并发症。

(2)椎管麻醉或腰椎穿刺术后 6～8h 的患者,用于防止颅内压降低所引起的头痛。因为穿刺后,脑脊液可自穿刺点漏出至脊膜腔外,造成颅内压降低,牵张颅内静脉窦和脑膜等组织,引起头痛。

4. 中凹卧位的适用范围和方法

中凹卧位适用于休克患者。抬高头胸部,有利于呼吸;抬高下肢,有利于静脉血回流,增加心排血量。方法:抬高患者头胸部 10°～20°,抬高下肢约 20°～30°。

5. 头低足高位与头高足低位的区别

(1)头低足高位的适用范围:①肺部分泌物引流,使痰易于咳出;②十二指肠引流,有利于胆汁引流;③妊娠时胎膜早破,防止脐带脱垂;④跟骨牵引或胫骨牵引时,利用人体重力作反牵引力,防止下滑。方法:患者仰卧,枕头横立于床头,床尾垫高 15～30cm。

(2)头高足低位的适用范围:①颈椎骨折进行颅骨牵引时作反牵引力;②预防脑水肿,减轻颅内压;③开颅手术后也常取此卧位。方法:患者仰卧,床头垫高 15～30cm。

（赵　静）

第六讲　安全与搬运

一、选择题

（一）A1/A2型题（每题有A、B、C、D、E五个备选答案，请选择一个最佳答案）

1. 下列需用保护具的患者是　　　　　　　　　　　　　　　　　　　　（　　）
   A. 咯血　　　　　　B. 腹痛　　　　　　C. 发热　　　　　　D. 休克　　　　　E. 谵妄

2. 肩部约束带主要限制患者　　　　　　　　　　　　　　　　　　　　（　　）
   A. 坐起　　　　　　B. 头部活动　　　　C. 上肢活动　　　　D. 下肢活动　　　E. 翻身

3. 使用约束带最重要的观察内容是　　　　　　　　　　　　　　　　　（　　）
   A. 生命体征　　　　　　　　B. 体位是否舒适　　　　　　C. 是否有衬垫
   D. 约束带是否牢固　　　　　E. 局部肤色是否有变化

4. 哪类患者**不需要**使用保护具　　　　　　　　　　　　　　　　　　（　　）
   A. 高热患者　　　　　　　　B. 昏迷患者　　　　　　　　C. 分娩后产妇
   D. 躁动患者　　　　　　　　E. 谵妄患者

5. 下列使用保护具的注意事项中哪项**不妥**　　　　　　　　　　　　（　　）
   A. 注意保持肢体功能位置　　　　　B. 约束带下安放衬垫
   C. 约束带的固定要松紧合适　　　　D. 可用可不用时尽量使用
   E. 必要时进行局部按摩

6. 使用约束具时，患者肢体应保持　　　　　　　　　　　　　　　　　（　　）
   A. 功能位置　　　　　　　　B. 患者喜欢的位置　　　　　C. 常易变换的位置
   D. 治疗的强迫位置　　　　　E. 生理运动位置

7. 患者，男，36岁，烧伤后采用暴露疗法，可选用的保护具是　　　　（　　）
   A. 床档　　　　　　　　　　B. 宽绷带　　　　　　　　　C. 支被架
   D. 肩部约束带　　　　　　　E. 膝部约束带

8. 肝昏迷患者，烦躁不安，为了保证患者的安全，下列措施中**不正确**的是　（　　）
   A. 纱布包裹压舌板，放于上、下门齿之间
   B. 室内调暗光线，避免刺激患者
   C. 加床档，用约束带约束患者
   D. 工作人员动作要轻，避免刺激患者
   E. 减少外界刺激

9. 患者，女，65岁，尿毒症，意识模糊。为保证输液通畅，防止患者拔针，护士拟采用宽绷带制动患者腕关节。最佳的打结方法是　　　　　　　　　　（　　）
   A. 环形结　　　　B. 双套结　　　　C. 八字结　　　　D. 单套结　　　　E. 平结

10. 王某，孕40⁺周入院待产，欲用平车将王某从待产室送往产房，宜选用的搬运方法是　　　　　　　　　　　　　　　　　　　　　　　　　　　（　　）
    A. 挪动法　　　　B. 一人法　　　　C. 二人法　　　　D. 三人法　　　　E. 四人法

11. 搬运者两臂持物时，两肘紧靠身体两侧的主要目的是　　　　　　　（　　）
    A. 扩大支撑面　　　　　　　B. 降低重心　　　　　　　　C. 缩短阻力臂

D. 使用大肌群   E. 操作平稳,有节律

12. 用平车搬运患者,做法**不妥**的是   (   )

    A. 下坡时,患者头在平车后端   B. 输液者不可中断输液

    C. 进门时不可用车撞门   D. 患者向平车挪动时,护士应该抵住病床

    E. 腰椎骨折患者,车上应垫木板

13. 用轮椅护送患者时,护士操作正确的是   (   )

    A. 轮椅后背与床尾平齐   B. 翻起脚踏板,背向床头

    C. 嘱患者尽量向前坐   D. 如无车闸,护士可站在轮椅前固定轮椅

    E. 使用后检查轮椅性能,下次备用

14. 帮助患者坐轮椅,下列**错误**的选项是   (   )

    A. 检查轮椅性能是否完好   B. 入座前翻起脚踏板

    C. 拉起车闸固定车轮   D. 患者坐稳后放下脚踏板

    E. 尽量使患者靠前坐

15. 单人搬运法,适用于   (   )

    A. 小儿及体重轻者   B. 体重较重者   C. 腿部骨折者

    D. 颅脑损伤者   E. 老年患者

16. 用平车搬运腰椎骨折患者,下列措施**不妥**的是   (   )

    A. 车上垫木板   B. 先做好骨折部位的固定

    C. 宜用四人搬运法   D. 下坡时头在后

    E. 让家属推车,护士在旁密切观察

17. 下列关于轮椅转运法的描述**错误**的是   (   )

    A. 患者身体尽量向后靠   B. 患者上轮椅时,轮椅后背与床头平齐

    C. 患者下轮椅时,椅背与床尾平齐   D. 患者双脚置于踏板上

    E. 下坡时应减慢速度,以免引起患者不适

18. 护士采用挪动法协助患者从床上向平车移动的顺序是   (   )

    A. 上身、臀部、下肢   B. 下肢、臀部、上肢   C. 上身、下肢、臀部

    D. 臀部、上身、下肢   E. 臀部、下肢、上身

19. 在用平车运送患者过程中,下列措施正确的是   (   )

    A. 患者头部卧于小轮端   B. 护士站在患者脚侧

    C. 运送过程中保持车速平稳   D. 上下坡时头部处于低处

    E. 进、出门时,用车撞门

20. 患者,男,45 岁,疑腰椎骨折行 CT 检查,搬至平车上应选用   (   )

    A. 一人法   B. 二人法   C. 三人法   D. 四人法   E. 挪动法

21. 两人搬运患者的正确方法是   (   )

    A. 甲托患者头颈、背,乙托患者腰、大腿

    B. 甲托患者颈肩、腰,乙托患者臀、腘窝

    C. 甲托患者颈、腰,乙托患者臀、小腿

    D. 甲托患者头、背,乙托患者腰、腘窝

    E. 甲托患者颈肩、腰,乙托患者腰、大腿

(二)A3/A4 型题(每个病例下设若干题目,每题有 A、B、C、D、E 五个备选答案,请选择一个最佳答案)

(22~23 题共用题干)

患者,男,肺源性心脏病,近日出现烦躁,有时神志不清,静脉输液时有躁动。

22. 在征询家属同意后在患者输液期间使用了约束带,下列**错误**的是 ( )

    A. 保持患者自尊   B. 制动只能短期使用

    C. 肢体处于功能位置   D. 注意被约束肢体的皮肤颜色

    E. 每 6h 松解一次

23. 使用约束带时,应保持患者肢体处于 ( )

    A. 治疗的强迫位置   B. 常易变换的位置   C. 患者喜欢的位置

    D. 功能位置   E. 生理运动位置

(24~25 题共用题干)

患者,男,怀疑颈椎骨折,神智清醒,生命体征平稳,需要收入骨科治疗。

24. 护士在运送患者入病区时应选用的搬送方法是 ( )

    A. 轮椅运送法   B. 一人搬运法   C. 二人搬运法

    D. 三人搬运法   E. 四人搬运法

25. 搬运该患者时,重点是 ( )

    A. 患者的头部   B. 固定好患者的头颈肩部   C. 患者的腰部

    D. 患者的双腿   E. 患者的双脚

(26~27 题共用题干)

患者,男,76 岁,因截瘫长期卧床,近日持续高热,入院治疗。

26. 利用平车移动患者时,其头部卧于大轮端是因为 ( )

    A. 大轮平稳   B. 大轮直径长,易滑动   C. 大轮摩擦力小

    D. 大轮转弯灵活   E. 大轮速度快

27. 护士在搬运患者时,平车适当的位置是 ( )

    A. 头端与床尾相接   B. 头端与床头平齐   C. 头端与床头呈钝角

    D. 头端与床尾呈锐角   E. 头端与床尾呈钝角

二、填空题

1. 医院常见不安全因素包括_____、_____、_____、医源性和心理性伤害等。

2. 不能行走的患者或病情危重患者可用_____或_____送入病区。

三、名词解释

患者安全:

四、简答题

1. 患者安全防护的基本原则是什么?

2. 运送患者时,护士应注意些什么?

五、分析题

患者,张某,男,60 岁,因呼吸困难、嘴唇发绀、烦躁不安而急诊入院,入院诊断为风湿性心脏病合并心力衰竭。住院第 3 天,患者明显烦躁不安。为防止患者受伤,护士应为其采取

的保护措施是什么？

【附　参考答案】

一、选择题

1. E　　2. A　　3. E　　4. C　　5. D　　6. A　　7. C　　8. A　　9. B　　10. A

11. C　　12. D　　13. A　　14. E　　15. A　　16. E　　17. B　　18. A　　19. C　　20. D

21. B　　22. E　　23. D　　24. E　　25. B　　26. A　　27. E

二、填空题

1. 生物学损伤　　物理性损伤　　化学性损伤

2. 轮椅　　平车

三、名词解释

患者安全:是将卫生保健相关的不必要伤害减少到可接受的最低程度的风险控制过程。

四、简答题

1. 患者安全防护的基本原则是:

(1)常规开展患者安全危险性评估。

(2)采取有效措施保护患者安全。

(3)妥善保管、规范使用各种医疗设备、仪器和器械。

(4)制定常见安全问题的应急预案。

(5)加强对患者和家属的安全教育,鼓励患者参与安全防护。

(6)创建积极、开放的患者安全文化。

2. 运送患者时,护士应注意:

(1)搬运患者时,动作要轻柔,协调一致,车速要适宜,要确保患者安全舒适。

(2)搬运时,尽量使患者身体靠近搬运者。

(3)推车时,护士应站在患者头侧,便于观察病情;平车上下坡时,患者头部应在高处,并注意保暖;有骨折者车上需垫木板,并要固定好;有输液及引流者,应保持其通畅。推车进门时,应先将门打开,以免震动患者及损坏建筑物。

五、分析题

为防止患者受伤,护士应为其采取的保护措施是:

(1)入院时向患者介绍病区环境及相关设施的正确使用。

(2)固定好病床,必要时使用床档,躁动者按需使用保护具。

(3)将呼叫器、患者必需物品放在方便患者取用处;年老体弱者下床活动时护士主动给予搀扶或其他帮助。

(4)保持地面平整干燥,清除病房、走道、卫生间等处的障碍物。

(5)保持病房、走道、卫生间照明良好。

(6)加强巡视和观察,必要时留家属陪护,做好交接班。

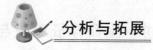 **分析与拓展**

1. 人体力学的运用原则

(1)扩大支撑面:护士在操作中应根据实际需要两脚分开,以扩大支撑面。

(2)降低重心:护士在进行低平面的护理操作或取位置较低物品时,两下肢应随身体动作的方向前后或左右分开,同时屈膝屈髋,以增加支撑面,降低重心,重力线在支撑面内,利用重心的移动去操作,保持身体的稳定性。

(3)减少身体重力线的偏移程度:护士在提取物品或搬运患者时,应尽量将物品或患者靠近自己的身体,以便重力线落在支撑面内。

(4)利用杠杆作用:护士操作时应靠近操作物,两臂持物时,两肘紧靠身体两侧,上臂下垂,前臂和所持物体靠近身体,因手臂缩短而省力。

(5)尽量使用大肌肉或多肌群:在进行护理操作时,若能使用整只手,则尽量不只使用手指;若能使用躯干部和下肢肌肉力量,则尽量不只使用上肢的力量。

(6)用最小的肌力做功:移动重物时应注意平衡、有节律,并计划好所要移动的位置和方向,以直线方向移动,尽可能用推或拉代替提取。

2. 过床易

医用过床易(过床器)是将患者在手术台、推车、病床、CT台之间换床、移位、护理的最佳工具,使患者平稳、安全地过床,并减轻其被搬运时的痛苦,能避免在搬运过程中造成的不必要损伤。在临床护理工作中发现,使用过床易为卧床不能自主翻身的患者翻身节力又方便。现将方法介绍如下:首先操作者站在患者拟翻向的一侧,两手各扶持患者的肩部和臀部,将患者向对侧翻30°左右后,左手扶持住患者,右手将过床易滑入身体背侧1/3或1/2处,松开左手使患者平卧,操作者以两手用力将过床易慢慢向患者身体下方推,使患者平卧于过床易上,操作者再到患者另一侧,从患者身体下方伸入双手拉住过床易边缘,先向操作者方向轻拉过床易使患者移向操作者方向,再向上用力,使患者翻身侧卧,顺势抽出过床易。整个操作过程动作应连贯,用力要适当,翻身后保持舒适体位。

3. 平车运送法注意事项

(1)搬运时注意患者安全,动作要轻稳。多人搬动时,动作应协调,尽量使患者身体靠近搬运者,保持平衡,达到省力的目的。

(2)推车时,使患者躺卧在平车中间,护士站在患者头侧,便于观察病情。搬运及推车时,都应注意患者面色、呼吸及脉搏的变化。

(3)推车时,速度不可太快。上、下坡时,患者的头部应在高处一端,以免引起不适。如平车一端为小轮,一端为大轮,则患者头部应卧于大轮端,因小轮转弯灵活,大轮转动的次数少,可减少颠簸感。搬运骨折患者时,车上需垫木板,并固定好骨折部位;有输液、引流管及吸氧的患者应保持管路通畅;颅脑损伤、颌面部外伤及昏迷的患者应将头偏向一侧。冬季注意保暖,避免受凉。

(4)推车进门时,应先把门打开,不可用车撞门,以免震动患者或撞坏建筑物。

（陈　燕）

第七讲　生命体征测量与护理

一、选择题

(一)A1/A2 型题(每题有 A、B、C、D、E 五个备选答案,请选择一个最佳答案)

1. 护理高热患者**不符合**要求的是　　　　　　　　　　　　　　　　　　　(　)
　　A. 患者卧床休息　　　　　　　　　B. 冰袋放腋窝、额头部
　　C. 每日测体温 4 次　　　　　　　　D. 病情允许情况下多饮开水
　　E. 给予高热量流质或半流质饮食

2. 可采用口腔测温的患者是　　　　　　　　　　　　　　　　　　　　　　(　)
　　A. 支气管哮喘者　　　　B. 急性左心衰竭者　　　　C. 胃溃疡出血者
　　D. 精神异常者　　　　　E. 小儿患者

3. 体温升高至 39℃以上,持续数日,日差不超过 1℃,可见于　　　　　　　　(　)
　　A. 伤寒　　　　B. 疟疾　　　　C. 流感　　　　D. 败血症　　　　E. 风湿热

4. 体温上升期患者表现为　　　　　　　　　　　　　　　　　　　　　　　(　)
　　A. 畏寒、皮肤苍白、无汗　　B. 畏寒、皮肤潮红、多汗　　C. 畏寒、皮肤潮红、无汗
　　D. 畏寒、皮肤苍白、多汗　　E. 皮肤潮红、出汗、少尿

5. 代谢性酸中毒患者的呼吸异常表现为　　　　　　　　　　　　　　　　　(　)
　　A. 吸气呼吸困难　　　　B. 呼吸间断　　　　C. 呼吸深大
　　D. 呼吸浅快　　　　　　E. 呼吸不规则

6. 下列关于血压的生理性变化,哪一项是**错误**的　　　　　　　　　　　　(　)
　　A. 运动后血压高　　　　B. 傍晚血压高于清晨　　　　C. 寒冷环境中血压上升
　　D. 高温环境中血压上升　E. 睡眠不佳时,血压可稍升高

7. "不规则热"多见于　　　　　　　　　　　　　　　　　　　　　　　　(　)
　　A. 肺炎球菌肺炎　　　　B. 流行性感冒　　　　C. 败血症
　　D. 伤寒　　　　　　　　E. 疟疾

8. 高热患者退热期提示可能发生虚脱的症状是　　　　　　　　　　　　　　(　)
　　A. 皮肤苍白,寒战　　　　B. 头晕,出汗,疲倦　　　　C. 脉搏、呼吸渐慢,出汗
　　D. 脉细数,四肢湿冷,出汗　E. 恶心,无汗,乏力

9. 失血性休克患者的脉搏特征是　　　　　　　　　　　　　　　　　　　　(　)
　　A. 缓脉　　　　B. 奇脉　　　　C. 洪脉　　　　D. 丝脉　　　　E. 脉搏短绌

10. 属于节律改变的呼吸是　　　　　　　　　　　　　　　　　　　　　　(　)
　　A. 鼾声呼吸　　　　　　B. 呼吸缓慢　　　　C. 毕奥呼吸(间断呼吸)
　　D. 蝉鸣样呼吸　　　　　E. 酸中毒呼吸

11. 发热最常见的病因是　　　　　　　　　　　　　　　　　　　　　　　(　)
　　A. 感染　　　　　　　　B. 变态反应性疾病　　　C. 外伤
　　D. 体温调节中枢功能失常　E. 无菌坏死组织的吸收

12. 一垂危者呼吸微弱不易观察,测量呼吸时应采取何种观察方法　　　　　　(　)
　　A. 耳朵贴近患者口鼻处,听其呼吸声响

　　B. 手背置患者鼻孔前,以感觉气流

　　C. 手按胸腹部,观察其起伏次数

　　D. 测脉率除以 4,以测呼吸次数

　　E. 用少许棉花置患者鼻孔前,观察棉花飘动次数

13. 为了准确观察患者的血压,测量时应尽量做到 　　　　　　　　　　（　　　）

　　A. 定时间,定部位,定体位,定血压计

　　B. 定时间,定部位,定血压计,定人员

　　C. 定时间,定部位,定血压计,定记录格式

　　D. 定时间,定体位,定部位,定听诊器

　　E. 定时间,定体位,定部位,定袖带

14. 按发热程度划分,高热是指口腔温度在 　　　　　　　　　　（　　　）

　　A. 40℃　　　　　　　　B. 38.0～38.9℃　　　　　　C. 39℃

　　D. 39.0～40.9℃　　　　E. 41℃以上

15. 脉压增大常见于下列哪种疾病 　　　　　　　　　　（　　　）

　　A. 心包积液　　　　　　B. 缩窄性心包炎　　　　　　C. 主动脉关闭不全

　　D. 低血压　　　　　　　E. 主动脉狭窄

16. 以下关于测量体温的叙述,**不正确**的是 　　　　　　　　　　（　　　）

　　A. 精神异常者不能口腔测温

　　B. 面部做冷热敷后应间隔 30min 再测温

　　C. 心肌梗死患者不应直肠测温

　　D. 腹泻患者可以直肠测温

　　E. 昏迷患者可以直肠测温

17. 若血压计袖带太窄,测得的 　　　　　　　　　　（　　　）

　　A. 血压值偏高　　　　　　B. 血压值偏低　　　　　　C. 脉压过大

　　D. 脉压过小　　　　　　　E. 收缩压升高,舒张压无变化

18. 以下关于测量血压的方法,哪一项是**错误**的 　　　　　　　　　　（　　　）

　　A. 测量前患者需休息片刻　　　　B. 袖带松紧以能放入一指为宜

　　C. 袖带下缘应距肘窝 2～3cm　　　D. 听诊器胸件置于肘窝距动脉 2cm

　　E. 以每秒 4mmHg 的速度放气使汞柱缓慢下降

19. 下列测量记录呼吸的方法哪一项是**错误**的 　　　　　　　　　　（　　　）

　　A. 护士保持诊脉的手势　　　　　B. 观察患者胸部和腹部的起伏

　　C. 测呼吸时不能告诉患者　　　　D. 患者剧烈运动后应休息 30min 再测量

　　E. 呼吸不规则时应测 30s,测得数值乘以 2

20. 测量体温时下列哪种操作**不妥** 　　　　　　　　　　（　　　）

　　A. 直肠测温用凡士林润滑水银端

　　B. 将水银甩至 35℃ 以下

　　C. 口腔测温放于舌面上

　　D. 腋下测温紧贴腋窝皮肤

　　E. 消毒液浸泡后的体温计用清水冲净后再用无菌纱布擦干备用

21. 可出现脉搏短绌的疾病是 （　　）

    A. 心脏病　　　　B. 心房纤颤　　　　C. 高热　　　　　D. 休克　　　　E. 大出血

22. 为取坐位的患者测血压时使肱动脉 （　　）

    A. 平腋前线与心脏在同一水平上

    B. 平第 4 肋软骨与心脏在同一水平上

    C. 平腋中线与心脏在同一水平上

    D. 平腋后线与心脏在同一水平上

    E. 平第 3 肋软骨与心脏在同一水平上

23. 护士为患者丁某测量脉搏后,其手仍置于患者桡动脉部位是为了 （　　）

    A. 便于看表计时

    B. 表示对患者的安抚

    C. 转移患者的注意力便于测量呼吸

    D. 测脉搏,计呼吸节律

    E. 复核脉搏的准确性

24. 血压计水银不足时 （　　）

    A. 测得的血压值偏高　　　　B. 测得的血压值偏低　　　　C. 脉压过大

    D. 脉压过小　　　　　　　　E. 收缩压升高,舒张压无变化

25. 呼吸和呼吸暂停交替出现称为 （　　）

    A. 陈-施呼吸　　　　　　　B. 毕奥呼吸　　　　　　C. 库斯莫呼吸

    D. 浮浅式呼吸　　　　　　　E. 鼾声呼吸

26. 吸气性呼吸困难的主要原因是 （　　）

    A. 上呼吸道部分梗阻　　　　B. 下呼吸道梗阻　　　　C. 支气管部分梗阻

    D. 细支气管部分梗阻　　　　E. 肺叶支气管梗阻

27. 有关测量血压的注意事项**不正确**的是 （　　）

    A. 血压计要定期检查和校正

    B. 水银柱里出现气泡时可直接测量

    C. 如需重复测量血压,汞柱应降到零点后再测

    D. 乳腺癌根治术后患者应在健侧手臂测量

    E. 须密切观察血压者应注意"四定"

28. 物理或药物降温后,需多长时间后进行复测体温 （　　）

    A. 15min　　　　B. 20min　　　　C. 30min　　　　D. 40min　　　　E. 60min

29. 下列**不能**使患者体温值偏高的因素是 （　　）

    A. 进食后立即测量体温　　B. 开心时测量体温　　　　C. 下午 6 点测量体温

    D. 焦虑时测量体温　　　　E. 使用镇静剂后立即测量体温

30. 以下关于体温的叙述,**错误**的是 （　　）

    A. 医学上所说的体温是指机体深部的平均温度

    B. 体温保持相对恒定状态

    C. 体温正常值是一固定值

    D. 正常体温一般 24h 内波动范围不超过 1.0℃

E. 体温的相对恒定是机体进行新陈代谢的必要条件

31. 高热持续期的特点是   (   )

    A. 产热多于散热　　　　　　　　B. 产热持续增加

    C. 患者寒战产热　　　　　　　　D. 散热增加,产热趋于正常

    E. 散热与产热在较高的水平上趋于平衡

32. 以下关于脉搏生理性的描述**错误**的是   (   )

    A. 女稍快于男　　　　B. 休息和睡眠时较快　　　C. 幼儿较成人快

    D. 矮个比高个身材快　　E. 进食、情绪激动时暂时增快

33. 呼吸缓慢是指成人呼吸每分钟少于   (   )

    A. 8 次　　　　B. 12 次　　　　C. 16 次　　　　D. 24 次　　　D. 22 次

34. 下列血压值**不属于**高血压的是   (   )

    A. 160/90mmHg　　　　B. 164/96mmHg　　　　C. 90/50mmHg

    D. 154/92mmHg　　　　E. 144/85mmHg

35. 当外界温度大于人体皮肤温度时,人体散热的主要方式是   (   )

    A. 对流　　　B. 传导　　　C. 辐射　　　D. 蒸发　　　E. 呼吸

36. 高热是指口温在   (   )

    A. 38.0~39.0℃　　　　B. 37.5~38.5℃　　　　C. 39.0~40.9℃

    D. 38.2~39.0℃　　　　E. 38.5~39.0℃

37. 测患者脉搏时,下列叙述**错误**的是   (   )

    A. 护士不可用拇指诊脉

    B. 异常脉搏应测 1min

    C. 脉搏细弱数不清时,可测 1min 心率代替脉率

    D. 心率与脉率不一致时,护士可先测心率,再测脉率,各测 1min

    E. 偏瘫患者测脉搏时,应测健侧肢体

38. 关于血压的叙述中,正确的是   (   )

    A. 更年期前,女性血压高于男性　　B. 右上肢血压高于左上肢血压 10~20mmHg

    C. 运动时血压降低　　　　　　　　D. 下肢血压高于上肢血压 50~60mmHg

    E. 血压在傍晚时较清晨稍低

39. 下列动脉血气分析中,中度缺氧的是   (   )

    A. PaO_2 50~70mmHg,SaO_2 60%~80%

    B. PaO_2 50~70mmHg,SaO_2<60%

    C. PaO_2 30~50mmHg,SaO_2>80%

    D. PaO_2 30~50mmHg,SaO_2 60%~80%

    E. PaO_2 30~50mmHg,SaO_2<60%

40. 导致女性月经前期体温轻度增高的主要原因是   (   )

    A. 情绪激动　　　　B. 精神紧张　　　　C. 代谢率增高

    D. 孕激素的周期性变化　　E. 进食增加

41. 退热期的特点是   (   )

    A. 产热大于散热　　　　B. 产热持续增加　　　　C. 产热、散热均减少

D. 散热持续减少　　　　　　E. 散热增加而产热趋于正常

42. 下列适宜测量肛温的是　　　　　　　　　　　　　　　　　　　　（　　）

　　A. 直肠手术者　　　　　B. 腹泻者　　　　　　　C. 心肌梗死者

　　D. 肛门手术者　　　　　E. 口鼻手术者

43. 丝脉常见于　　　　　　　　　　　　　　　　　　　　　　　　　（　　）

　　A. 高热患者　　　　　　B. 心功能不全患者　　　C. 甲状腺功能亢进患者

　　D. 心房纤维颤动患者　　E. 动脉硬化患者

44. 血压可能偏高的情况是　　　　　　　　　　　　　　　　　　　　（　　）

　　A. 高温环境下　　　　　B. 袖带过紧时　　　　　C. 袖带过松时

　　D. 水银不足时　　　　　E. 输气球漏气时

45. 关于血压的生理性变化,哪一项是**错误**的　　　　　　　　　　　（　　）

　　A. 睡眠不佳时,血压可稍升高　　　B. 傍晚血压高于清晨

　　C. 寒冷环境中血压上升　　　　　　D. 高热环境中血压上升

　　E. 更年期前,男性血压要比女性高

46. 患者,男,65 岁,诊断为萎缩性胃炎,不慎咬破体温计,立即采取的措施是　（　　）

　　A. 清除口腔内玻璃碎屑　　B. 催吐　　　　　　　　C. 口服大量牛奶

　　D. 服用大量韭菜　　　　　E. 洗胃

47. 患者,男,72 岁,意识不清,左侧肢体偏瘫,下列测量血压、体温的操作正确的是

　　　　　　　　　　　　　　　　　　　　　　　　　　　　　　　（　　）

　　A. 测口温,测左上肢血压　　　　　B. 测口温,测右上肢血压

　　C. 测腋温,测右上肢血压　　　　　D. 测腋温,测左上肢血压

　　E. 测肛温,测左上肢血压

48. 患者,男,63 岁,高血压、冠心病史 5 年,入院血压 156/98mmHg,经治疗后稍有下降,但时有波动,患者精神紧张焦虑。以下护理措施中**不妥**的是　　　　（　　）

　　A. 测得血压偏高时应保持镇静

　　B. 测得的血压与原基础血压对照后做好解释

　　C. 安慰患者保持稳定乐观的情绪

　　D. 将血压计刻度面向患者以便观察

　　E. 向患者解释有关高血压的保健知识

49. 患者,男,62 岁,诊断为房颤,心率 114 次/min,心音强弱不等,心律不规则,脉搏细弱且极不规则,此时护士应如何准确观察脉搏与心率　　　　　　　　　（　　）

　　A. 先测心率,后测脉率　　　　　　B. 先测脉率,后测心率

　　C. 两人分别测脉率和心率　　　　　D. 两人分别测脉率和心率,但应同时起止

　　E. 一人测心率,一人测脉率

(二)A3/A4 型题(每个病例下设若干题目,每题有 A、B、C、D、E 五个备选答案,请选择一个最佳答案)

(50～53 题共用题干)

　　患者,男,50 岁,血压 160/90 mmHg,血脂偏高,劳累后感到心前区疼痛,休息后可缓解,心电图检查示 T 波倒置,诊断为冠心病收住心内科。

50. 有关该患者病情的描述**不正确**的是　　　　　　　　　　　　（　　）

　　A. 患者血压为高血压　　　B. 患者血压为临界高血压　　C. 患者脉压增大

　　D. 患者多有动脉硬化　　　E. 心前区疼痛为心肌缺血所致

51. 为该患者测量血压时,血压计袖带下缘距肘窝的距离是　　　　　（　　）

　　A. 1cm　　　　B. 2～3cm　　　　C. 平齐　　　D. 3.5～4cm　　E. 5cm

52. 护士需重复测量血压,要驱净袖带内气体,使汞柱降至"0"点,其目的是　（　　）

　　A. 避免连续加压使肢体循环受阻

　　B. 避免连续加压使肢体循环加快

　　C. 避免加压过度给患者造成不适感

　　D. 避免袖带长时间接触肢体造成患者不适

　　E. 避免输气球冲压过度造成气球损坏

53. 患者对自己的高血压有些紧张,护士在进行健康指导时**不正确**的是　（　　）

　　A. 嘱患者注意休息　　　B. 避免情绪波动　　　　C. 戒烟

　　D. 注意安慰患者　　　　E. 多饮用咖啡

（54～58 题共用题干）

患者,男,59 岁,拟"发热原因待查"入院,体温高至 39℃以上。

54. 患者又诉畏寒,此时患者为　　　　　　　　　　　　　　　　　（　　）

　　A. 体温上升期　　　　　　　　B. 高热持续期

　　C. 退热期　　　　　　　　　　D. 散热增加,产热趋于正常

　　E. 产热、散热在较高的水平上趋于平衡

55. 医嘱予以物理降温,酒精擦浴属于　　　　　　　　　　　　　　（　　）

　　A. 对流　　　　B. 传导　　　　C. 辐射　　　　D. 蒸发　　　E. 升华

56. 患者用酒精擦浴后多长时间复测体温　　　　　　　　　　　　　（　　）

　　A. 15min　　　B. 20min　　　C. 30min　　　D. 40min　　　E. 60min

57. 患者经过治疗后,体温下降的表现为　　　　　　　　　　　　　（　　）

　　A. 皮肤苍白,寒战　　　B. 头晕,疲倦　　　　C. 脉搏、呼吸渐慢

　　D. 皮肤潮湿,大量出汗　E. 恶心,乏力

58. 患者退热期要防止出现　　　　　　　　　　　　　　　　　　　（　　）

　　A. 高血压　　　B. 虚脱　　　　C. 心律失常　　　D. 呼吸衰竭　　E. 缺氧

二、填空题

1. 测量血压时,被测肢体应与_____处于同一水平,坐位时,肱动脉应平_____,卧位时,肱动脉平_____。

2. 妇女在经前期和妊娠早期体温可轻度上升,原因是_____。

3. 不规则热常见于_____和_____等。

4. 间歇热是指_____与_____交替有规律地反复出现。

5. 体温调节中枢位于_____。

6. 测血压要做到"四定",即_____、_____、_____、_____。

7. 测血压时,袖带过窄,会使测得的血压值_____,袖带缠得过松,又会使测得的血压值_____。

8.以口腔温度来划分发热,即低热＿＿＿＿＿＿,中度热＿＿＿＿＿＿,高热＿＿＿＿＿＿,超高热＿＿＿＿＿＿。

三、名词解释

1.稽留热:

2.潮式呼吸:

3.间歇热:

4.弛张热:

5.间断呼吸:

6.呼吸困难:

7.脉搏短绌:

8.间歇脉:

四、简答题

1.影响血压值准确性的因素有哪些?

2.影响血压测得值的因素有哪些?

五、分析题

(一)患者,男,35岁,高热、咳嗽3d,诊断为肺炎。入院时 T 39.8℃,P 116 次/min,R 28次/min,BP 114/78mmHg,急性病容,面色潮红,口唇干燥,焦虑不安。请问:针对患者的护理措施有哪些?

(二)患者,女,65岁,诊断为脑溢血。现昏迷状态,右侧肢体瘫痪。T 38.6℃,P 104次/min,脉搏细速,有脉搏短绌现象,R 28 次/min,不规则,较微弱,BP 160/96mmHg。请问:为该患者测生命体征时应注意什么?

【附　参考答案】

一、选择题

1. C	2. B	3. A	4. A	5. C	6. D	7. B	8. D	9. D	10. C
11. A	12. E	13. A	14. D	15. C	16. D	17. A	18. D	19. E	20. C
21. B	22. B	23. C	24. B	25. B	26. A	27. B	28. C	29. E	30. C
31. E	32. B	33. B	34. C	35. D	36. C	37. D	38. B	39. D	40. D
41. E	42. E	43. B	44. C	45. D	46. A	47. C	48. D	49. D	50. B
51. B	52. A	53. E	54. A	55. D	56. C	57. D	58. B		

二、填空题

1.心脏　第4肋骨　腋中线水平

2.黄体分泌的黄体酮有升温作用

3.流行性感冒　肿瘤发热

4.高热　正常体温

5.下丘脑

6.定时间　定部位　定体位　定血压计

7.偏高　偏高

8.37.5～37.9℃　38.0～38.9℃　39.0～40.9℃　41℃以上

三、名词解释

1.稽留热:体温持续在39～40℃,达数日或数周,24h波动范围不超过1℃。稽留热见于急性传染病,如伤寒等。

2.潮式呼吸:又称陈-施呼吸,其表现为呼吸由浅慢逐渐变为深快,然后由深快变为浅慢,最后经过一段呼吸暂停(5～20s)后又开始重复以上的周期性变化,犹如潮水一般。潮式呼吸多见于中枢神经系统疾病。

3.间歇热:体温骤然升高至39℃以上,持续数小时或更长,然后下降至正常或正常以下,经过一个间歇,体温又再次升高并反复出现。间歇热常见于疟疾、急性肾盂肾炎等。

4.弛张热:体温在39℃以上,波动范围大,24h内温差超过1℃,但体温最低时仍高于正常水平。弛张热常见于败血症、风湿热、化脓性疾病等。

5.间断呼吸:又称毕奥呼吸,表现为呼吸与呼吸暂停现象交替出现,即有规律地呼吸几次后突然停止呼吸,间断较短时间后又开始有规律地呼吸,如此反复交替。间断呼吸常见于颅内病变或呼吸中枢衰竭患者。

6.呼吸困难:是指患者主观上感觉空气不足、胸闷、呼吸费力,客观上可出现发绀、烦躁不安、鼻翼翕动、端坐呼吸,导致呼吸频率、深浅度、节律改变。

7.脉搏短绌:又称绌脉,是指在同一单位时间内脉率少于心率,特点是心律完全不齐,心率快慢不一,心音强弱不等,触诊时脉搏细数不规则。脉搏短绌常见于心房纤颤患者。

8.间歇脉:在一系列正常均匀的脉搏中出现一次提前而较弱的脉搏,其后有一较正常延长的间歇(代偿间歇)。间歇脉又称过早搏动,常见于各种器质性心脏病或洋地黄中毒患者。

四、简答题

1.影响血压值准确性的因素有:

(1)患者的年龄、性别、精神状态,测量血压的时间、环境及部位等。

(2)血压计因素:如袖带的宽窄、血压计有无漏气、汞液量是否足够等。

(3)测量血压的操作方法:如袖带缠得过紧或过松;血压计、肱动脉与心脏是否在同一水平面;偏瘫者是否测量健侧;重复测量时是否稍待片刻,是否让汞柱降到零等。

2.影响血压测得值的因素有:

(1)血压值假性偏高的原因:①袖带过窄;②袖带缠得过松或不均匀;③水银柱未竖直放置;④放气太慢,使静脉充血,致舒张压假性升高;⑤被测者手臂低于心脏位置;⑥被测者运动、进食后、吸烟、膀胱充盈时立即测量;⑦视线低于水银柱弯月面。

(2)血压值假性偏低的原因:①袖带过宽、橡胶管过长、水银量不足;②袖带缠得过紧;③被测者手臂高于心脏;④听诊器位置不当;⑤视线高于水银柱弯月面。

五、分析题

(一)

针对患者的护理措施有:

(1)做好心理护理,多倾听患者的主诉,消除患者的焦虑情绪。

(2)密切观察体温,应每4h测体温一次,同时注意其他生命体征的变化及神志、尿量等,发现异常及时汇报医生。

（3）做好降温护理：退热药物的应用要根据医嘱。还应予以物理降温，前额放冰袋，乙醇擦浴。物理降温后 30min 须再测体温并记录，根据体温决定是否继续降温。

（4）补充营养与水分：若病情允许应鼓励患者进食高热量高维生素易消化的流质，多喝开水，必要时静脉补液。

（5）做好口腔与皮肤护理：若口唇干燥应涂以液体石蜡；皮肤出汗应及时擦干换衣，并注意保暖。

（6）嘱患者卧床休息以减少体力的消耗，调节好室内空气与温湿度。

（二）

（1）测体温时：不能测量口腔温度；测腋下温度或直肠温度时必须在旁陪护。

（2）测脉搏时：应由两名护士同时测量，一人听心率，一人测脉率（应测左侧桡动脉），计数 1min。

（3）因患者呼吸微弱又不规则，故可用少许棉花置于患者鼻孔前，观察棉花纤维被吹动的次数，计数 1min。

（4）测血压时：应测量健侧肢体，即左侧；还应注意排除影响血压正常值的其他因素。

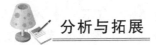 **分析与拓展**

1. 耳温计的优点及注意事项

普通水银体温计是根据水银的热胀冷缩原理来对机体的温度进行检测的，但其有测定所需时间较长、消毒步骤较为复杂、易破碎、读数困难等缺陷。红外耳温计具有测量安全、便捷、准确等优点，在体温测定时，不会对患者造成创伤，其可以准确地对人体核心温度进行反映，测定所需时间较短，且红外耳温计存在记忆功能键，可保留测定的数据，使得医护人员可以更好地对患者的体温变化进行了解，因此在临床上红外耳温计已逐渐取代普通水银体温计。使用时的注意事项：（1）确保耳道及探头帽清洁。耳道内的耳垢或探头帽污垢会阻碍红外线扫描路径，影响其测量结果。因此，在测量前应将耳道及探头帽清理干净。另外，不要使用酒精之外的化学试剂清洁探头窗口，避免探头损伤。（2）测量时拉直耳道。人体耳道不是直的，测量时必须拉直外耳道，以便红外线直接扫描耳膜，若耳道没拉直则测得的温度就有误差。（3）影响耳温的外围因素。侧卧时压住一侧耳朵，耳朵被盖住；耳朵暴露在过热或过冷温度下，如游泳或沐浴后需等待 20min 后再进行测量。

2. 电子血压计的优点及注意事项

传统的水银柱血压计存在水银不断挥发而导致环境污染的缺点以外，还有需定期校正等不便。随着近年的科技发展，水银柱血压计已逐渐被电子血压计取代。电子血压计具有性能稳定、客观、绿色、无污染、无需定期校正等优点。使用中的注意事项：测量时要"四定"，即定时间、定血压计、定部位、定方法。（1）定时间：人的血压在一天中呈波动性改变，早晨起床后心情平静时血压较为稳定。上午 8：00—12：00 达到第 1 个高峰值，然后下降平稳，到下午 16：00—18：00 又上升到第 2 个高峰后逐步下降，凌晨入睡后平稳降到最低点。所以高血压患者最好同时监测每日晨起血压和高峰值血压，待血压稳定后再监测晨起和临睡前血压，如果在服药期间还应该测量服药前的血压值，每次应测量 2 次以上，计算其平均值，作为此次测量数据提供给医生,以便医生参考,做到合理调整降压药量。(2)定血压计:患者在社区进行电子血压计校准时,应选择1台近期校正过的稳定的水银血压计来校准电子血压计,大约半年1次,以后日常监测只用这台固定的血压计,以免由于使用不同的血压计测量血压而造成数据不稳定。(3)定部位:测量部位不同血压值也不一样,左右臂、臂部和腕部,由于不同部位血液循环和血管分布不同,血压值存在很大差异。通常左右臂血压差在10mmHg左右。臂式血压计测量部位最好固定为右上臂。(4)定方法:①测量血压时要求室温为(20±5)℃,保持血液正常循环。冷热刺激均影响准确性,所以冬天、夏天测量血压差异较大。②测量前30min内禁止饮浓茶、吸烟、喝咖啡,禁止剧烈运动。运动后静坐10min以上测量以消除兴奋、紧张等情绪的影响。③坐姿要正、直,身体放松,肘部平放于桌面,除去外套衣服,内衣衣袖不宜过紧。袖带下缘位于肘窝上约2~3cm处,袖带中心高度应与心脏基本保持同一水平。袖带松紧要适宜,过紧测量值偏低,过松测量值偏高。

(吴佳莹)

第八讲 给药护理

一、选择题

(一)A1/A2型题(每题有A、B、C、D、E五个备选答案,请选择一个最佳答案)

1.应放在4℃冰箱内保存的药物是 （ ）
  A.苯巴比妥钠   B.氨茶碱   C.泼尼松
  D.青霉素   E.胎盘球蛋白

2.宜饭前服用的药物是 （ ）
  A.胃蛋白酶合剂   B.颠茄合剂   C.维生素C
  D.阿奇霉素   E.溴化铵

3.嘱患者服药时,应避免接触牙齿的药物是 （ ）
  A.对乙酰氨基酚   B.头孢克洛片   C.硝酸甘油
  D.洋地黄   E.硫酸亚铁糖浆

4.易氧化和遇光变质,须装在有色密封瓶中保存的药物是 （ ）
  A.糖衣片   B.巴比妥   C.地西泮
  D.氨茶碱   E.甲氧氯普胺

5.麻醉药的最主要保管原则是 （ ）
  A.药名用中、英文对照   B.加锁登记并认真交班
  C.装密封瓶中保存   D.置于阴凉处存放
  E.与内服药分别放置

6.**不属于**"三查七对"内容的是 （ ）
  A.床号、姓名   B.药名、浓度、剂量
  C.方法、时间   D.操作前、操作中、操作后查
  E.观察用药后反应

7.发挥药效最快的给药途径是 （ ）
  A.静脉注射   B.皮下注射   C.口服   D.外敷   E.吸入

8. 服用强心苷类药物的患者,每分钟心率低于多少时应停药　　　　　　　（　　）

　　A. 40 次　　　　B. 50 次　　　　C. 60 次　　　　D. 70 次　　　　E. 80 次

9. 下列选项**不属于**超声波雾化器工作特点的是　　　　　　　　　（　　）

　　A. 雾滴小而均匀　　　　　　　　B. 药液随呼吸可达终末支气管及肺泡

　　C. 雾化液温暖、舒适　　　　　　D. 雾量的大小可以调节

　　E. 用氧量小,节约资源

10. 臀大肌肌内注射连线法定位正确的是　　　　　　　　　　　　（　　）

　　A. 髂前上棘与尾骨连线外上 1/2 处

　　B. 髂前上棘与尾骨连线内上 1/2 处

　　C. 髂前上棘与尾骨连线外上 1/3 处

　　D. 髂前上棘与尾骨连线内上 1/3 处

　　E. 髂前上棘与尾骨连线内下 1/3 处

11. 下列外文缩写正确的是　　　　　　　　　　　　　　　　　（　　）

　　A. 每日一次 qod　　　　B. 隔日一次 qd　　　　C. 每晚一次 biw

　　D. 每晨一次 qm　　　　E. 每周一次 qn

12. 临睡前的外文缩写是　　　　　　　　　　　　　　　　　　（　　）

　　A. qn　　　　　B. hs　　　　　C. de　　　　　D. ac　　　　　E. pe

13. 隔日一次的外文缩写是　　　　　　　　　　　　　　　　　（　　）

　　A. qd　　　　　B. qn　　　　　C. qh　　　　　D. qid　　　　　E. qod

14. 皮下注射的进针角度为　　　　　　　　　　　　　　　　　（　　）

　　A. 0°~5°　　　B. 30°~40°　　C. 45°　　　　　D. 60°　　　　　E. 90°

15. 需要专人负责、加锁保存并列入交班内容的药物是　　　　　　　　（　　）

　　A. 可待因　　　　　　　B. 柴胡　　　　　　　C. 地西泮

　　D. 硝酸甘油　　　　　　E. 胎盘球蛋白

16. 药物保管中,剧毒药瓶上的标签颜色是　　　　　　　　　　　　（　　）

　　A. 蓝色　　　　B. 红色　　　　C. 黑色　　　　D. 绿色　　　　E. 黄色

17. 以下关于药物的保管原则**不正确**的一项是　　　　　　　　　　（　　）

　　A. 药柜宜放在阳光直射的地方

　　B. 内服药、外用药、注射药应分类放置

　　C. 药瓶上应有明显标签

　　D. 由专人负责,定期检查

　　E. 剧毒药、麻醉药要加锁保管

18. 需要冷藏保存的药物是　　　　　　　　　　　　　　　　　（　　）

　　A. 维生素 C　　　B. 青霉素　　　C. 胰岛素　　　D. 肾上腺素　　E. 棕色合剂

19. **不符合**取药操作要求的是　　　　　　　　　　　　　　　　（　　）

　　A. 取固体药用药匙

　　B. 取水剂药液前将药液摇匀

　　C. 取药液量不足 1ml 的,用滴管吸取

　　D. 油剂药液滴入杯内后加入适量冷开水

E. 患者个人专用药不可互相借用

20. 下列有关超声雾化吸入的目的,**不正确**的叙述是 （　　）

A. 预防感染　　B. 解除痉挛　　C. 消除炎症　　　　D. 稀释痰液　　E. 缓解缺氧

21. 超声雾化吸入时减轻呼吸道黏膜水肿常用的药物是 （　　）

A. 地塞米松　　B. 氨茶碱　　　C. 庆大霉素　　　　D. 沙丁胺醇　　E. 糜蛋白酶

22. 超声雾化治疗结束后,先关雾化开关再关电源开关,是防止损坏 （　　）

A. 电晶片　　　B. 透声膜　　　C. 电子管　　　　　D. 雾化器　　　E. 晶体管

23. 超声雾化吸入的正确操作步骤是 （　　）

A. 水槽内加温水　　　　　　　　B. 添加药液时不必关机

C. 先开雾化开关,再开电源开关　D. 药液用温水稀释后放入雾化罐

E. 停用时先关电源开关

24. 需同时注射数种药物时首先应注意药物 （　　）

A. 有无沉淀　　B. 有效期　　　C. 配伍禁忌　　　　D. 刺激性　　　E. 作用

25. 皮内注射是将药液注入 （　　）

A. 皮下组织　　　　　B. 真皮　　　　　　　　C. 表皮

D. 表皮与真皮间　　　E. 肌肉组织间

26. 用皮内注射法接种卡介苗,正确的步骤是 （　　）

A. 注射前询问过敏史　　　　B. 进针部位在前臂掌侧上段

C. 进针时针头与皮肤呈 5°角　　D. 注入药物前要抽回血

E. 拔针后用干棉签轻压针刺处

27. 臀大肌注射时患者侧卧的正确姿势是 （　　）

A. 下腿伸直,上腿稍弯曲　B. 上腿伸直,下腿稍弯曲　　C. 两腿伸直

D. 两腿弯曲　　　　　　　E. 双膝向腹部尽量弯曲

28. 2 岁以下的婴儿,肌内注射时应选用 （　　）

A. 臀大肌　　　　　　B. 臀中、小肌　　　　　　C. 上臂三角肌

D. 股外侧肌　　　　　E. 前臂掌侧下段

29. 对长期进行肌内注射的患者,护士在注射前要特别注意 （　　）

A. 评估注射局部组织状态　　B. 针梗不可全部刺入

C. 使患者体位舒适　　　　　D. 询问患者有无过敏史

E. 认真消毒患者局部皮肤

30. 静脉注射**不正确**的步骤是

A. 在穿刺点上方约 6cm 处扎止血带

B. 常规消毒皮肤后嘱患者握拳

C. 针头与皮肤成 20°角进针

D. 见回血后即快速推注药液

E. 注射后用干棉签按压拔针

31. 关于静脉注射,以下描述**错误**的是 （　　）

A. 长期给药,应由近心端到远心端选择血管

B. 防止刺激性强的药液溢出血管外

C. 不要在一个部位反复穿刺

D. 根据病情,掌握注药的速度

E. 不可在静脉瓣处进针

32. 以下关于小儿头皮静脉的特点**错误**的是　　　　　　　　　　　　　　　　（　　）

　　A. 微蓝色　　　　B. 无搏动　　　　C. 不易滑动　　　　D. 不易压瘪　　　E. 管壁薄

33. 下列哪项**不符合**无痛注射原则　　　　　　　　　　　　　　　　　　　　（　　）

　　A. 分散患者注意力　　　　　　　　B. 正确的体位,使肌肉松弛

　　C. "两快一慢"的注射技术　　　　　D. 刺激性强的药物尽快推入

　　E. 注意配伍禁忌

34. 手可接触灭菌注射器及针头的哪一部分　　　　　　　　　　　　　　　　　　（　　）

　　A. 针尖　　　　　B. 针梗　　　　　C. 活塞　　　　　　D. 针栓　　　　　E. 乳头

35. 上臂三角肌注射的部位为　　　　　　　　　　　　　　　　　　　　　　　　（　　）

　　A. 上臂肩峰下均可　　　　　　　　B. 上臂外侧自肩峰下 2～3 横指

　　C. 上臂三角肌上均可　　　　　　　D. 上臂肩峰下 2～3 横指

　　E. 上臂三角肌下 2～3 横指

36. 患者,男,2 岁,因病毒性心肌炎入院。医嘱予股静脉采血标本培养,穿刺部位宜在

　　　　　　　　　　　　　　　　　　　　　　　　　　　　　　　　　　　　（　　）

　　A. 股动脉内侧 0.5cm 处　　　　　　B. 股动脉外侧 0.5cm 处

　　C. 股神经内侧 0.5cm 处　　　　　　D. 股神经外侧 0.5cm 处

　　E. 股神经和股动脉之间

37. 患者,男,32 岁,左足外伤。医嘱:头孢美酯 2 片 po bid。患者正确的服药时间为

　　　　　　　　　　　　　　　　　　　　　　　　　　　　　　　　　　　　（　　）

　　A. 每日 2 次　　　　　B. 每日 3 次　　　　　C. 每日 4 次

　　D. 每日 1 次　　　　　E. 每 4h 1 次

38. 患者,女,40 岁,缺铁性贫血,医嘱予硫酸亚铁溶液口服,正确的给药指导是　（　　）

　　A. 饭前服用　　　　　B. 直接喝取　　　　　C. 茶水送服

　　D. 牛奶送服　　　　　E. 服药后及时漱口

39. 患者,女,48 岁,因患呼吸系统疾病,需同时服用几种药物,最后服用的是　　（　　）

　　A. 维生素　　　　　B. 罗红霉素　　　　　C. 维生素 B_1

　　D. 复方甘草口服液　　E. 维生素 C 片

40. 患者,男,50 岁,上呼吸道感染,医嘱予口服磺胺药抗感染,护士嘱其服药后多饮水,

其目的是　　　　　　　　　　　　　　　　　　　　　　　　　　　　　　　（　　）

　　A. 维持血液 pH　　　　　B. 增强药物疗效　　　　　C. 减轻胃肠道刺激

　　D. 避免损坏造血系统　　　E. 加快药物溶解,避免结晶析出

41. 患者,女,5 岁,因支气管炎住院治疗,护士协助患儿服止咳药,以下做法正确的是

　　　　　　　　　　　　　　　　　　　　　　　　　　　　　　　　　　　　（　　）

　　A. 先服止咳糖浆,后服维生素

　　B. 服用止咳糖浆后嘱患者多喝水

　　C. 在患者咳嗽时喂药

D. 最后服用止咳糖浆,并嘱其 30min 内不喝水

E. 服用止咳糖浆后喝牛奶

42. 患者,男,67 岁,护士分发口服药时患者未回,此时正确的处理是　　　　（　　）

 A. 交给病友　　　　　　B. 暂缓发药　　　　　　C. 置于床头柜

 D. 交给患者家属　　　　E. 将药品退回药房

43. 牙周炎患者,医嘱:头孢克洛片 0.375g po bid,护士指导患者服药时间,正确的是

 　　　　　　　　　　　　　　　　　　　　　　　　　　　　（　　）

 A. 8am　　　　　　　　B. 8pm　　　　　　　　C. 8am—4pm

 D. 8am—12n—4pm　　　E. 8am—12n—4pm—8pm

44. 患者,女,76 岁,COPD,需要做雾化吸入,医嘱使用氨茶碱,其目的是　（　　）

 A. 消除炎症　　　　　　B. 减轻黏膜水肿　　　　C. 解除支气管痉挛

 D. 保持呼吸道湿润　　　E. 稀释痰液使其易于咳出

45. 患者,男,22 岁,患大叶性肺炎,痰液黏稠不易咳出,医嘱行超声雾化吸入稀释化痰止咳。使用超声波雾化器过程中,水槽内水温不超过　　　　　　　　（　　）

 A. 30℃　　　B. 40℃　　　C. 50℃　　　D. 60℃　　　E. 70℃

46. 患者,男,65 岁,患慢性支气管炎,给予氧气雾化吸入。以下操作**不正确**的是（　　）

 A. 将药液用生理盐水稀释至 5ml　　　B. 氧气湿化瓶内放冷蒸馏水 1/2～2/3 满

 C. 调节氧气流量 6～8L/min　　　　D. 嘱患者深长吸气,屏气 1～2s,再轻松呼气

 E. 雾化结束,先取下雾化瓶,再关闭氧气开关

47. 患者,男,64 岁,糖尿病,常规胰岛素 6U 餐前 30min 用药,合适的注射部位是（　　）

 A. 腹部脐周　　B. 前臂外侧　　C. 股外侧肌　　D. 臀中肌　　E. 臀大肌

48. 患者,女,54 岁,糖尿病,皮下注射胰岛素,下列措施可以预防感染的是　（　　）

 A. 选择无钩、无弯曲的锐利针头　　　B. 注意药物配伍禁忌

 C. 不可使用变色浑浊的液体　　　　D. 注射部位皮肤消毒直径 5cm 以上

 E. 不可在硬结、瘢痕处进针

49. 护士自安瓿内抽吸维生素 C 注射液,以下吸取药液的方法**错误**的是　（　　）

 A. 仔细检查药液质量

 B. 将安瓿尖端药液弹至体部

 C. 吸药时不能用手握住活塞

 D. 用砂轮在安瓿的尖端部划一锯痕,折断安瓿

 E. 将针头斜面向下放入安瓿内液面下抽药

50. **静脉注射**过程中,患者主诉注射部位疼痛,局部肿胀,抽之无回血,可能原因是

 　　　　　　　　　　　　　　　　　　　　　　　　　　　　（　　）

 A. 针头阻塞　　　　　　B. 针头滑出血管外　　　　C. 针头一半在血管内

 D. 静脉痉挛　　　　　　E. 药液黏稠度大

51. 患者,女,48 岁,长期服用洋地黄类药物,护士在每次发药时特别要注意的是　（　　）

 A. 核对患者的床号、姓名　　　B. 叮嘱患者在饭后服药

 C. 服药前仔细测量患者脉搏　　D. 备足够量的温开水

 E. 注意发药到口

52. 肤乐霜擦剂药瓶上贴哪种颜色标签 （ ）

    A. 蓝色   B. 红色   C. 黑色   D. 绿色   E. 黄色

53. 用黑色外袋包裹并避光保存,请问该药物可能是 （ ）

    A. 易氧化的药物   B. 易潮解的药物   C. 易挥发的药物

    D. 易燃烧的药物   E. 易风化的药物

54. 患者,男,34 岁,行阑尾切除术后,医嘱"哌替啶 50mg im q6h prn",正确执行时间是

                                                                 （ ）

    A. 每 6h 一次,连续使用   B. 术后 6h 使用一次

    C. 术后 6h 一次,限用 2 次   D. 术后 6h 一次,连续用 3d

    E. 需要时用,两次间隔时间 6h

(二)A3/A4 型题(每个病例下设若干题目,每题有 A、B、C、D、E 五个备选答案,请选择一个最佳答案)

(55~57 题共用题干)

患者,女,55 岁,因哮喘发作急诊就医。医嘱:氨茶碱 0.2g 入 NS 20ml iv st。

55. 护士为患者行静脉注射时穿刺的角度为 （ ）

    A. 紧贴皮肤   B. 5°~10°   C. 15°~30°   D. 35°~38°   E. 40°~45°

56. 注射过程中发现局部肿胀,抽有回血,患者主诉疼痛明显,可能的原因是 （ ）

    A. 针头堵塞   B. 针头穿透血管壁

    C. 针头斜面紧贴血管壁   D. 针头斜面一半在血管外

    E. 针头穿刺过深致药物进入组织间隙

57. 针对上述情况,应该如何处理 （ ）

    A. 重新穿刺   B. 按揉局部血管   C. 提高输液瓶

    D. 调整针头方向   E. 热敷局部血管

(58~61 题共用题干)

患者,男,66 岁,2 型糖尿病。胰岛素 6U 治疗,餐前 30min,H tid。

58. "H"译成中文的正确含义是 （ ）

    A. 皮内注射   B. 皮下注射   C. 肌内注射   D. 静脉注射   E. 静脉点滴

59. 每日给药次数为 （ ）

    A. 每日 1 次   B. 每日 2 次   C. 每日 3 次   D. 每日 4 次   E. 每晚 1 次

60. 皮下注射胰岛素的部位,下列哪项是**错误**的 （ ）

    A. 上臂三角肌下缘   B. 手背   C. 后背

    D. 大腿外侧   E. 两侧腹壁

61. 护士在为其注射胰岛素时,下列哪项是**错误**的 （ ）

    A. 严格执行查对制度   B. 严格遵守无菌操作原则

    C. 见回血后再注入药液   D. 进针"两快一慢"

    E. 注射后用棉签按压

(62~64 题共用题干)

患者,男,73 岁,慢性支气管炎。最近咳嗽加剧,痰液黏稠,给予超声雾化吸入。

62. 下列哪项**不属于**超声雾化吸入治疗目的 （ ）

A. 消除炎症 　　　　 B. 减轻咳嗽 　　　　　　 C. 稀释痰液

D. 帮助祛痰 　　　　 E. 促进食欲

63. 以下主要具有稀释痰液作用的药物是 （ 　 ）

A. 庆大霉素 　　　　 B. 沙丁胺醇 　　　　　　 C. 地塞米松

D. α-糜蛋白酶 　　　 E. 氨茶碱

64. 指导患者行超声雾化吸入治疗,下列**错误**的是 （ 　 ）

A. 解释说明目的 　　　　　　 B. 开电源后调雾量

C. 嘱患者用鼻吸气,用口呼气 　 D. 吸入时间为 15min 内

E. 治疗完毕,先关雾化开关,再关电源开关

（65~66 题共用题干）

患者,女,79 岁,肺炎,现体温 39.8℃。医嘱:复方氨基比林 2ml im st。

65. 护士选择股外侧肌作为注射部位,正确的注射范围是 （ 　 ）

A. 大腿外侧,膝关节以上

B. 髋关节以下,膝关节以上大腿外侧

C. 髋关节以下 10cm,膝关节以上 10cm 大腿外侧

D. 大腿内侧,髋关节以上 10cm

E. 髋关节以下 10cm,膝关节以上 10cm 大腿内侧

66. 肌内注射时,进针深度为 （ 　 ）

A. 针头斜面 　　　　 B. 针梗的 1/4~1/3 　　　 C. 针梗的 1/3~1/2

D. 针梗的 1/2~2/3 　 E. 全部针梗

（67~68 题共用题干）

患者,男,56 岁,因肺部感染入院。医嘱:青霉素 80 万 U im。

67. 护士为患者进行青霉素皮试,以下做法**错误**的是 （ 　 ）

A. 选择 1ml 注射器 　　　　　 B. 一手绷紧皮肤,一手持注射器,针头斜面向上

C. 针头斜面与皮肤成 5°角进针 　 D. 将药液 0.01ml 注射入皮内

E. 注射完毕,拔出针头,勿按压针眼

68. 青霉素皮试结果阴性,为患者行臀大肌肌内注射,肌内注射时针梗与皮肤的角度为

（ 　 ）

A. 30° 　　　　 B. 60° 　　　　 C. 90° 　　　　 D. 50° 　　　　 E. 20°

（69~70 题共用题干）

患者,女,74 岁,慢性支气管炎,医嘱予氧气雾化吸入。

69. 湿化瓶内应 （ 　 ）

A. 盛温开水 　　　　 B. 盛冷水 　　　　　　 C. 盛 50%乙醇

D. 盛生理盐水 　　　 E. 不盛水

70. 氧气雾化吸入时应调节氧流量为 （ 　 ）

A. 1~2L/min 　　　 B. 2~6L/min 　　　　　 C. 6~8L/min

D. 8~12L/min 　　　 E. 12~16L/min

二、填空题

1. 给药的次数与时间取决于药物的_____,同时还要考虑药物的特性与个体差异。

2.最常用、最简便的给药方法是_____,作用速度最快的给药方法是_____。

3.药物治疗过程中应严格执行"三查七对","三查"是指_____、_____、_____,"七对"是指_____、_____、_____、_____、_____、_____、_____。

4.磺胺类药物口服后应多饮水,否则尿中易出现_____。

5.同时注射几种药物时,应先注射刺激性_____的药物,再注射刺激性_____的药物。

6.注射给药时要做到"二快一慢",即_____快、_____快、_____慢。

7.臀大肌注射十字法定位是从_____顶点向左或右作一水平线,然后从_____作一垂线,将一侧臀部分为 4 个象限,外上象限避开内角为注射部位。

8.臀大肌注射连线法是取_____和_____连线的外上_____为注射部位。

9.药瓶上贴有明显标签:内服药标签为_____色边、外用药标签为_____色边、剧毒药和麻醉药标签为_____色边。

10.请将下列外文缩写译成中文:ac _____,qh _____,qid _____。

三、名词解释

1.皮内注射:

2.十字法:

3.连线法:

四、简答题

1.简述给药原则。

2.如何运用无痛注射技术?

五、分析题

患者,女,52 岁,因肺气肿入院。近日继发感染,喘咳症状加重,口唇发绀,呼吸困难,痰液黏稠不易咳出,医嘱予氧气雾化吸入。请问:

1.氧气雾化吸入的目的有哪些?

2.氧气雾化吸入治疗的氧流量是多少?

3.氧气雾化吸入时有哪些注意事项?

【附　参考答案】

一、选择题

1.E	2.A	3.E	4.D	5.B	6.E	7.A	8.C	9.E	10.C
11.D	12.B	13.E	14.B	15.A	16.C	17.A	18.C	19.D	20.E
21.A	22.C	23.B	24.C	25.D	26.C	27.B	28.B	29.A	30.D
31.A	32.D	33.D	34.D	35.B	36.A	37.A	38.E	39.D	40.E
41.D	42.B	43.C	44.C	45.C	46.B	47.A	48.D	49.D	50.B
51.C	52.B	53.A	54.E	55.C	56.D	57.A	58.B	59.C	60.B
61.C	62.E	63.D	64.C	65.C	66.D	67.D	68.C	69.E	70.C

二、填空题

1.半衰期

2.口服给药法　静脉注射法

3.操作前　操作中　操作后　床号　姓名　药名　浓度　剂量　方法　时间

4.结晶

5.弱　强

6.进针　拔针　推药

7.臀裂　髂嵴最高点

8.髂前上棘　尾骨　1/3 处

9.蓝　红　黑

10.饭前　每 1h 一次　每日 4 次

三、名词解释

1.皮内注射：是将少量的无菌药液或生物制剂注射于表皮与真皮之间的方法。

2.十字法：是臀大肌肌内注射定位方法之一，从臀裂顶点向左或向右侧作一水平线，然后从髂嵴最高点作一垂线，将一侧臀部划分为 4 个象限，其外上象限并避开内角为注射部位。

3.连线法：是臀大肌肌内注射定位方法之一，从髂前上棘至尾骨作一连线，取其外上 1/3 处即为注射部位。

四、简答题

1.给药的原则有：

(1)根据医嘱给药：护士应严格根据医嘱给药，对有疑问的医嘱，应及时向医生提出，不可盲目执行，也不得擅自更改医嘱。

(2)严格执行查对制度：三查：操作前、操作中、操作后；七对：对床号、姓名、药名、浓度、剂量、方法、时间。

(3)安全正确给药：合理掌握给药次数和时间，掌握正确的给药方法与技术。

(4)密切观察反应：给药后观察药物的治疗作用和不良反应。

(5)指导患者合理用药。

2.无痛注射技术包括：

(1)解除患者思想顾虑，分散注意力。

(2)取合适体位，使肌肉松弛。

(3)注射时做到"二快一慢"，即进针和拔针要快，推药液要慢。

(4)对刺激性强的药物，针头宜粗长些，且进针要深。

(5)如果同时注射几种药物，应先注射无刺激性的，再注射刺激性强的药物，推药速度宜更慢。

五、分析题

1.氧气雾化吸入的目的如下：

(1)改善通气功能，解除支气管痉挛。

(2)预防、控制呼吸道感染。

(3)稀释痰液，促进排痰。

2.氧气雾化吸入治疗的氧流量为 6～8L/min。

3.氧气雾化吸入时注意事项有：

(1)严格执行消毒、查对制度，以防交叉感染。

(2)使用前检查雾化吸入器连接是否完好，有无漏气。

(3)氧气湿化瓶内勿放湿化液，以免药液稀释而影响疗效。

(4)注意用氧安全，严禁接触烟火和易燃品。

(5)如果雾化药液中有激素，雾化完毕后做好宣教，嘱患者漱口。用面罩雾化的还应洗脸，以防真菌感染。

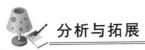 分析与拓展

四种注射法的异同点比较

	皮内注射(id)	皮下注射(H)	肌内注射(im)	静脉注射(iv)
消毒方法	75%酒精;酒精过敏者,可用生理盐水清洁	常规消毒	常规消毒	常规消毒
常用注射部位	前臂掌侧下 1/3 内侧	上臂三角肌下缘、腹壁、后背、大腿前侧和外侧	臀大肌、臀中肌、臀小肌、股外侧肌、上臂三角肌	四肢浅静脉、头皮静脉、股静脉
进针角度及深度	斜面向上,与皮肤成 0～5°,针头斜面完全进入皮肤	斜面向上,与皮肤成 30°～40°,针梗1/2～2/3	垂直进针,针梗1/2～2/3	斜面向上,与皮肤成 15°～30°,针梗1/2～2/3
有无回血	—	无	无	有
是否按压	否	是	是	是

（苏吉儿）

第九讲　药物过敏试验

一、选择题

（一）A1/A2 型题（每题有 A、B、C、D、E 五个备选答案,请选择一个最佳答案）

1.注射青霉素引起的血清病型反应常发生在注射后　　　　　　　　　　（　　）

　　A.1～4d　　　　　　　　B.4～7d　　　　　　　　C.7～12d

　　D.12～17d　　　　　　　E.14～21d

2.做碘过敏试验的时间应在碘化物造影检查前　　　　　　　　　　　　（　　）

　　A.2 周　　　　　B.1 周　　　　　C.3～5d　　　　　D.2～3d　　　　　E.1～2d

3.破伤风抗毒素皮试液的浓度标准是每 1ml 皮试液含破伤风抗毒素　　　（　　）

　　A.50IU　　　　　B.100IU　　　　　C.150IU　　　　　D.1500IU　　　　　E.15000IU

4.下列药物使用前**无需**做过敏试验的是　　　　　　　　　　　　　　（　　）

　　A.普鲁卡因　　　　　　　B.细胞色素 C　　　　　　C.链霉素

D. 破伤风抗毒素　　　　　　E. 呋塞米

5. 即使药物过敏试验阳性,但还必须注射的药物是　　　　　　　　　　　　（　　）

A. TAT　　　　　　　　　B. 青霉素　　　　　　　　C. 头孢菌素

D. 普鲁卡因　　　　　　　E. 链霉素

6. 在青霉素批号没有改变的情况下,使用时免做试验的停药时间**不超过**　　（　　）

A. 4d　　　　　B. 7d　　　　　　C. 5d　　　　　D. 3d　　　E. 1d

7. 抢救链霉素过敏反应时,为了减轻链霉素的毒性可以静脉注射　　　　　　（　　）

A. 扑尔敏　　　　　　　　B. 氯丙嗪　　　　　　　　C. 乳酸钙

D. 氯化钙　　　　　　　　E. 异丙肾上腺素

8. 接种卡介苗者结核菌素反应硬结的特点是　　　　　　　　　　　　　　（　　）

A. 直径 10～15cm　　　　B. 颜色呈深红色　　　　　C. 质地较硬

D. 边缘不清楚　　　　　　E. 反应持续 7～10d

9. 破伤风抗毒素(TAT)的作用是　　　　　　　　　　　　　　　　　　　（　　）

A. 中和游离的毒素　　　　　　　B. 清除毒素来源

C. 控制惊厥　　　　　　　　　　D. 防治并发症

E. 镇静催眠

10. 医生为某患者开了青霉素静脉输液医嘱,但是并没有开青霉素皮试液,这种情况下
护士应该怎么做　　　　　　　　　　　　　　　　　　　　　　　　　　（　　）

A. 执行医嘱　　　　　　　　　　B. 向护士长汇报

C. 直接领取青霉素皮试液　　　　D. 询问患者有无青霉素过敏史

E. 向医生提出开具青霉素皮试液

11. 下列药物过敏试验所用皮试液浓度正确的是　　　　　　　　　　　　　（　　）

A. 青霉素:500U/0.1ml　　　　　B. 链霉素:2500U/0.1ml

C. 普鲁卡因:0.25mg/0.1ml　　　D. 细胞色素 C:0.75mg/0.1ml

E. 破伤风抗毒素:150IU/0.1ml

12. 破伤风皮内试验阳性时硬结的直径应大于　　　　　　　　　　　　　　（　　）

A. 0.5cm　　　B. 1.0cm　　　C. 1.5cm　　　D. 2.0cm　　　E. 2.5cm

13. 青霉素皮内试验阳性时硬结的直径应大于　　　　　　　　　　　　　　（　　）

A. 0.5cm　　　B. 1.0cm　　　C. 1.5cm　　　D. 2.0cm　　　E. 2.5cm

14. 某患者做头孢菌素皮试,结果难以判断,此时可以进行哪项操作　　　　（　　）

A. 重做一次　　　　　　　　　　B. 做对照试验

C. 拒绝使用　　　　　　　　　　D. 与其他护士进行商量

E. 继续执行医嘱

15. 抢救青霉素过敏性休克的首选药物是　　　　　　　　　　　　　　　　（　　）

A. 盐酸异丙嗪　　　　　　　B. 盐酸肾上腺素　　　　　C. 苯肾上腺素

D. 异丙肾上腺素　　　　　　E. 去甲肾上腺素

16. 关于 1ml 下列皮试液内所含药物剂量,**错误**的是　　　　　　　　　　（　　）

A. 青霉素 200～500U　　　　　　B. 链霉素 2500U

C. 破伤风抗毒素 150IU　　　　　D. 头孢菌素 500μg

E. 破伤风抗毒素 15IU

17. 导致青霉素过敏反应的抗体是　　　　　　　　　　　　　　　　　　（　　）

    A. IgA　　　　　B. IgD　　　　　C. IgE　　　　　D. IgG　　　　　E. IgM

18. 链霉素过敏患者首选的药物是　　　　　　　　　　　　　　　　　　（　　）

    A. 乳酸钙　　　　　　　B. 溴化钙　　　　　　　C. 碳酸钙

    D. 葡萄糖酸钙　　　　　E. 草酸钙

19. 接受青霉素治疗的患者,停药几天以上,须重做过敏试验　　　　　　（　　）

    A. 1d　　　　　B. 2d　　　　　C. 3d　　　　　D. 4d　　　　　E. 5d

20. 患者,女,22 岁,因左足底被铁钉扎伤来院就诊,医嘱 TAT 1500IU im st,皮试结果:局部红润,直径>5cm,硬结>2cm,此时应采取的措施是　　　　　　　　　　（　　）

    A. 按常规注射 TAT 并注射 0.1% 肾上腺素 1ml

    B. 按常规注射 TAT

    C. 将 TAT 稀释至 100ml,分 4 次等量肌内注射

    D. 报告医生,改用其他药物

    E. 将 TAT 稀释按 1:2:3:4 的剂量分别稀释至 1ml,每 20min 注射 1 次

21. 患者,男,28 岁,静脉滴注青霉素前护士为其做药物过敏试验,最重要的准备工作是

    　　　　　　　　　　　　　　　　　　　　　　　　　　　　　　　（　　）

    A. 环境清洁、宽敞　　　　　　B. 询问患者有无过敏史

    C. 选择合适的注射部位　　　　D. 抽药剂量要准确

    E. 备好 75% 乙醇消毒皮肤

22. 患者,女,38 岁,大叶性肺炎,连续使用青霉素,须重做皮试的情况是　　（　　）

    A. 更换不同批号的青霉素　　　B. 肌内注射改静脉滴注

    C. 暂停用药 1d　　　　　　　　D. 肌内注射 bid 改成 tid

    E. 患者病情加重,出现畏寒、寒战

23. 患者,男,48 岁,需行普鲁卡因过敏试验,其试验液的浓度为　　　　　（　　）

    A. 1%　　　　　B. 2%　　　　　C. 2.5%　　　　　D. 0.5%　　　　　E. 0.25%

24. 患者,女,明天下午要做碘造影,关于碘过敏试验的描述,正确的是　　（　　）

    A. 静脉注射造影剂前不做皮内试验

    B. 包括口服法和眼结膜试验法

    C. 皮肤试验皮丘直径>2cm 为阳性

    D. 口服试验出现眩晕、心慌等为阳性

    E. 过敏试验阴性者,造影时不会发生过敏反应

25. 以下哪种药物在过敏试验阳性时可采用脱敏注射　　　　　　　　　　（　　）

    A. 头孢唑啉钠　　B. TAT　　　　C. 细胞色素 C　　　D. 链霉素　　　E. 青霉素

26. 下列关于青霉素皮试的操作,**错误**的是　　　　　　　　　　　　　（　　）

    A. 在皮试盘内准备盐酸肾上腺素和注射器等急救用品

    B. 皮试前详细询问用药史、过敏史

    C. 因常温下易降解,所以皮试液一定要现用现配

    D. 在配制青霉素皮试液时可用注射用水进行稀释

E. 按皮内注射的要求在前臂掌侧下段注射皮试液 0.1ml

27. 破伤风抗毒素脱敏注射,正确的注射方法是 （　　）

  A. 分 4 等份,分次注射   B. 分 5 等份,分次注射

  C. 分 4 次注射,剂量渐减   D. 分 5 次注射,剂量渐增

  E. 分 4 次注射,剂量渐增

28. 患者,男,70 岁,大叶性肺炎,做青霉素皮试时呈阳性,护士的处理措施哪项**不对**

                               （　　）

  A. 通知医生,选用其他药物

  B. 在体温单床头卡上注明青霉素阳性标记

  C. 告知患者及家属皮试结果

  D. 严格交班

  E. 告知患者以后用青霉素之前一定要做皮试

29. 患者在注射青霉素 11d 后出现发热、关节肿痛、腹痛、全身淋巴结肿痛,可能是出现

                               （　　）

  A. 皮肤过敏反应   B. 消化系统过敏反应

  C. 呼吸道过敏反应   D. 血清病型反应

  E. 变态反应

30. 青霉素过敏性休克的原因可能是 （　　）

  A. 从未用过青霉素   B. 体内已有特异性抗体

  C. 青霉素剂量过大   D. 患者抵抗力差

  E. 致病菌对青霉素敏感

31. 患者青霉素皮试阳性,**错误**的处理是 （　　）

  A. 报告医生结果   B. 告知患者以后禁用青霉素

  C. 做好青霉素阳性标记   D. 做好交接班

  E. 给予抗过敏药物抢救

32. 青霉素皮试前应询问患者的情况**不包括** （　　）

  A. 既往是否使用过青霉素   B. 有无发生过青霉素过敏

  C. 有无其他药物过敏   D. 是否对海鲜、花粉过敏

  E. 家属有无青霉素过敏

33. 面对出现过敏反应的患者,护士应立即采取的措施是 （　　）

  A. 通知家属   B. 报告医生   C. 行心肺复苏

  D. 给患者吸氧   E. 平卧、保暖并皮下注射盐酸肾上腺素

34. 破伤风抗毒素(TAT)脱敏注射第一次剂量为 （　　）

  A. 15IU   B. 50IU   C. 100IU   D. 150IU   E. 200IU

35. 一患者青霉素皮试后 5min 突然晕倒,面色苍白、脉搏细弱,以下急救措施**不正确**

的是 （　　）

  A. 立即通知医生   B. 平卧、保暖   C. 皮下注射盐酸肾上腺素

  D. 静脉滴注阿托品   E. 吸氧

36. 一患者青霉素皮试结果为局部皮肤红肿,直径 1.5cm,无自觉症状,正确的处理是 （　　）

　　A. 暂停该药,下次使用重新试验　　　　B. 禁用青霉素

　　C. 可以注射青霉素　　　　　　　　　　D. 在对侧肢体做对照试验

　　E. 可以注射青霉素,但剂量减少

37. 患者因肺结核注射链霉素,出现发热、皮疹、荨麻疹,医嘱葡萄糖酸钙 iv,其目的是 （　　）

　　A. 收缩血管,增加外周阻力　　　　　　B. 降低体温

　　C. 减轻毒性症状　　　　　　　　　　　D. 松弛支气管平滑肌

　　E. 缓解皮肤瘙痒

38. 患者,男,29 岁,化脓性扁桃体炎。医嘱头孢曲松钠皮试,皮试时正确的操作是 （　　）

　　A. 选择前臂掌侧下段为注射部位　　　B. 安尔碘消毒皮肤

　　C. 针尖斜面向下进针　　　　　　　　D. 针尖与皮肤成 15°刺入皮内

　　E. 注射毕,迅速拔出针头,用棉签按压针眼

39. 患者,女,45 岁,因左上肢烫伤来院就诊。除遵医嘱进行治疗外,护士还应为患者注射破伤风抗毒素。破伤风抗毒素皮试液的浓度是 （　　）

　　A. 15IU/0.1ml　　　　　　B. 150IU/0.1ml　　　　　　C. 15IU/1ml

　　D. 20IU/0.1ml　　　　　　E. 250IU/0.1ml

40. 患者青霉素过敏试验后感喉咙发紧、胸闷、气急,伴有濒死感,需立即采取的急救措施是 （　　）

　　A. 平卧,注射右旋糖酐,吸氧　　　　　B. 平卧,注射抗组胺药,吸氧

　　C. 平卧,测血压,注射中枢兴奋药　　　D. 头低足高位,保暖,注射间羟胺

　　E. 平卧,注射盐酸肾上腺素,吸氧

(二)A3/A4 型题(每个病例下设若干题目,每题有 A、B、C、D、E 五个备选答案,请选择一个最佳答案)

(41～42 题共用题干)

患者,女,15 岁,诊断为结核性脑膜炎,医嘱给予链霉素抗结核治疗。

41. 护士实施链霉素皮试时,下列方法**错误**的是 （　　）

　　A. NS 4ml 溶解 1g(100U)瓶装的链霉素

　　B. 皮试液浓度是 1ml 含 2500U

　　C. 配制皮试液时注意充分溶解链霉素

　　D. 针尖与皮肤成 5°进针,刺入表皮与真皮之间

　　E. 注射后 20min 观察结果

42. 用药过程中,为减轻患者链霉素的毒性反应,可遵医嘱给予 （　　）

　　A. 异丙肾上腺素,皮下注射　　　　　B. 地塞米松,静脉注射

　　C. 氯苯那敏,口服　　　　　　　　　D. 葡萄糖酸钙,静脉注射

　　E. 盐酸肾上腺素,皮下注射

（43～44 题共用题干）

患者,男,35 岁,患急性化脓性扁桃体炎,需用青霉素治疗。

43.配制青霉素皮试液时应选择下列哪种液体 （ ）

    A.0.9％氯化钠注射液   B.注射用水   C.5％葡萄糖溶液

    D.苯甲醇溶液   E.5％复方氯化钠溶液

44.如果患者出现过敏性休克,一般首先出现的症状是 （ ）

    A.呼吸道症状   B.消化道症状   C.循环衰竭症状

    D.运动系统症状   E.神经系统症状

（45～46 题共用题干）

患者,男,45 岁,因徒手分拣垃圾被不明锐物刺伤,手掌肿胀,医嘱:TAT 1500IU im。

45.TAT 皮试阳性,脱敏疗法正确的是 （ ）

    A.分 4 次注射,剂量由小到大,每次间隔 20min

    B.分 4 次注射,剂量由大到小,每次间隔 20min

    C.分 4 次注射,剂量由小到大,每次间隔 60min

    D.分 4 次注射,剂量由大到小,每次间隔 60min

    E.分 5 次注射,剂量由小到大,每次间隔 20min

46.脱敏注射法的机制是 （ ）

    A.逐步消耗体内 IgA   B.逐步消耗体内 IgE

    E.阻断组胺的释放   D.封闭 IgE,阻断与抗体结合

    E.与体内 IgE 竞争变应原

二、填空题

1.为了防止发生过敏反应,在使用某些药物前除需详细询问_____、_____外,还需做_____。

2.青霉素过敏反应发生率高,凡_____、_____、_____均需按常规做过敏试验。

3.青霉素过敏试验或注射前均应做好抢救准备工作。严密观察患者,注射后需观察_____ min,以防迟缓性过敏反应的发生。

4.青霉素过敏的临床表现有_____、_____,其中_____是最严重的反应。

5.破伤风抗毒素过敏试验阳性局部皮丘直径大于_____,红晕超过_____,有时会出现伪足和痒感。

6.链霉素过敏反应时可与_____离子络合,而使链霉素的毒性症状减轻或消失。

7.对 TAT 过敏试验阳性者,可采用_____。

8.青霉素过敏性休克症状中常以_____、_____最早出现。

9.青霉素过敏性休克即刻注射给药应给_____ ml 的_____。

10.药物过敏反应的特点有_____、_____、_____、_____、_____。

三、名词解释

1.脱敏注射法:

2.药物敏感试验:

3.纸片扩散法药敏试验：

四、简答题

1.青霉素皮试结果的判断方法。

2.如何进行 TAT 脱敏注射法？

五、分析题

患者,男,41岁,医疗诊断:左手掌刀割伤。医嘱:青霉素 640 万 U+0.9％氯化钠注射液 250ml ivgtt bid,用药第 4 天,输液约 15min 时主诉"喉咙发痒、胸闷",继而出现呼吸困难、口唇发绀。查体:脉搏 108 次/min,血压 88/56mmHg。请问:

1.根据患者的表现,初步判断可能出现了何种反应？

2.如何进行紧急救护？

【附　参考答案】

一、选择题

1.C　　2.E　　3.C　　4.E　　5.A　　6.D　　7.D　　8.C　　9.A　　10.E

11.C　　12.C　　13.B　　14.B　　15.B　　16.E　　17.C　　18.D　　19.C　　20.E

21.B　　22.A　　23.E　　24.D　　25.B　　26.D　　27.E　　28.E　　29.D　　30.B

31.E　　32.E　　33.E　　34.D　　35.D　　36.B　　37.C　　38.A　　39.A　　40.E

41.B　　42.D　　43.A　　44.A　　45.A　　46.B

二、填空题

1.用药史　过敏史　药物过敏试验

2.首次用药　停药 3d 以上　更换药物批号

3.30

4.过敏性休克　血清病型反应　过敏性休克

5.1.5cm　4cm

6.钙

7.小剂量多次注射

8.呼吸道症状　皮肤瘙痒

9.0.5～1　0.1％盐酸肾上腺素注射液

10.仅发生于用药人群中的少数　很小剂量即可发生过敏反应　与正常药理反应或毒性无关　一般发生于再次用药过程中　过敏的发生与体质因素有关

三、名词解释

1.脱敏注射法:是对破伤风抗毒素过敏试验阳性者,采用小剂量多次逐量递增的方法,将破伤风抗毒素注入阳性患者体内,以达到脱敏目的的一种注射方法。

2.药物敏感试验:简称耐药试验,是指为了了解病原微生物对各种抗生素的敏感或耐受程度,以指导临床合理选用抗生素药物的微生物学试验。

3.纸片扩散法药敏试验:是将含有定量抗菌药物的滤纸贴在已接种了测试菌的琼脂表面上,纸片中药物在琼脂中扩散,随着扩散距离的增加,抗菌药物的浓度呈对数减少,从而在纸片的周围形成一种浓度梯度。

四、简答题

1.青霉素皮试结果的判断方法如下：

阴性：皮丘无改变，周围无红肿，无自觉症状。

阳性：局部皮丘隆起，出现红晕硬块，直径大于 1cm，或周围出现伪足、痒感。严重时可有头晕、心慌、恶心，甚至发生过敏性休克。

2.TAT 脱敏注射的方法：

从小剂量开始注射，每隔 20min 注射 1 次，以后每次逐渐加量，每次注射后均需密切观察，如发现患者有气促、发绀、荨麻疹等不适或发生过敏性休克应立即停止注射，并迅速处理。如反应轻微，待反应消退后，酌情增加次数，减少剂量，以达到顺利脱敏的目的。

五、分析题

1. 根据患者的表现，初步判断可能出现了青霉素过敏性休克。

2. 应进行如下紧急救护：

(1)立即停药(停止输液，保留针头)，使患者平卧，保暖，报告医生，就地抢救。

(2)立即遵医嘱皮下注射 0.1％盐酸肾上腺素注射液 0.5～1ml，小儿剂量酌减。如症状不缓解，可间隔 30min 后重复使用 0.5ml，直至脱离危险。

(3)给予高流量面罩吸氧(流量 6～8L/min)。如呼吸受抑制，应立即进行口对口人工呼吸。出现喉头水肿时，做好气管切开的准备。

(4)遵医嘱给予扩容、纠正酸中毒、抗过敏、抗组胺类药物等治疗。

(5)密切观察患者的病情变化情况并做好记录。

(6)如发生心搏骤停，立即行心肺复苏。

(7)做好心理护理，安慰患者；做好基础护理和安全护理，预防意外伤害发生。

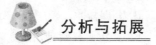 分析与拓展

1.重视青霉素过敏反应

青霉素过敏反应与个体的体质有关，与用药剂量无关，可以发生在皮试阴性者的用药过程中，也可以发生在皮试时。有些患者在发生过敏反应时的表现并不像教科书上描述的这么典型和明显，或者有些患者不会很准确地表达自身感受，或者有些瞬间发生，所以在患者用药的任何时候都要树立安全意识，不可大意。患者皮试后等待结果期间和用药过程中均要在医护人员的视线范围内，注意观察并重视患者的主诉，同时在青霉素过敏试验和注射时要备好 0.1％盐酸肾上腺素注射液、一次性注射器、消毒用物等。

2. 认识破伤风免疫球蛋白

破伤风免疫球蛋白(tetanus immunoglobulin)是用乙型肝炎疫苗免疫后经破伤风疫苗免疫的健康人血浆，经提取、灭活病毒制成。人破伤风免疫球蛋白属于人工被动免疫，注射后即刻产生免疫效果，但持续时间较短，免疫时间为 2 周，一般不超过 3 周。注射后一般无不良反应，极少数人有红肿、疼痛感，无需特殊处理，可自行恢复。可用于预防和治疗破伤风，尤其适用于对破伤风抗毒素有过敏反应者。用法：臀部肌内注射，不需做皮试，不得用作

静脉注射。用量:(1)预防剂量:儿童、成人一次用量 250IU,创面严重或创面污染严重者可加倍。(2)参考治疗剂量为 3000~6000IU,尽快用完,可多点注射。

(曹 蕾)

第十讲 静脉输液和输血

一、选择题

(一)A1/A2 型题(每题有 A、B、C、D、E 五个备选答案,请选择一个最佳答案)

1. 对严重烧伤、大出血、休克患者采用静脉输液治疗的目的是 ( )
　　A. 补充水分及电解质　　　　　　　B. 补充营养,供给热量
　　C. 改善心脏功能　　　　　　　　　D. 输入药物,治疗疾病
　　E. 增加循环血量,改善微循环

2. 下列**不是**输液目的的是 ( )
　　A. 纠正水电解质　　　　B. 增加血容量　　　　C. 输入药物
　　D. 供给各种凝血因子　　E. 利尿消肿

3. 为了给患者补充热量,输液中应选用 ( )
　　A. 各种代血浆　　　　　　　　　B. 0.9%氯化钠溶液
　　C. 5%碳酸氢钠溶液　　　　　　　D. 5%~10%葡萄糖溶液
　　E. 50%葡萄糖注射液

4. 供给电解质的溶液是 ( )
　　A. 5%葡萄糖溶液　　　B. 10%葡萄糖溶液　　　C. 20%甘露醇
　　D. 脂肪乳剂　　　　　　E. 11.2%乳酸钠溶液

5. 对维持血浆胶体渗透压、增加血容量、升高血压有显著效果的溶液是 ( )
　　A. 林格氏液　　　　　　B. 生理盐水　　　　　C. 5%葡萄糖溶液
　　D. 10%葡萄糖溶液　　　E. 中分子右旋糖酐

6. 为了改善患者的微循环,应选用的溶液是 ( )
　　A. 5%葡萄糖溶液　　　　　　　　B. 0.9%氯化钠溶液
　　C. 低分子右旋糖酐　　　　　　　　D. 5%碳酸氢钠溶液
　　E. 20%甘露醇

7. 抢救急性心肌梗死患者时,护士应迅速开通静脉通道的目的是 ( )
　　A. 补充电解质　　　　B. 补充水分　　　　C. 补充能量
　　D. 及时用药　　　　　E. 补充血容量

8. 为产后大出血患者迅速开通静脉通道的目的是 ( )
　　A. 补充能量　　　　　B. 补充电解质　　　　C. 补充血容量
　　D. 利尿脱水　　　　　E. 降低血压

9. 慢性肾小球肾炎患者双下肢水肿明显,下列胶体溶液中最合适的是 ( )
　　A. 浓缩血清蛋白注射液　　　　　　B. 中分子右旋糖酐
　　C. 低分子右旋糖酐　　　　　　　　D. 低分子羟乙基淀粉
　　E. 水解蛋白注射液

10. 胶体溶液的性质**不包括** ( )

    A. 相对分子质量大   B. 具有较高的渗透压

    C. 常用于电解质紊乱   D. 在血管内停留时间长

    E. 有维持循环血量和升压作用

11. 为患者输液时发现液体不滴,以下哪个**不是**导致输液不滴的原因 ( )

    A. 针头斜面紧贴血管壁   B. 挤压针头部位未见回血

    C. 挤压针头有阻力   D. 输液瓶位置低于 30cm

    E. 茂菲氏滴管液面过高

12. 一输液患者液体不滴,检查穿刺处无肿胀,回血好,不滴原因可能是 ( )

    A. 衣服袖口太紧   B. 茂菲氏滴管液面过低   C. 针头堵塞

    D. 针头斜面紧贴血管壁   E. 患者握拳

13. 输液过程中发生急性肺水肿时患者应采取的体位是 ( )

    A. 头低足高位   B. 平卧位   C. 端坐位

    D. 侧卧位   E. 中凹卧位

14. 静脉输液时皮肤消毒范围直径应大于 ( )

    A. 3cm   B. 4cm   C. 5cm   D. 6cm   E. 8cm

15. 一腹泻患者需补液 2000ml,下面哪项描述正确 ( )

    A. 可以预配 3 瓶液体   B. 先糖后盐   C. 先慢后快

    D. 见尿补钾   E. 输液器超过 24h 可以持续使用

16. 静脉留置针输液时,确定穿刺点,在其上方多少厘米处扎止血带 ( )

    A. 3cm   B. 5cm   C. 10cm   D. 12cm   E. 15cm

17. 可用于深静脉留置者作为封管和冲管的溶液是 ( )

    A. 无菌注射用水   B. 肝素液原液

    C. 0.9%氯化钠溶液   D. 4%碳酸氢钠溶液

    E. 5%葡萄糖氯化钠溶液

18. 颈静脉输液的最佳穿刺点在 ( )

    A. 下颌角与锁骨上缘中点连线下 1/3 处

    B. 下颌角与锁骨下缘中点连线下 1/3 处

    C. 下颌角与锁骨下缘中点连线上 1/3 处

    D. 下颌角与锁骨上缘中点连线上 1/3 处

    E. 下颌角与锁骨上缘中点连线中 1/3 处

19. 持续输液者输液器的更换时间为 ( )

    A. qw   B. qd   C. qod   D. biw   E. bid

20. 一患者输液总量为 800ml,计划 5h 输完,输液器点滴系数为 15,每分钟滴数为 ( )

    A. 30 滴   B. 35 滴   C. 40 滴   D. 45 滴   E. 50 滴

21. 患者,男,48 岁,诊断为急性肠炎,遵医嘱给予头孢曲松钠静滴,适宜的滴速是 ( )

    A. 20 滴/min 左右   B. 40 滴/min 左右   C. 60 滴/min 左右

D. 80 滴/min 左右　　　　　E. 120 滴/min 左右

22. 输液速度调节与下列哪项无关　　　　　　　　　　　　　　　（　　）
　　A. 药物浓度　　　　　　B. 药物的刺激性　　　　C. 患者的年龄
　　D. 治疗要求　　　　　　E. 输液量的多少

23. 外周静脉输液时,穿刺处皮肤消毒可选用　　　　　　　　　　（　　）
　　A. 碘伏溶液　　　　　　B. 碘酊溶液　　　　　　C. 戊二醛溶液
　　D. 安尔碘消毒液　　　　E. 过氧乙酸溶液

24. 患者,男,70 岁,输液 1000ml,输液器点滴系数为 15,40 滴/min,输完需用　（　　）
　　A. 2h 15min　　　　　　B. 2h 45min　　　　　C. 4h 15min
　　D. 4h 45min　　　　　　E. 6h 15min

25. 静脉输液补钾的安全浓度是最高不超过　　　　　　　　　　　（　　）
　　A. 1%　　　　B. 3%　　　　C. 0.3%　　　　D. 0.1%　　　E. 2%

26. 输液穿刺局部略肿胀,无回血,可能原因是　　　　　　　　　　（　　）
　　A. 静脉痉挛　　　　　　　　　B. 针头堵塞
　　C. 针头斜面一半在血管外　　　D. 针头斜面紧贴血管壁
　　E. 针头滑出血管外

27. 一患者的输液器茂菲氏滴管内液面自行下降,可能的原因是　　（　　）
　　A. 输液瓶位置过高　　　　　　B. 输液管有漏气
　　C. 输液瓶内压力过大　　　　　D. 针头滑出血管外
　　E. 血管痉挛

28. 护士在巡视病房的过程中发现某患者药液不滴,护士首先应　　（　　）
　　A. 抬高输液架以增加输液瓶内压力
　　B. 热敷穿刺部位缓解静脉痉挛
　　C. 先反折输液管上段,然后挤压茂菲氏滴管
　　D. 观察穿刺部位有无红肿及疼痛
　　E. 调整针头位置

29. 下列哪项不属于导致静脉留置针堵管的原因　　　　　　　　　（　　）
　　A. 封管的肝素液量不够　　　　B. 推注封管速度过快
　　C. 患者穿刺侧肢体活动过度　　D. 患者静脉压过高
　　E. 封管的肝素浓度过大

30. 患者,女,20 岁,急性肠胃炎,输液,输注的溶液含氯化钾。患者诉穿刺局部疼痛,护士检查发现输液管内回血良好,局部无肿胀。此时正确的处理方法是　（　　）
　　A. 拔针后另选静脉　　B. 将针头再插入少许　　C. 给予局部止痛
　　D. 抬高输液袋　　　　E. 减慢输液速度

31. 心肺功能不全者,要严格控制输液速度和输液量,主要是为防止引起　（　　）
　　A. 发热反应　　　　　　B. 急性右心衰　　　　C. 空气栓塞
　　D. 静脉炎　　　　　　　E. 急性循环负荷过重

32. 静脉输液引起发热反应的常见原因是　　　　　　　　　　　　（　　）
　　A. 输液量过多　　　　　B. 速度过快　　　　　C. 温度过低

D. 时间过长　　　　　　　　　E. 制剂不纯

33. 患者,男,75 岁,确诊患心病 20 余年,今晨输液过程中突感胸闷,并咳粉红色泡沫样痰,听诊两肺布满湿啰音,心率快且不齐,该患者可能发生　　　　　　　　（　　）

A. 心绞痛　　　　　　　　　B. 心肌梗死　　　　　　　　C. 过敏反应

D. 肺栓塞　　　　　　　　　E. 急性肺水肿

34. 急性肺水肿患者吸氧时用 20%～30% 乙醇湿化的目的是　　　　　　　　　（　　）

A. 降低肺泡表面张力　　　　　　　B. 消毒吸入的氧气

C. 使患者呼吸道湿润　　　　　　　D. 使痰液稀薄,易吸出

E. 降低肺泡内泡沫的表面张力

35. **不属于**引起静脉炎原因的是　　　　　　　　　　　　　　　　　　　　（　　）

A. 输入高浓度溶液　　　　　　　　B. 无菌操作不严格

C. 静脉留置针时间过长　　　　　　D. 反复输入刺激性强的药物

E. 输液速度过快

36. 患者输液处静脉出现条索状红线,红肿热痛,伴畏寒,发热。下述处理**错误**的是

　　　　　　　　　　　　　　　　　　　　　　　　　　　　　　　　（　　）

A. 可以涂抗生素软膏　　　　　　　B. 硫酸镁湿敷

C. 适当抬高患者　　　　　　　　　D. 患肢尽量少动

E. 增加患肢活动量

37. 输液引起空气栓塞致死的原因是栓子阻塞了　　　　　　　　　　　　　（　　）

A. 肺动脉入口　　　　　　　B. 肺静脉入口　　　　　　　C. 主动脉入口

D. 上腔静脉入口　　　　　　E. 下腔静脉入口

38. 成人静脉输液速度一般为　　　　　　　　　　　　　　　　　　　　　（　　）

A. 30～40 滴/min　　　　　B. 60～80 滴/min　　　　　C. 20～40 滴/min

D. 80～100 滴/min　　　　　E. 100～110 滴/min

39. 肺水肿患者给予高流量吸氧的作用是　　　　　　　　　　　　　　　　（　　）

A. 使毛细血管扩张　　　　　　　　B. 提高肺泡内氧分压

C. 降低肺泡表面张力　　　　　　　D. 防止肺部感染

E. 降低肺泡内泡沫的表面张力

40. 急性肺水肿的急救措施**不包括**　　　　　　　　　　　　　　　　　　（　　）

A. 患者端坐,两肢下垂　　　　　　B. 高流量氧气吸入

C. 使用镇静、强心、利尿药　　　　D. 必要时四肢轮流结扎

E. 大量输液并使用抗生素,预防感染

41. 输液过程中发现针头阻塞的处理方法是　　　　　　　　　　　　　　　（　　）

A. 抬高输液架,增加压力　　　　　B. 调整针头位置

C. 挤捏输液管,使针头通畅　　　　D. 更换针头,重新穿刺

E. 注射器抽吸药液后加压冲通针头

42. 临床上最常见的输液反应是　　　　　　　　　　　　　　　　　　　　（　　）

A. 静脉炎　　　　　　　　　B. 肺水肿　　　　　　　　　C. 心力衰竭

D. 发热反应　　　　　　　　E. 过敏反应

43. 输液时预防静脉炎发生的主要措施是　　　　　　　　　　（　　）
　　A. 输液速度合适　　　　　　　　B. 液量不要过多
　　C. 输液前使用激素类药物　　　　D. 输液前使用抗组胺类药物
　　E. 避免感染和减少对血管壁的刺激

44. 输液引起急性肺水肿的典型症状是　　　　　　　　　　（　　）
　　A. 发绀、胸闷　　　　　　　　　B. 心悸、烦躁不安
　　C. 呼吸困难,咳粉红色泡沫样痰　　D. 胸痛、咳嗽
　　E. 面色苍白、血压下降

45. 保证静脉输液和输血时液体顺利进入人体内的是　　　　　　（　　）
　　A. 负压原理　　　　　　　　　　B. 虹吸原理
　　C. 压力平衡原理　　　　　　　　D. 静水压＋大气压
　　E. 空吸原理

46. 对维持血浆胶体渗透压、增加血容量、升高血压有显著效果的溶液是　（　　）
　　A. 林格氏液　　　　B. 生理盐水　　　　　C. 5％葡萄糖溶液
　　D. 10％葡萄糖溶液　　E. 中分子右旋糖酐

47. 下列属于等渗电解质溶液的是　　　　　　　　　　　　（　　）
　　A. 5％葡萄糖溶液　　　　　　　B. 11.2％乳酸钠溶液
　　C. 10％葡萄糖溶液　　　　　　　D. 5％葡萄糖氯化钠注射液
　　E. 5％碳酸氢钠溶液

48. 采用外周静脉留置针输液的主要目的是　　　　　　　　　（　　）
　　A. 测量中心静脉压　　　　　　　B. 防止静脉痉挛
　　C. 防止空气栓塞　　　　　　　　D. 灵活变换输液种类及数量
　　E. 减少穿刺次数,保护静脉

49. 血液病患者最适用的血液制品是　　　　　　　　　　　（　　）
　　A. 新鲜血　　　　　　B. 库存血　　　　　C. 纤维蛋白原
　　D. 新鲜血浆　　　　　E. 冰冻血浆

50. 凝血因子缺乏患者最适宜输入的是　　　　　　　　　　（　　）
　　A. 红细胞悬液　　　　B. 库存血　　　　　C. 白蛋白
　　D. 新鲜血浆　　　　　E. 水解蛋白

51. 患者输入大量库存血后容易出现　　　　　　　　　　　（　　）
　　A. 酸中毒和高血钾　　B. 酸中毒和低血钾　　C. 碱中毒和高血钾
　　D. 低血钾和低血钠　　E. 碱中毒和低血钾

52. 下列血液制品在使用前需放在37℃水浴中融化的是　　　　（　　）
　　A. 普通血浆　　B. 干燥血浆　　C. 冰冻血浆　　D. 新鲜血　　E. 库存血

53. 新鲜血是指保存时间**不超过**　　　　　　　　　　　（　　）
　　A. 1d　　　　　B. 1周　　　　C. 2周　　　　D. 3周　　　　E. 30d

54. 库存血是指保存多少时间的血液　　　　　　　　　　（　　）
　　A. 1周　　　　B. 2～3周　　　C. 1年　　　　D. 2～3年　　　E. 5年

55. 下列**不属于**输血过敏反应原因的是　　　　　　　　　（　　）

A. 患者为过敏体质　　　　　　　　B. 输入血液中含有致敏物质

C. 患者已经多次输血　　　　　　　D. 短时间内输入大量血液

E. 供血者献血前服用了可致敏的物质

56. 十二指肠溃疡呕血患者,医嘱输血 400ml,主要目的是补充　　　　　　（　　）

A. 抗体　　　　B. 血容量　　　　C. 凝血因子　　　　D. 血小板　　　　E. 血红蛋白

57. 患儿,男,8 岁,诊断为急性白血病,为纠正患儿贫血,最适合输入的是　　（　　）

A. 库存血　　　　　　　　B. 新鲜血　　　　　　　　C. 白细胞浓缩液

D. 新鲜血浆　　　　　　　E. 浓缩红细胞

58. 以下**除哪一项外**均属于输血不良反应　　　　　　　　　　　　　　（　　）

A. 增加血容量　　　　　　B. 发热性非溶血反应　　　　C. 过敏荨麻疹

D. 输血传播疾病　　　　　E. 出现肾区疼痛,伴血尿

59. 输血中最严重的反应是什么　　　　　　　　　　　　　　　　　　　（　　）

A. 过敏反应　　　　　　　B. 溶血反应　　　　　　　　C. 发热反应

D. 急性肺水肿　　　　　　E. 枸橼酸钠反应

60. 在大量输入库存血时应警惕　　　　　　　　　　　　　　　　　　　（　　）

A. 酸中毒　　　　　　　　B. 低血钾　　　　　　　　　C. 高血钾

D. 酸中毒和高血钾　　　　E. 酸中毒和低血钾

61. 适合用于静脉炎患者湿敷的是　　　　　　　　　　　　　　　　　　（　　）

A. 50％ $MgSO_4$ 溶液　　　B. 0.9％ NaCl 溶液　　　C. 0.5％ $NaHCO_3$ 溶液

D. 6～8℃温水　　　　　　E. 39～41℃温水

62. 直接输血 100ml 需加 4％枸橼酸钠溶液　　　　　　　　　　　　　　（　　）

A. 5ml　　　　B. 6ml　　　　C. 7ml　　　　D. 8ml　　　　E. 10ml

63. 一患者需输血 600ml,每袋血液是 200ml,每袋血之间应滴注　　　　　（　　）

A. 5％葡萄糖溶液　　　　　　　　　B. 复方氯化钠溶液

C. 0.9％氯化钠溶液　　　　　　　　D. 3.8％枸橼酸钠溶液

E. 5％葡萄糖氯化钠溶液

64. 下列输血前准备工作,**错误**的是　　　　　　　　　　　　　　　　（　　）

A. 检查库存血质量,若血浆呈红色,则不能使用

B. 血压从血库取出后,在室温内放置 15min 再输入

C. 先给患者静脉滴注 0.9％氯化钠溶液

D. 两人核对供、受血者的姓名、血型和交叉试验结果等

E. 在血中加入异丙嗪 25mg,以防止过敏反应

65. 发生溶血时,为增加血红蛋白在尿中的溶解度,常用　　　　　　　　（　　）

A. 枸橼酸钠　　　　　　　B. 氯化钠　　　　　　　　　C. 碳酸氢钠

D. 乳酸钠　　　　　　　　E. 葡萄糖酸钙

66. 下列输血溶血反应处理措施中,**错误**的是　　　　　　　　　　　　（　　）

A. 立即停止输血　　　　　　　　　　B. 维持静脉通路,以便给药

C. 热水袋敷双侧肾区　　　　　　　　D. 酸化尿液

E. 密切观察生命体征及尿量

67. 预防溶血反应的措施**不包括** （　）
    A. 严格执行查对制度　　　　　　　B. 做好血液质量检查
    C. 输血前肌注异丙嗪　　　　　　　D. 血液不能加温震荡
    E. 血液中勿随意加入药物

68. 发生溶血反应,护士首先应 （　）
    A. 停止输血　　　　　　　　　　　B. 通知医生
    C. 0.1％盐酸肾上腺素皮下注射　　　D. 给患者平卧位
    E. 热水袋敷双侧肾区

69. 溶血反应第二阶段的典型症状是 （　）
    A. 胸闷、呼吸急促　　　　　　　　B. 腰背部剧痛、四肢麻木
    C. 黄疸、血红蛋白尿　　　　　　　D. 少尿或无尿
    E. 寒战、发热

70. 输血时患者发生溶血反应,以下处理方法**错误**的是 （　）
    A. 停止输血　　　　B. 双侧腰部热敷　　　　C. 碱化尿液
    D. 视需要使用升压药　　　　E. 无尿者增加输液量

71. 一患者补液 1000ml,每分钟 60 滴,点滴系数为 15,从 8:20 开始,完成时间是（　）
    A. 11:30　　　　B. 12:30　　　　C. 12:10　　　　D. 13:30　　　　E. 14:30

72. 患者输液不滴,注射部位肿胀、疼痛、无回血,此时应采取的措施是 （　）
    A. 抬高输液瓶位置　　　B. 变化肢体位置　　　　C. 用力挤压输液管
    D. 调整针头位置　　　　E. 拔针,更换针头后重新穿刺

73. 一外伤致腹腔内出血的患者,在输液过程中,以下护理措施**错误**的是 （　）
    A. 见尿补钾　　　　　　　　　　　B. 有计划地安排输液顺序
    C. 加强巡视,防止药物外溢　　　　D. 尽早用升压药物
    E. 必要时开放两路静脉通路

74. 急性肺水肿患者合适的吸氧方式是 （　）
    A. 1～2L/min　　B. 3～4L/min　　C. 6～8L/min　　D. 10L/min　　E. 12L/min

75. 患者在输血过程中皮肤出现瘙痒和荨麻疹,可能发生了 （　）
    A. 发热反应　　　　　B. 过敏反应　　　　　　C. 出血倾向
    D. 细菌污染　　　　　E. 溶血反应

76. 患者在输液时自行调快输液速度,导致呼吸困难、咳嗽,咳出粉红色泡沫样痰,护士立即置患者端坐位,两腿下垂,其主要作用是 （　）
    A. 减轻咳痰　　　　　B. 减轻咳嗽　　　　　　C. 改善血液循环,减轻缺氧
    D. 减轻组织水肿　　　E. 减少回心血量,减轻心脏负担

77. 一患者静脉点滴青霉素 30min 后,突然出现寒战,继之高热,体温 40℃,并伴有头痛,恶心,呕吐,判断此患者可能出现了 （　）
    A. 发热反应　　　　　B. 过敏反应　　　　　　C. 心脏负荷过重的反应
    D. 空气栓塞　　　　　E. 细菌污染反应

78. 下列静脉穿刺操作中**错误**的是 （　）
    A. 针头斜面向上　　　　　　　　　B. 穿刺侧肢体下垫小枕

　　C. 穿刺点皮肤消毒直径≥5cm　　　　D. 进针角度大于 35°

　　E. 在穿刺点上方 6cm 处扎止血带

79. 一患者在大量快速输血后出现手足抽搐、心率缓慢、血压下降,可能发生了　　（　　）

　　A. 发热反应　　　　　　　　B. 过敏反应　　　　　　　C. 枸橼酸钠中毒反应

　　D. 溶血反应　　　　　　　　E. 急性肺水肿

80. 患者静脉留置针输液,第三天晨在输液过程中出现液体滴入不畅,局部无肿胀,检查有回血,护士应首先　　　　　　　　　　　　　　　　　　　　　　（　　）

　　A. 盐水或肝素钠冲管　　　　　　B. 输液静脉上方热敷

　　C. 抬高输液瓶的位置　　　　　　D. 调整针头位置

　　E. 更换针头,重新穿刺

81. 患者,男,45 岁,因脾切除需要术中输血 400ml,以下操作**错误**的是　　　（　　）

　　A. 一般为 40～60 滴/min

　　B. 取血时,避免剧烈震荡

　　C. 血库取血后立即加温后再输入

　　D. 两袋血之间输入少量生理盐水

　　E. 输血和取血均需两人核对无误才可输入

82. 一外周静脉留置患者在输液部位沿静脉走向出现红、痛,正确的护理措施是　（　　）

　　A. 减慢输液速度　　　　B. 局部多按摩　　　　　　C. 停止在此处继续输液

　　D. 鼓励患者多活动　　　E. 局部外涂 95％酒精

83. 患者,女,30 岁,因一氧化碳中毒收入院,适宜输入的血液制品是　　　　　（　　）

　　A. 新鲜血　　　　　　　　B. 新鲜血浆　　　　　　　C. 洗涤红细胞

　　D. 白细胞浓缩液　　　　　E. 血小板浓缩液

84. 患者,男,65 岁,急性肠炎,腹泻伴呕吐,医嘱补液治疗,约 50min 后出现呼吸困难,发绀,检查输液通路发现茂菲氏滴管内无液面,首先考虑发生了　　　　　　（　　）

　　A. 肺水肿　　　　　　　　B. 心力衰竭　　　　　　　C. 空气栓塞

　　D. 发热反应　　　　　　　E. 以上都不是

（二）A3/A4 型题(每个病例下设若干题目,每题有 A、B、C、D、E 五个备选答案,请选择一个最佳答案)

(85～86 题共用题干)

　　患者,女,32 岁,宫外孕大出血,遵医嘱给予输血,在输血 20min 后患者主诉头痛,四肢麻木,腰背部剧痛,继而出现黄疸、血压下降等症状。

85. 此患者因为输血发生了　　　　　　　　　　　　　　　　　　　　　　　（　　）

　　A. 发热反应　　　　　　　　B. 过敏反应　　　　　　　C. 溶血反应

　　D. 枸橼酸钠中毒反应　　　　E. 出血反应

86. 患者尿中可能有　　　　　　　　　　　　　　　　　　　　　　　　　　（　　）

　　A. 红细胞　　　　　　　　B. 大量白细胞　　　　　　C. 胆红素

　　D. 淋巴液　　　　　　　　E. 血红蛋白

(87～88 题共用题干)

　　护士为一急需输血的患者输血时,为了尽早执行,将血袋放在热水中提温,5min 后为患者输入。当输入 10min 后,患者感到头部胀痛,并出现恶心呕吐,腰背部剧痛。

87. 此患者最可能出现了　　　　　　　　　　　　　　　　　　　　　　　　（　　）

    A. 过敏反应　　　　　　　B. 溶血反应　　　　　　　C. 高钾血症

    D. 酸中毒　　　　　　　　E. 低血钙

88. 造成此症状的原因是　　　　　　　　　　　　　　　　　　　　　　　　（　　）

    A. 输入了对患者致敏的物质　　　　B. 输入了异型血液

    C. 输入了库存血　　　　　　　　　D. 输入前将血加温,破坏了红细胞

    E. 枸橼酸钠浓度过高

（89～90 题共用题干）

患者,男,46 岁,因病情需要行加压静脉输液。当护士去治疗室取物品回到床前时,发现患者呼吸困难,有严重发绀。患者自述胸闷、胸骨后疼痛、眩晕,测量血压为 76/52mmHg。

89. 此患者可能出现了　　　　　　　　　　　　　　　　　　　　　　　　（　　）

    A. 心脏负荷过重　　　　　B. 心肌梗死　　　　　　　C. 空气栓塞

    D. 过敏反应　　　　　　　E. 心绞痛

90. 护士应立即协助患者取　　　　　　　　　　　　　　　　　　　　　　（　　）

    A. 右侧卧位　　　　　　　B. 左侧卧位,头低足高　　C. 仰卧位,头高足低

    D. 半坐卧位　　　　　　　E. 端坐位

（91～92 题共用题干）

患者,女,27 岁,分娩时大出血,输入大量库存血后出现心率缓慢,手足抽搐,血压下降,会阴伤口渗血。

91. 该患者可能发生了　　　　　　　　　　　　　　　　　　　　　　　　（　　）

    A. 休克加重　　　　　　　B. 溶血反应　　　　　　　C. 血清病型反应

    D. 急性心力衰竭　　　　　E. 枸橼酸钠中毒反应

92. 出现该情况的原因是　　　　　　　　　　　　　　　　　　　　　　　（　　）

    A. 血钙升高　　　　　　　B. 血钙降低　　　　　　　C. 血钾升高

    D. 血钾降低　　　　　　　E. 血钠降低

二、填空题

1. 输液时应根据患者的 _____、_____、_____ 来调节滴速,一般成人每分钟 _____ 滴,儿童每分钟 _____ 滴。

2. 静脉留置针,常用的封管液有 _____、_____。

3. 常见溶液不滴的原因有 _____、_____、_____、_____、_____。

4. 急性肺水肿患者在吸氧时用 30％酒精湿化的目的是 _____。

5. 静脉炎时局部可用 _____ 湿热敷。

6. 直接输血 300ml 应备 3.8％枸橼酸钠溶液 _____ ml,大量输血 1000ml 以上,应根据医嘱给予 _____ 静脉缓慢注射。

7. 输血时应严格"三查八对",其中,"三查"是指 _____、_____、_____,"八对"是指 _____、_____、_____、_____、_____、_____、_____、_____。

8．最严重的输血反应是_____，最常见的输血反应是_____。

9．空气栓塞致死的原因是气泡阻塞_____。

10．库存血应在_____℃的冰箱内保存。

11．最易受输液微粒损害的器官分别是_____、_____、_____、_____。

12．库存血可在室温下放置_____min后输入。

13．大量快速输血导致的输血反应是_____、_____、_____、_____。

14．自体输血的方法有_____、_____、_____。

15．静脉输液是将大量_____直接输入_____内的方法。

16．静脉输液是利用_____和_____形成的输液系统内压高于静脉压的原理将液体输入静脉内。

17．临床输液常用的液体包括_____液、_____液和静脉高营养液。

18．由于晶体液分子小，在血管内存留时间短，因此对纠正体内_____紊乱有显著效果。

19．由于胶体液分子大，在血管内存留时间长，因此对维持血浆胶体_____、增加_____、提高_____、_____有显著效果。

20．临床补钾"四不宜"原则：不宜_____、不宜_____、不宜_____和不宜_____。

21．静脉输液时，婴儿多采用_____静脉，因为它易于_____。

22．对于长期输液患者，一般先从静脉_____开始使用，逐渐向_____移动，做到_____使用静脉。

23．在进行静脉输液时，一般的溶液补给速度可稍_____，但当输入高渗盐水、含钾药物或升压药物时，速度宜_____。

24．输液微粒对人体的危害主要取决于微粒的_____、形状、_____性质以及微粒阻断_____的程度和人体对微粒的_____。

25．发热反应是输液中常见的一种反应，常因输入_____物质而引起。

26．急性肺水肿是由于输液_____，短时间内输入_____液体，使循环血容量_____，_____过重而引起。

27．当静脉输入甘露醇、去甲肾上腺素时，如药物外渗，可引起组织_____。

28．在静脉输液过程中，如果患者出现了空气栓塞，应立即采取_____卧位。

29．在静脉输液发生急性肺水肿症状时，应立即使患者取_____位，两腿_____，以_____，从而减轻心脏负担。

30．临床主要应用的血型系统有_____血型系统，_____系统次之。

31．根据红细胞内所含_____的不同，将人的血型分为四种，即A型血、_____型血、_____型血和_____型血。

32．Rh系统通常是以_____抗原存在与否来表示Rh阳性或Rh阴性的。

33．直接交叉配血试验是用受血者的_____和供血者的_____进行交叉配合来检查。

34．红细胞表面有A抗原，血清中有抗B抗体，其血型为_____型；红细胞表面有B抗原，血清中有抗A抗体，其血型为_____型；红细胞表面有A、B抗原，血清中无抗A抗体和抗 B 抗体,其血型为_____型;红细胞表面无 A、B 抗原,血清中有抗 A、抗 B 抗体,其血型为_____型。

35 交叉配血试验包括_____和_____交叉配血。

36. 在临床上应以输_____型血为原则。

37. 输血时主要考虑_____的红细胞不被_____的血清所凝集。

38. 输入血液的种类包括_____、_____和_____三种。

39. 血液病患者最适宜输入_____。

40. 大量输入库存血时,应防止_____和_____的发生。

41. 成分血可分为_____成分和_____成分。

42. 成分血中的有形成分包括_____、_____、_____和_____三种。

43. 库存血一般保存期为_____。

44. 在输血前后及两袋血之间,应滴注_____。

45. 静脉输血可有两种方式:_____输血法和_____输血法。

46. 为了预防过敏反应的发生,献血者在采血前_____应禁食。

47. 大量输血时最好应用_____血液,以防止_____倾向。

48. 大量快速输入库存血,为防止引起_____倾向,应注意同时补充_____。

49. 常见的输血反应有_____反应、_____反应、_____反应、_____及与大量快速输血有关的反应。

三、名词解释

1. 静脉输液:
2. 输液微粒:
3. 输液微粒污染:
4. 静脉输血法:
5. 间接输血法:
6. 直接输血法:
7. 血型:
8. ABO 血型鉴定:
9. 直接交叉配血试验:
10. 间接交叉配血试验:
11. 成分输血:
12. 自体输血:

四、简答题

1. 在输液过程中如何正确调节滴速?
2. 在输液过程中溶液不滴的原因是什么? 如何处理?
3. 输血前的准备工作有哪些?
4. 溶血反应的原因有哪些?
5. 补液原则是什么?
6. 输血的目的和适应证有哪些?

五、分析题

（一）患者，男，72 岁，诊断为前列腺增生症。行前列腺切除术后第二天，输液约 800ml 时主诉"心慌，胸闷，气上不来"，并挣扎坐起，呼吸急促，面色口唇苍白，咳嗽，咳泡沫痰。请问：

1. 你认为患者发生了什么情况？由什么原因引起？

2. 应采取的救护措施有哪些？

（二）患者，男，35 岁，因车祸急诊入院，初步诊断为脾破裂、出血性休克。体检：血压 70/46mmHg，心率 120 次/min，脉搏细弱，神志清楚，表情淡漠，出冷汗，躁动。医嘱：立即输红细胞 3U。请问：

1. 输血前需做哪些准备工作？

2. 当输入 15ml 血液时，患者突然出现畏寒、寒战、腰酸背痛、四肢麻木等症状。可能发生哪种输血反应？应立即采取哪些护理措施？

【附　参考答案】

一、选择题

1. E	2. E	3. D	4. E	5. E	6. C	7. D	8. C	9. A	10. C
11. E	12. D	13. C	14. C	15. D	16. C	17. C	18. D	19. B	20. C
21. D	22. E	23. D	24. E	25. E	26. E	27. E	28. D	29. E	30. E
31. E	32. E	33. E	34. E	35. E	36. E	37. A	38. B	39. B	40. E
41. D	42. E	43. E	44. E	45. E	46. E	47. D	48. E	49. A	50. D
51. A	52. C	53. B	54. B	55. D	56. B	57. E	58. A	59. B	60. D
61. A	62. E	63. C	64. E	65. C	66. C	67. C	68. A	69. C	70. E
71. B	72. E	73. D	74. C	75. B	76. E	77. A	78. D	79. C	80. D
81. C	82. C	83. C	84. C	85. E	86. E	87. B	88. D	89. E	90. B
91. E	92. B								

二、填空题

1. 年龄　病情　药物性质　40～60　20～40

2. 无菌生理盐水　稀释肝素溶液

3. 针头滑出血管外　针头斜面紧贴血管壁　针头堵塞　输液压力过低　静脉痉挛

4. 降低肺泡内泡沫的表面张力

5. 50％硫酸镁

6. 30　10％葡萄糖酸钙溶液或 10％氯化钙溶液 10ml

7. 血液的有效期（采血日期）　血液质量　输血装置是否完好　姓名　床号　住院号　血型　血袋号　交叉配血试验结果　血液种类　血液剂量

8. 溶血反应　发热反应

9. 肺动脉入口

10. 4

11. 肺　脑　肝　肾

12.15～20

13.循环负荷过重反应　出血倾向　枸橼酸钠中毒　酸碱平衡失调　体温过低

14.预存式自体输血　术前稀释血液回输法　回收式自体输血(术中失血回输)

15.无菌溶液或药物　静脉

16.大气压　液体静压

17.晶体　胶体

18.水电解质

19.渗透压　血容量　血压　改善微循环

20.过早　过浓　过快　过多

21.头皮　固定

22.远心端　近心端　有计划

23.快　慢

24.大小　化学　血流　反应

25.致热

26.速度过快　大量(过多)　急剧增加　心脏负荷

27.坏死

28.左侧头低足高

29.端坐　下垂　减少静脉血液回流

30.ABO　Rh

31.凝集原　B　O　AB

32.D

33.血清　红细胞

34.A　B　AB　O

35.直接　间接

36.同

37.供血者　受血者

38.全血　成分血　其他血制品

39.新鲜血

40.酸中毒　高血钾

41.有形　液体

42.红细胞　白细胞　血小板　凝血因子

43.2～3 周

44.0.9％氯化钠注射液

45.直接　间接

46.4h

47.新鲜　出血

48.出血　血小板和凝血因子

49.发热　过敏　溶血　传染性疾病

三、名词解释

1. 静脉输液:是将大量的无菌溶液或药物直接输入静脉的治疗方法。

2. 输液微粒:是指那些外来的非代谢性、直径一般为 $1\sim16\mu m$、肉眼观察不到的微小颗粒杂质。

3. 输液微粒污染:指在输液过程中,输液微粒随液体进入体内,对机体造成严重危害的过程。

4. 静脉输血法:是指按静脉输液的方法将血液经静脉输入人体血管内的方法。

5. 间接输血法:是指将已抽出的血液保存在血袋内,然后按静脉输液的方法输入人体内的方法,是临床最常用的静脉输血法。

6. 直接输血法:是指将供血者血液抽出后立即输给受血者的方法。

7. 血型:是指红细胞膜上特异性抗原的类型。

8. ABO 血型鉴定:是根据红细胞膜是否含 A 凝集原、B 凝集原,将血液分为 A、B、O、AB 四种血型。

9. 直接交叉配血试验:是指将供血者红细胞和受血者血清进行配合试验。

10. 间接交叉配血试验:是指将供血者血清和受血者红细胞进行配合试验。

11. 成分输血:是根据血液成分密度不同,将血液的各种成分加以分离提纯,依据病情需要输注有关的成分。

12. 自体输血:是指采集患者体内的血液或收集患者术中丢失的血液,经洗涤、加工后再回输给患者本人的方法。

四、简答题

1. 在输液过程中调节滴速的正确方法是:

根据患者的年龄、病情、药物性质调节滴速或遵医嘱调节。一般成人每分钟 $40\sim60$ 滴,儿童每分钟 $20\sim40$ 滴,婴幼儿、年老体弱、心肺肾功能不良的患者滴速应慢;大出血休克、脱水严重、心肺肾功能良好的患者可适当加快;一般药物、利尿剂输入速度可稍快;升压药物、含钾药物、高渗盐水、刺激性强的药物滴速应慢。

2. 在输液过程中输液不滴的原因及处理方法是:

(1)针头滑出血管外。处理方法:拔出针头,更换针头后重新选择血管穿刺。

(2)针头斜面紧贴血管。处理方法:调整针头位置或适当变换肢体位置致点滴通畅位置。

(3)针头阻塞。处理方法:拔除针头,更换针头后重新选择血管穿刺。

(4)压力过低。处理方法:适当提高输液瓶位置或放低患者肢体位置。

(5)静脉痉挛。处理方法:做好保暖或在穿刺处局部热敷,缓解静脉痉挛。

3. 输血前的准备工作有:

(1)知情同意:输血前,应先取得患者理解并征得患者同意,签署知情同意书。

(2)备血:根据医嘱抽取患者血标本(抗凝血)2ml,与填写完整的输血申请单和配血单一并送往血库,做血型鉴定和交叉配血相容试验(白蛋白除外),采血时禁止同时采集两名及以上患者的血标本,以免发生混淆。

(3)取血:根据输血医嘱,凭取血单到血库取血,并与血库人员共同做好"三查八对"工作。"三查"即查血液的有效期(采血日期)、血液质量和输血装置是否完好。"八对"即对床号、姓名、住院号、血型、血袋号、交叉配血试验结果、血液种类、血液剂量。确认无误后于交叉配血单上签全名后取回血液。

(4)取血后:血液取出后不要剧烈震荡,避免红细胞大量破坏而造成溶血;血液不能加温,避免血浆蛋白凝固变性;如为库存血,以在室温下放置 $15\sim20$ min 后输入为妥。

(5)核对:输血前必须两人核对,确定无误后方可进行输血。

4.溶血反应的原因有:

(1)输入异型血。

(2)输入变质血。

(3)血中加低渗或高渗溶液以及能影响血液 pH 的药物,导致红细胞大量破坏溶解。

(4)Rh 血型系统不合。

5.补液的原则是:

(1)先盐后糖。

(2)先晶后胶:晶体液扩容速度快,有利于改善血液浓缩,有利于微循环,但作用时间短暂。胶体液相对分子质量大,扩容较晶体液持久。糖溶液中的糖经体内代谢后成为低渗溶液,扩容作用相对减弱。

(3)先快后慢:为及时纠正体液失衡,早期阶段输液速度宜快,病情平稳后逐渐减慢。但需根据病情、年龄、药物性质、心肺功能给予调整。

(4)宁少勿多:一般先补充丢失量,然后继续补液,直到水、电解质和酸碱失衡完全纠正。

(5)液种交替:各种液体种类较多时,应交替使用,有利于机体发挥代偿调节作用。

(6)见尿补钾:补钾不宜过早,不宜过多,不宜过快,不宜过浓。

6.输血的目的和适应证有:

(1)补充血容量:如大出血患者。

(2)补充红细胞,增加血红蛋白:如用于贫血患者。

(3)增加白蛋白:如用于低蛋白血症患者。

(4)供给凝血因子:如用于治疗凝血功能障碍患者。

(5)输入抗体、补体,增强抗感染能力:如用于严重感染患者。

五、分析题

(一)

1.患者出现循环负荷过重反应。因为患者已经 72 岁,心肺功能下降,可能是输液速度过快或者在短时间内输入液体过多导致心脏负荷增加引起的反应。

2.紧急救护措施为:

(1)立即停止输液但保留输液通路(夹闭输液调节器只保证不回血即可),并通知医生,呼叫抢救。

(2)摇高床头,提高患者上半身,如病情许可协助患者取端坐位,双腿下垂于床沿。

(3)面罩吸氧 $6\sim8$ L/min,湿化液用 $20\%\sim30\%$ 的酒精。

(4)遵医嘱给予强心、利尿、镇静、扩血管等药物。

(5)做好心理护理,安慰患者,减轻焦虑恐惧。

(6)密切观察病情变化,观察用药效果,并做好记录。

(7)必要时进行四肢轮扎。

(二)

1.见简答题3。

2.当输入15ml血液时,患者突然出现畏寒、寒战、腰酸背痛、四肢麻木等症状。可能发生的输血反应和应立即采取的救护措施是:

(1)患者发生了溶血反应。

(2)立即停止输血但保留静脉通道,便于抢救,并通知医生紧急处理。

(3)给予高流量面罩吸氧。

(4)保留余血和患者输血前后的血标本一同送检,重新进行血型鉴定和交叉配血试验以查明溶血原因。

(5)双侧腰部封闭,肾区用热水袋热敷,解除肾血管痉挛,促进血液循环,保护肾脏。

(6)遵医嘱静脉滴注5%碳酸氢钠溶液,碱化尿液,增加血红蛋白在尿中的溶解度,防止肾小管阻塞。

(7)密切观察病情变化,心电监护,密切观察尿量,对少尿、无尿者按急性肾衰竭护理。

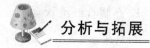

分析与拓展

1.停止输液和保留静脉通路

在抢救患者时通常需要通过静脉用药,因此只要把输液调节器关闭,控制少量液体进入而保证不回血即可。如果拔除输液针头,抢救时重新建立静脉通路,一方面较花费时间,另一方面患者此时循环较差,静脉充盈度不好,给穿刺带来困难,所以必定延误抢救。

2.正确选择吸氧方式和调节氧流量

在抢救患者时宜选择高流量面罩吸氧,而使用面罩吸氧时氧气自下端输入,患者呼出的气体从面罩两侧排出,如果氧流量过低,容易造成呼出气体在面罩内被重复吸入,因此氧流量应在6/min以上,达到一定的流速才可使呼出的二氧化碳排出面罩。另外,如果明确患者属于Ⅱ型呼吸衰竭,如COPD患者,血气分析知动脉血氧分压(PaO_2)低于60mmHg,动脉二氧化碳分压($PaCO_2$)超过45mmHg,则要低流量(1~2L/min)、低浓度(35%以下)给氧。

(孙群南、李爱夏)

第十一讲　饮食护理

一、选择题

(一)A1/A2型题(每题有A、B、C、D、E五个备选答案,请选择一个最佳答案)

1.医院的饮食分三种,正确的一组是　　　　　　　　　　　　　　　　(　　)

　A.基本饮食、治疗饮食、要素饮食

　B.流质饮食、半流质饮食、普通饮食

　C.基本饮食、试验饮食、要素饮食

　D.基本饮食、治疗饮食、试验饮食

　E.普通饮食、治疗饮食、试验饮食

2. 属于医院基本饮食的是　　　　　　　　　　　　　　　　　　　（　　）
　　A. 低盐饮食　　　　　　　　B. 软质饮食　　　　　　　C. 高热量饮食
　　D. 高蛋白饮食　　　　　　　E. 糖尿病饮食

3. 高热患者可给予　　　　　　　　　　　　　　　　　　　　　　（　　）
　　A. 流质饮食　　　　　　　　B. 普通饮食　　　　　　　C. 软质饮食
　　D. 低盐饮食　　　　　　　　E. 低热量饮食

4. 流质饮食要求　　　　　　　　　　　　　　　　　　　　　　　（　　）
　　A. 每日 2～3 次, 每次 400～500ml　　　B. 每日 3～4 次, 每次 300～400ml
　　C. 每日 4～5 次, 每次 300～400ml　　　D. 每日 5～6 次, 每次 200～300ml
　　E. 每日 6～7 次, 每次 200～300ml

5. 低盐饮食**禁用**的食物是　　　　　　　　　　　　　　　　　（　　）
　　A. 油条　　　　　B. 挂面　　　　　　C. 汽水　　　　　D. 皮蛋　　　　　E. 馒头

6. 伤寒患者最适宜的饮食是　　　　　　　　　　　　　　　　　　（　　）
　　A. 低盐饮食　　　　　　　　B. 少渣饮食　　　　　　　C. 高热量饮食
　　D. 低胆固醇饮食　　　　　　E. 高膳食纤维饮食

7. 适合给予高膳食纤维饮食的患者是　　　　　　　　　　　　　　（　　）
　　A. 伤寒患者　　　　　　　　B. 糖尿病患者　　　　　　C. 痢疾患者
　　D. 肾炎患者　　　　　　　　E. 肝性脑病患者

8. 下列属于治疗饮食的是　　　　　　　　　　　　　　　　　　　（　　）
　　A. 高蛋白饮食　　　　　　　B. 软质饮食　　　　　　　C. 流质饮食
　　D. 忌碘饮食　　　　　　　　E. 胆囊造影饮食

9. 下列哪项**不是**忌碘饮食的禁忌　　　　　　　　　　　　　　（　　）
　　A. 豆腐　　　　　B. 海带　　　　　　C. 紫菜　　　　　D. 海鱼　　　　　E. 海苔

10. 胆囊造影前一日午餐应给予　　　　　　　　　　　　　　　　（　　）
　　A. 高蛋白饮食　　　　　　　B. 高脂肪饮食　　　　　　C. 高热量饮食
　　D. 高膳食纤维饮食　　　　　E. 要素饮食

11. 胆囊造影前一日晚餐应给予　　　　　　　　　　　　　　　　（　　）
　　A. 高脂肪、高蛋白饮食　　　　　B. 高热量、高蛋白饮食
　　C. 高热量、低蛋白饮食　　　　　D. 低脂肪、低蛋白饮食
　　E. 低蛋白、低糖饮食

12. 属于试验饮食的是　　　　　　　　　　　　　　　　　　　　（　　）
　　A. 高蛋白饮食　　　　　　　B. 软质饮食　　　　　　　C. 胆囊造影饮食
　　D. 流质饮食　　　　　　　　E. 糖尿病饮食

13. 肝硬化伴食管静脉曲张的患者宜进　　　　　　　　　　　　　（　　）
　　A. 低脂肪、低盐饮食　　　　　B. 低盐、少渣饮食
　　C. 高蛋白、少渣饮食　　　　　D. 高蛋白、低胆固醇饮食
　　E. 低盐、低脂肪饮食

14. 流质饮食不宜长期单独采用的原因是　　　　　　　　　　　　（　　）
　　A. 影响患者的消化吸收　　　　　B. 影响患者食欲

    C. 次数太多   D. 每次量太少

    E. 所含热量及营养不足

15. 低盐饮食每日限用盐量**不超过**   （   ）

    A. 2g   B. 4g   C. 5g   D. 6g   E. 10g

16. 流质饮食适用于   （   ）

    A. 高热、口腔疾患患者   B. 老年患者、幼儿

    C. 咀嚼不便者   D. 疾病恢复期患者

    E. 体弱患者

17. 宜采用低蛋白饮食的是   （   ）

    A. 烧伤患者   B. 肝性脑病患者   C. 贫血患者

    D. 肺结核患者   E. 冠心病患者

18. 优质低蛋白饮食适用于   （   ）

    A. 甲状腺功能亢进患者   B. 高热患者

    C. 伤寒患者   D. 肾功能不全患者

    E. 便秘患者

19. 重度高血压患者宜采取   （   ）

    A. 高蛋白饮食   B. 低蛋白饮食   C. 高热量饮食

    D. 低盐饮食   E. 少渣饮食

20. 下列哪项**不符合**高蛋白饮食的原则   （   ）

    A. 在基本饮食的基础上增加蛋白质的量

    B. 可用于肾病综合征患者

    C. 蛋白质供给量为每日 $1.5\sim2.0g/kg$

    D. 每日蛋白质总量不超过 150g

    E. 饮食中增加肉、鱼、蛋、豆制品等动植物蛋白

21. **不属于**治疗饮食的是   （   ）

    A. 忌碘饮食   B. 低盐饮食   C. 低蛋白饮食

    D. 无盐饮食   E. 低脂饮食

22. 关于治疗饮食,下列哪项叙述**不对**   （   ）

    A. 高热量饮食可用于产妇

    B. 高蛋白饮食可用于癌症患者

    C. 低蛋白饮食可用于尿毒症患者

    D. 低脂肪饮食可用于胰腺疾病患者

    E. 高膳食纤维饮食可用于胃溃疡患者

23. 胃肠道手术后肛门已排气的患者开始进食时应给予   （   ）

    A. 半流质饮食   B. 普通饮食   C. 软质饮食

    D. 流质饮食   E. 低脂饮食

24. 关于疾病与饮食的关系,下列哪项**不正确**   （   ）

    A. 糖尿病患者少食碳水化合物   B. 肝炎患者禁食蛋白质

    C. 重度水肿患者限食盐   D. 胃溃疡患者宜食易消化食物

E. 伤寒患者禁食粗纤维食物

25. **不属于流质饮食的食物是**　　　　　　　　　　　　　　　（　　）
　　A. 肉汁　　　　　　B. 豆腐　　　　　　C. 豆浆　　　　　　D. 果汁　　　　　E. 牛奶

26. 行大便隐血试验的患者应选择的菜谱是　　　　　　　　　　（　　）
　　A. 蔬菜、炒猪肝　　　　　　　　　　B. 大白菜、五香牛肉
　　C. 花菜、炒鸡蛋　　　　　　　　　　D. 红烧鱼、菠菜汤
　　E. 红烧肉、蛋羹

27. 给患者喂食时，下列哪项**不妥**　　　　　　　　　　　　　（　　）
　　A. 卧床患者头转向一侧
　　B. 食物的温度应适宜
　　C. 固态及液态食物交替喂食
　　D. 为防止食物变冷，喂食动作应敏捷迅速
　　E. 进流质者可用吸管或水壶吸吮

28. 行大便隐血试验的患者应在试验前几天控制饮食　　　　　　（　　）
　　A. 1d　　　　　B. 2d　　　　　C. 3d　　　　　D. 4d　　　　　E. 5d

29. 下列患者可给予鼻饲饮食的是　　　　　　　　　　　　　　（　　）
　　A. 婴幼儿　　　　　　B. 经常呕吐者　　　　　　C. 拒绝进食者
　　D. 食欲低下者　　　　E. 拔牙者

30. 成人鼻饲时，胃管插入的长度为　　　　　　　　　　　　　（　　）
　　A. 15～25cm　　　　　B. 25～35cm　　　　　C. 35～45cm
　　D. 45～55cm　　　　　E. 55～65cm

31. 成人插胃管时，测量长度的正确方法是　　　　　　　　　　（　　）
　　A. 从鼻尖至耳垂再至剑突　　　　　B. 从鼻尖至剑突
　　C. 从耳垂至剑突　　　　　　　　　D. 从口至耳垂再至剑突
　　E. 从眉心至剑突

32. 插胃管时，患者出现呛咳、发绀，护士应　　　　　　　　　（　　）
　　A. 稍停片刻再插　　　　　　　　　B. 托起患者头部
　　C. 嘱患者深呼吸　　　　　　　　　D. 嘱患者做吞咽动作
　　E. 立即拔出胃管

33. 为昏迷患者插胃管至15cm时应托起头部，其目的是　　　　（　　）
　　A. 避免患者恶心　　　　　　　　　B. 防止胃管盘曲在口中
　　C. 增大咽部通道的弧度　　　　　　D. 避免损伤食管黏膜
　　E. 使喉部肌肉收缩，便于插管

34. 为患者鼻饲灌食后，再注入温开水的目的是　　　　　　　　（　　）
　　A. 使患者温暖舒适　　　　　　　　B. 便于准确记录入量
　　C. 防止患者呕吐　　　　　　　　　D. 冲净胃管，避免食物积存
　　E. 防止胃液反流

35. 需将药片研碎、溶解后再给予的是　　　　　　　　　　　　（　　）
　　A. 鼻饲患者　　　　　　B. 腹泻患者　　　　　　C. 发热患者

　D. 鼻出血患者　　　　　　　　E. 呕吐患者

36. 高蛋白饮食适用于下列哪类疾病的患者　　　　　　　　　　　　（　　）

　A. 肝炎　　　　　　　　　B. 胆囊炎　　　　　　　　C. 高血压病

　D. 贫血　　　　　　　　　E. 急性肾小球肾炎

37. 为昏迷患者插鼻饲管时最易发生　　　　　　　　　　　　　　　（　　）

　A. 管盘于口腔内插入不畅　　　　B. 恶心、呕吐

　C. 呼吸骤停　　　　　　　　　　D. 误入气管

　E. 出血

38. 为提高昏迷患者鼻饲插管的成功率,在插管前应采取的措施是　　（　　）

　A. 使患者头向后仰　　　　　　　B. 使患者头向前仰

　C. 使患者头偏向一侧再插　　　　D. 使患者下颌向前仰

　E. 使患者侧卧

39. 以下关于鼻饲法的操作,**错误**的是　　　　　　　　　　　　　（　　）

　A. 每次鼻饲量不超过 200ml　　　B. 应检查胃管是否通畅

　C. 牛奶和果汁不可同时灌入　　　D. 检查胃管是否在胃内可注少量温开水

　E. 如灌注药物,先将药片研碎、溶解

40. 插管操作结束后,为证实胃管是否在胃内,以下方法**错误**的是　　（　　）

　A. 注入少量空气,同时听胃部有无气过水声

　B. 抽吸出胃液

　C. 注入少量温开水,同时听胃部有无气过水声

　D. 胃管末端放入水杯有无气体逸出

　E. 抽吸出液体用 pH 试纸测试

41. 关于鼻饲患者的护理,下列**不妥**的是　　　　　　　　　　　　（　　）

　A. 每次灌注前回抽胃液　　　　　B. 每次鼻饲量 50ml

　C. 每次灌注流质后应注入温开水　D. 每日进行口腔护理

　E. 硅胶鼻饲管一般每月更换一次

42. 连续两次鼻饲的间隔时间应**不少于**　　　　　　　　　　　　　（　　）

　A. 1.0h　　　　B. 1.5h　　　　C. 2.0h　　　　D. 2.5h　　　　E. 3.0h

43. 患者,女,22 岁,患甲状腺功能亢进,需做忌碘试验,在检查前 7～60d 需**忌食**（　　）

　A. 河鱼　　　　B. 紫菜　　　　C. 牛奶　　　　D. 鸡蛋　　　　E. 白菜

44. 患者,女,42 岁,患重症肝炎,为减轻其肝脏负担,应采用　　　　（　　）

　A. 无盐饮食　　　　　　　　B. 少渣饮食　　　　　　　C. 低脂肪饮食

　D. 高蛋白饮食　　　　　　　E. 高膳食纤维饮食

45. 患者,女,35 岁,体温 38℃,口腔糜烂,疼痛难忍,根据病情,应给予哪种饮食（　　）

　A. 软质饮食　　　　　　　　B. 半流质饮食　　　　　　C. 流质饮食

　D. 高热量饮食　　　　　　　E. 高蛋白饮食

46. 患者,女,30 岁,因胃溃疡出血入院,现需做隐血试验,适宜的食谱是　（　　）

　A. 洋葱炒猪肝、青菜、榨菜肉丝汤

　B. 鱼、菠菜、豆腐汤

  C.芹菜炒肉丝、青椒豆腐干、蛋汤

  D.鲶鱼烧豆腐、土豆丝、豆腐汤

  E.红烧肉、西红柿鸡蛋、蛋汤

47.患者,男,78 岁,因呼吸道疾病入院,有数颗牙齿缺失,宜采用 　　　　　　（　　）

  A.半流质饮食　　B.软质饮食　　　C.普通饮食　　　D.流质饮食　　E.要素饮食

48.患者,女,56 岁,患心肌梗死,经治疗好转,现处于恢复期。此时最适宜的饮食是

                          （　　）

  A.高热量、低蛋白饮食　　　　　　　B.高热量、低脂肪饮食

  C.高纤维素、低脂肪饮食　　　　　　D.高膳食纤维、高蛋白饮食

  E.高膳食纤维、高热量饮食

49.患者,男,患慢性胆囊炎,将行胆囊造影,下列具体做法**错误**的是 　　　　（　　）

  A.检查前一日中午进高脂肪餐

  B.检查前一日晚餐进无脂肪、低蛋白、高碳水化合物饮食

  C.晚餐后口服造影剂,禁食、禁烟

  D.检查当日早餐清淡饮食

  E.第一次摄片如胆囊显影良好则进高脂肪餐,30min 后第二次摄片观察

50.患者,男,45 岁,甲状腺功能亢进,需进行^{131}I 治疗,下列饮食指导正确的是 　（　　）

  A.治疗中忌食绿色蔬菜　　　　　　B.治疗前 2 个月禁食海带、紫菜类食物

  C.治疗前 3d 禁食含碘高的食物　　　D.治疗当日禁用碘酊消毒皮肤

  E.治疗前 1 个月食用高纤维素食物

51.患者,女,35 岁,上消化道溃疡,拟行隐血试验,试验期内可进食 　　　　　（　　）

  A.动物血　　　　B.肉类　　　　　C.绿色蔬菜　　　D.山药　　　E.含铁药物

52.患者,女,28 岁,发热 2 个多月,咳嗽,盗汗,消瘦,诊断为肺结核,应给予 　　（　　）

  A.高蛋白、高热量饮食　　　　　　　B.高脂肪、高热量饮食

  C.高热量、低脂肪饮食　　　　　　　D.低盐、高蛋白饮食

  E.高热量、低蛋白饮食

（二）A3/A4 型题(每个病例下设若干题目,每题有 A、B、C、D、E 五个备选答案,请选择一个最佳答案)

(53～54 题共用题干)

患者,男,59 岁,近日来大便发黑,怀疑有消化道出血,医嘱行大便隐血试验。

53.患者在控制饮食期间**禁吃**的食物是 　　　　　　　　　　　　　　　　（　　）

  A.米饭　　　　B.豆腐　　　　　C.红薯　　　　D.菠菜　　　　E.蛋类

54.该患者定在 9 号化验,至少应在哪天开始控制**禁吃**的饮食 　　　　　　　（　　）

  A.3 号　　　　B.4 号　　　　　C.6 号　　　　D.7 号　　　　E.8 号

(55～56 题共用题干)

患者,男,16 岁,身高 170cm,体重 95kg,属于肥胖症。

55.该患者最适宜的饮食是 　　　　　　　　　　　　　　　　　　　　　　（　　）

  A.高热量饮食　　　　　B.高蛋白饮食　　　　　　C.低热量饮食

  D.低纤维素饮食　　　　E.半流质饮食

56. 该患者进一步检查发现血压一直偏高,其宜选择　　　　　　　　　　（　　）

　　A. 低蛋白饮食　　　　　　B. 高钠饮食　　　　　　C. 低盐饮食

　　D. 低纤维素饮食　　　　　E. 低嘌呤饮食

(57～58 题共用题干)

患者,男,66 岁,因伤寒收住入院。

57. 该患者应**禁食**　　　　　　　　　　　　　　　　　　　　　　　（　　）

　　A. 米饭　　　　　B. 豆腐　　　　　C. 红薯　　　　　D. 芹菜　　　　　E. 蛋类

58. 以下适合该患者的饮食是　　　　　　　　　　　　　　　　　　　（　　）

　　A. 骨头粥　　　　B. 笋　　　　　C. 川菜　　　　　D. 芹菜　　　　　E. 蛋羹

(59～61 题共用题干)

患者,男,76 岁,因尿毒症收住入院。

59. 医嘱给予优质低蛋白饮食,属于哪类医院饮食　　　　　　　　　　（　　）

　　A. 基本饮食　　　　　　　　B. 软质饮食　　　　　　C. 流质饮食

　　D. 治疗饮食　　　　　　　　E. 试验饮食

60. 该患者适宜的食物哪项**除外**　　　　　　　　　　　　　　　　（　　）

　　A. 酱瓜　　　　　B. 奶　　　　　C. 鱼　　　　　D. 肉　　　　　E. 蛋

61. 该患者蛋白质摄入的标准是　　　　　　　　　　　　　　　　　　（　　）

　　A. <40g/d　　B. <50g/d　　C. <60g/d　　D. <65g/d　　E. <70g/d

(62～66 题共用题干)

患者,女,77 岁,因车祸颅脑外伤收住入院,患者目前深昏迷。

62. 为保证患者营养,下列可采用的措施哪项**除外**　　　　　　　　（　　）

　　A. 进食流质　　　　　　　　B. 补液　　　　　　　　C. 鼻饲流质

　　D. 鼻饲要素饮食　　　　　　E. 输用白蛋白

63. 给患者插胃管时出现咳嗽、发绀,应采取的措施是　　　　　　　　（　　）

　　A. 拔出胃管　　　　　　　　B. 吸氧　　　　　　　　C. 继续插管

　　D. 置半卧位　　　　　　　　E. 稍停片刻,继续插管

64. 给患者鼻饲,以下操作**错误**的是　　　　　　　　　　　　　　（　　）

　　A. 确认胃管在胃内　　　　　B. 间隔不少于 2h

　　C. 每次量小于 200ml　　　　D. 鼻饲前后先温开水灌注

　　E. 鼻饲液温度为 50℃左右

65. 给患者鼻饲前,食物应加热至　　　　　　　　　　　　　　　　　（　　）

　　A. 25～30℃　　B. 35～37℃　　C. 38～40℃　　D. 40～42℃　　E. 45～50℃

66. 给患者鼻饲时,为防止发生并发症,以下操作**错误**的是　　　　（　　）

　　A. 口腔护理每天 2 次　　　　B. 清洁灌注器

　　C. 每天更换胃管　　　　　　D. 鼻饲前后需灌注温开水

　　E. 更换胃管时,灌注流质后拔出,次晨再插胃管

(67～69 题共用题干)

患者,女,46 岁,因上腹部钝痛,伴腹胀、反酸、嗳气半年,近期出现消瘦、乏力入院。

67. 为明确诊断,医嘱行大便隐血试验,其目的是　　　　　　　　　　（　　）

A. 检查粪便性状　　　　　　　　B. 检查粪便中有无血液

C. 检查粪便中有无寄生虫　　　　D. 检查粪便中有无异常代谢物

E. 检查粪便中有无致病菌

68. 试验前正确的饮食是　　　　　　　　　　　　　　　　　　　　（　　）

A. 进食富含铁剂的食物,纠正机体贫血

B. 进食高脂肪饮食,以刺激胆囊收缩排空

C. 进食土豆、豆制品及大白菜等清淡饮食

D. 进食新鲜绿色蔬菜,补充维生素

E. 进食动物高蛋白饮食,补充机体营养

69. 经检查确认为胃溃疡,正确的饮食是　　　　　　　　　　　　　（　　）

A. 食用易消化,富含热量、蛋白质及维生素食物

B. 甜品可补充能量,宜多食

C. 多喝牛奶,可修复受损组织,促进溃疡愈合

D. 多食粗纤维食品,促进胃肠消化

E. 根据口味可食用辛辣食物,促进食欲

二、填空题

1. 食管有三处生理性狭窄,即_____、_____、_____。

2. 医院饮食有_____、_____、_____三大类。

3. 插鼻饲管前,用液体石蜡润滑胃管前端约_____ cm,当胃管插入_____ cm 时,嘱患者做吞咽动作,插管深度为_____ cm。

4. 鼻饲者需用药物时,应将药片_____、_____后再灌入。

5. 为昏迷患者插胃管前所采取的体位是_____,插至_____ cm 时用左手托起头部使_____,以提高插管的成功率。

6. 证明胃管在胃内的 3 种方法:_____、_____、_____。

三、名词解释

1. 鼻饲法:

2. 治疗饮食:

3. 试验饮食:

4. 要素饮食:

四、简答题

1. 简述鼻饲法的适应证。

2. 简述插鼻饲管时可能会遇到的问题及处理方法。

五、分析题

患者,男,60 岁,因脑外伤昏迷入院,医嘱予鼻饲饮食,以维持营养的供给。请问:

1. 为该昏迷患者插胃管时如何提高成功率?

2. 证实胃管在胃内的方法有哪些?

【附　参考答案】

一、选择题

1.D	2.B	3.A	4.E	5.D	6.B	7.B	8.A	9.A	10.B
11.D	12.C	13.B	14.E	15.A	16.A	17.B	18.D	19.D	20.D
21.A	22.E	23.D	24.B	25.B	26.C	27.D	28.C	29.C	30.D
31.B	32.E	33.C	34.D	35.A	36.D	37.A	38.A	39.D	40.C
41.B	42.C	43.B	44.C	45.C	46.D	47.B	48.C	49.D	50.B
51.D	52.A	53.D	54.C	55.B	56.C	57.D	58.E	59.D	60.A
61.A	62.A	63.A	64.E	65.C	66.C	67.B	68.C	69.A	

二、填空题

1.食管起始处　食管与左支气管交叉处　食管通过膈肌处

2.基本饮食　治疗饮食　试验饮食

3.15～20　10～15　45～55

4.研碎　溶解

5.去枕头后仰　15　下颌角贴近胸骨柄

6.抽胃液　听气过水声　看气泡

三、名词解释

1.鼻饲法:将导管经鼻腔插入胃内,从管内灌注流质食物、水分和药物。

2.治疗饮食:是指在基本饮食的基础上,适当调整总热量和某种营养素,以适应病情需要,从而达到治疗目的的一类饮食。

3.试验饮食:在特定时间内,通过对饮食内容的调整以协助疾病的诊断和提高试验检查结果的正确性。

4.要素饮食:是由人工配制的、符合机体生理需要的各种营养素所合成,不需消化,可被肠道直接吸收的无渣饮食。

四、简答题

1.鼻饲法的适应证有:

(1)昏迷患者或不能经口进食者。

(2)口腔疾患、口腔手术后的患者。

(3)早产儿及危重病患者。

(4)拒绝进食的患者。

2.插鼻饲管时可能会遇到的问题及处理方法为:

(1)流泪:变换方向,向下插管。

(2)呛咳、发绀、呼吸困难:立即拔管,休息片刻。

(3)恶心、呕吐:暂停插管,嘱患者做深呼吸。

(4)有阻力:回拉一段,重新插入。

(5)盘于口腔:回拉一段,继续插入。

五、分析题

1. 提高该昏迷患者插胃管时成功率的做法是:插管前先协助患者去枕、头向后仰,插至15cm时用左手将患者头部托起,使下颌角贴近胸骨柄,再继续插入至预定长度。

2. 证实胃管在胃内的方法有:

(1)连接注射器抽吸,能吸出胃液。

(2)将胃管末端放入盛水碗内,无气泡逸出(此法可排除胃管在气道内)。

(3)置听诊器于胃部,用注射器快速经胃管向胃内注入10ml空气,能听到气过水声。

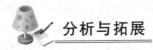 **分析与拓展**

1. 确认胃管插入胃内的方法

确认胃管插入胃内的方法有三种:①在胃管末端连接注射器抽吸,能抽出胃液;②置听诊器于患者胃部,用注射器快速经胃管向胃内注入10ml空气,听到气过水声;③将胃管末端置于盛水的治疗碗中,无气泡溢出。在临床工作中,我们以抽出胃液作为主要的判断标准,然而,判定抽出的液体是否为胃液则需要丰富的临床经验,因为置胃管过程中若胃管盘曲在食管内或误入呼吸道也会抽出少量黏液,造成对置管结果的误判。此时,应对抽出的少量黏液与患者空腹状态的胃液相鉴别,从食管或呼吸道抽出的少量黏液为白色黏稠状,不含食物残渣,量较小;而空腹状态下的胃液虽不含食物残渣,但性状稀薄,且量较大。采用听气过水声的方法时,应考虑到分辨气过水声时可受到室内嘈杂声或较强的肠鸣音、胃蠕动音的干扰,而且若注入空气的速度慢、胃管末端没有接触到胃液则不能产生气过水声,造成对置管结果的误判。此时,护士应集中注意力进行分辨,必要时调整胃管的位置;同时还要注意勿过多注入空气而避免患者腹胀。采用第三种方法时,若按标准操作且未见气泡逸出,可以提示胃管未置入气管内,但不能确定是否已置入胃中,原因是若在置管过程中胃管盘曲在咽后壁或食道内,则在患者口腔内见不到盘曲的胃管,而胃管末端在水中也不会出现气泡,所以用此法验证极易出现差错,不适宜单独用于验证胃管是否插入胃内。

2. 胃管留置时间

胃管留置时间主要是指单次留置胃管的最长时间。不同材质胃管留置时间不同;对于同一材质胃管,不同文献所报告的留置时间也不尽相同。一般地,普通橡胶胃管每周更换一次(目前橡胶胃管基本已被淘汰不用),硅胶胃管每月更换一次,DRW型胃管留置时间可达15d。其他文献的相关观点有:聚氨酯胃管的适宜留置时间为40～90d、90～180d、4个月及6个月不等;硅胶胃管的适宜留置时间为21～30d、3周、4周、5周及6周不等。除材质因素外,影响胃管留置时间的因素还包括患者因素、鼻饲液的种类及鼻饲方式等。因此,在临床工作中,应综合分析以确定适宜的胃管留置时间。

(苏吉儿)

第十二讲　排泄护理

一、选择题

(一)A1/A2 型题(每题有 A、B、C、D、E 五个备选答案,请选择一个最佳答案)

1. 多尿指昼夜尿量至少超过　　　　　　　　　　　　　　　　　　　　　　(　　)

　　A. 2000ml　　　　B. 2300ml　　　　C. 2500ml　　　　D. 2800ml　　　　E. 3000ml

2. 少尿的定义是 24h 尿量少于　　　　　　　　　　　　　　　　　　　　　(　　)

　　A. 40ml　　　　　B. 100ml　　　　　C. 400ml　　　　　D. 500ml　　　　　E. 1000ml

3. 无尿是指 24h 尿量少于　　　　　　　　　　　　　　　　　　　　　　　(　　)

　　A. 100ml　　　　　B. 400ml　　　　　C. 1000ml　　　　D. 1500ml　　　　E. 2500ml

4. 成人每 24h 尿量 300ml 属于　　　　　　　　　　　　　　　　　　　　　(　　)

　　A. 尿闭　　　　　B. 少尿　　　　　C. 无尿　　　　　D. 多尿　　　　　E. 排尿困难

5. 胆道梗阻患者的尿液可呈　　　　　　　　　　　　　　　　　　　　　　　(　　)

　　A. 鲜红色　　　　B. 乳白色　　　　C. 黄褐色　　　　D. 酱油色　　　　E. 淡黄色

6. 溶血反应时尿液呈酱油色,因为尿中含有　　　　　　　　　　　　　　　　(　　)

　　A. 胆红素　　　　B. 红细胞　　　　C. 淋巴液　　　　D. 白细胞　　　　E. 血红蛋白

7. 正常尿液比重的平均值是　　　　　　　　　　　　　　　　　　　　　　　(　　)

　　A. 1.010～1.015　　　　B. 1.015～1.025　　　　C. 1.030～1.040

　　D. 1.040～1.050　　　　E. 1.060～1.070

8. 尿比重固定在 1.010 左右提示　　　　　　　　　　　　　　　　　　　　　(　　)

　　A. 发热　　　　　　　　B. 休克　　　　　　　　C. 肾功能严重障碍

　　D. 泌尿系感染　　　　　E. 肾脏疾病

9. 尿量增多、尿比重固定在 1.010 左右提示肾脏　　　　　　　　　　　　　　(　　)

　　A. 功能正常　　　　　　B. 分泌功能异常　　　　C. 滤过功能障碍

　　D. 浓缩功能障碍　　　　E. 稀释功能障碍

10. 下列疾病与尿色有关的是　　　　　　　　　　　　　　　　　　　　　　(　　)

　　A. 溶血反应——酱油色　　　　　　B. 丝虫病——黄褐色

　　C. 黄疸、甲型肝炎——乳白色　　　 D. 肾盂肾炎——咖啡色

　　E. 使用维生素 B_2 后——淡黄色

11. 膀胱刺激征的表现是　　　　　　　　　　　　　　　　　　　　　　　　(　　)

　　A. 尿急、腰痛、尿频　　　　　　　B. 尿频、尿急、尿痛

　　C. 尿频、尿急、尿多　　　　　　　D. 尿多、尿急、尿痛

　　E. 尿频、尿多、尿痛

12. 尿液呈烂苹果样气味可见于　　　　　　　　　　　　　　　　　　　　　(　　)

　　A. 泌尿道感染　　　　　B. 阻塞性胆管炎　　　　C. 糖尿病酮症酸中毒

　　D. 有机磷农药中毒　　　E. 肝昏迷

13. 下列关于影响排尿活动的表述正确的是　　　　　　　　　　　　　　　　(　　)

　　A. 焦虑时可使会阴部肌肉扩张

    B. 手术后患者常出现尿失禁

    C. 老年人因膀胱张力差,易出现尿频症状

    D. 咖啡、茶、酒类和含盐饮料有利尿作用

    E. 冬季寒冷,外周血管收缩,使尿量减少

14. 利用条件反射促进尿潴留患者排尿的措施是　　　　　　　　　　　　　( )

    A. 耐心解释安慰　　　　B. 用屏风遮挡　　　　　C. 协助患者坐起解尿

    D. 用温水冲洗会阴　　　E. 用热水袋敷下腹部

15. 为膀胱高度膨胀的患者导尿时,第一次放尿不能超过1000ml,其目的是为了防止

    　　　　　　　　　　　　　　　　　　　　　　　　　　　　　　　( )

    A. 休克　　　　B. 脑缺血　　　　C. 血尿、虚脱　　　D. 胃扩张　　　E. 尿路感染

16. 以下解除尿潴留的措施中**错误**的是　　　　　　　　　　　　　　　　( )

    A. 嘱患者坐起排尿　　　B. 让其听流水声　　　　C. 口服利尿剂

    D. 轻轻按摩下腹部　　　E. 用温水冲洗会阴

17. 对尿失禁患者的护理中**错误**的是　　　　　　　　　　　　　　　　　( )

    A. 指导患者进行盆底肌肉锻炼

    B. 可采用接尿器或尿壶接尿

    C. 注意皮肤护理

    D. 长期尿失禁患者可给予留置导尿管

    E. 嘱患者少饮水,以减少尿量

18. 行盆腔器官手术前导尿的目的是　　　　　　　　　　　　　　　　　　( )

    A. 放出尿液减轻患者痛苦　　　　B. 收集尿培养标本

    C. 保持会阴部清洁干燥　　　　　D. 排空膀胱,避免术中误伤

    E. 测定膀胱压力和容量

19. 插导尿管前,再次消毒女性尿道口和小阴唇的顺序是　　　　　　　　　( )

    A. 自上而下,由内向外　　　　　B. 自上而下,由外向内

    C. 自下而上,由内向外　　　　　D. 自下而上,由外向内

    E. 由外向内再由内向外

20. 为成年男患者导尿时,提起阴茎使之与腹壁成60°,目的是　　　　　　( )

    A. 使耻骨前弯消失　　　　　　　B. 使耻骨下弯消失

    C. 扩张尿道内口　　　　　　　　D. 扩张尿道外口

    E. 扩张尿道膜部

21. 男患者导尿管插入的长度是　　　　　　　　　　　　　　　　　　　　( )

    A. 10～15cm　　　　B. 15～18cm　　　　C. 18～20cm

    D. 20～22cm　　　　E. 22～24cm

22. 为男患者导尿时,出现导尿管插入受阻,应该　　　　　　　　　　　　( )

    A. 拔出导尿管重新插入

    B. 嘱患者忍耐,用力插入

    C. 稍停片刻,嘱患者深呼吸再缓慢插入

    D. 更换金属导尿管

E. 行局部麻醉后,再插入导尿管

23. 为男患者导尿时,若导尿管在插入过程中受阻,可能的原因是 （　　）

A. 操作者用力过猛　　　　　　B. 导尿管太细、太软

C. 导尿管太粗　　　　　　　　D. 膀胱颈部肌肉收缩产生阻力

E. 插管方向错误

24. 为女患者导尿,下列步骤中**错误**的是 （　　）

A. 严格无菌操作　　　B. 患者取仰卧屈膝位　　　C. 插管动作宜轻慢

D. 导管插入尿道 4～6cm　　E. 若导管误入阴道,应立即拔出用原管重插

25. 需要留置导尿的患者是 （　　）

A. 子宫肌瘤手术前　　　　　　B. 取无菌尿标本培养

C. 测残余尿　　　　　　　　　D. 为尿潴留患者解除痛苦

E. 测量膀胱压力

26. 下列患者导尿后**不需**留置导尿的是 （　　）

A. 会阴部损伤　　　　　　　　B. 昏迷患者尿失禁

C. 盆腔内器官手术前　　　　　D. 截瘫引起尿潴留

E. 测量膀胱压力

27. 休克患者留置导尿最主要的目的是 （　　）

A. 保持床单位清洁干燥

B. 避免尿潴留

C. 收集细菌培养标本

D. 观察尿量,了解肾血流灌注情况

E. 引流尿液,促进有毒物质的排泄

28. 留置导尿的目的与下列哪项**无关** （　　）

A. 便于留取中段尿培养标本

B. 盆腔器官手术前准备

C. 观察休克患者尿量

D. 保持昏迷患者会阴部清洁干燥

E. 减轻膀胱手术后切口的张力

29. 帮助留置导尿患者锻炼膀胱反射功能的护理措施是 （　　）

A. 温水冲洗外阴 2 次/日　　　B. 每周更换导尿管

C. 间隙性引流夹管　　　　　　D. 定时给患者翻身

E. 鼓励患者多饮水

30. 为女患者导尿时下列操作**错误**的是 （　　）

A. 置患者于屈膝仰卧位

B. 脱下近侧裤褪盖到对侧腿上

C. 初次外阴消毒顺序为由外向内,自上而下

D. 插入导尿管深度 4～6cm

E. 第一次放尿不超过 1000ml

31. 患者,男,56 岁,尿毒症,精神萎靡,24h 尿量为 60ml。患者的排尿状况属于 （　　）

　　A. 正常　　　　　B. 尿闭　　　　　C. 少尿　　　　　D. 尿潴留　　　　E. 尿量偏少

32. 失血性休克患者,留置导尿,12h引流出尿液180ml,其目前的尿量状况属于　（　　）
　　A. 正常　　　　　B. 少尿　　　　　C. 无尿　　　　　D. 尿量偏少　　　E. 尿潴留

33. 患者,女,62岁,因泌尿系统感染入院。该患者排出的新鲜尿液气味可为　　（　　）
　　A. 氨臭味　　　　B. 粪臭味　　　　C. 芳香味　　　　D. 硫化氢味　　　E. 烂苹果味

34. 患者,女,56岁,在咳嗽、打喷嚏时出现不自主排尿现象,这种现象称为　　（　　）
　　A. 压力性尿失禁　　　　　B. 反射性尿失禁　　　　　C. 急迫性尿失禁
　　D. 功能性尿失禁　　　　　E. 部分尿失禁

35. 患者,女,50岁,尿潴留需行导尿术。初次消毒时,首先消毒的部位是　　（　　）
　　A. 大阴唇　　　　B. 小阴唇　　　　C. 尿道口　　　　D. 阴阜　　　　　E. 肛门

36. 患者,女,47岁,已10h未排尿,腹胀,排除尿道梗阻,用温水冲洗会阴的目的是
　　　　　　　　　　　　　　　　　　　　　　　　　　　　　　　　　　　（　　）
　　A. 分散注意力,减轻紧张心理　　　　B. 利用条件反射促进排尿
　　C. 清洁会阴,防止尿路感染　　　　　D. 利用温热作用预防感染
　　E. 使患者感觉舒适

37. 患者,男,45岁,膀胱高度膨胀且极度虚弱,一次放尿过多可导致血尿,其原因是
　　　　　　　　　　　　　　　　　　　　　　　　　　　　　　　　　　　（　　）
　　A. 尿道黏膜发生损伤
　　B. 膀胱内压突然降低,导致膀胱黏膜急剧充血
　　C. 操作过程中损伤尿道内口
　　D. 操作中损伤输尿管
　　E. 腹内压急剧下降,致大量血液滞留于腹腔血管内

38. 患者,男,72岁,失血性休克。护士遵医嘱留置导尿管,其目的是　　　　（　　）
　　A. 做尿培养检查　　　　　B. 引流潴留的尿液
　　C. 训练膀胱功能　　　　　D. 保持会阴部清洁干燥
　　E. 记录尿量,观察病情变化

39. 患者,男,72岁,因前列腺肥大造成排尿困难、腹胀痛。下列护理措施中正确的是
　　　　　　　　　　　　　　　　　　　　　　　　　　　　　　　　　　　（　　）
　　A. 让患者坐起排尿　　　　B. 用温水冲洗会阴部
　　C. 行导尿术　　　　　　　D. 听流水声
　　E. 下腹部置热水袋

40. 于0:30顺利分娩的产妇,至次晨7:00未排尿,主诉有尿意,下列护理措施中**不妥**的是　　　　　　　　　　　　　　　　　　　　　　　　　　　　　　　　　（　　）
　　A. 立即施行导尿术　　　　B. 协助其坐起排尿
　　C. 用温水冲洗会阴　　　　D. 用手轻轻按摩下腹部
　　E. 让其听流水声

41. 患者,男,55岁,尿道损伤后出现排尿困难,导尿后导尿管的留置时间一般为（　　）
　　A. 1～3d　　　B. 4～5d　　　C. 7～14d　　　D. 21～28d　　　E. 30～40d

42. 患者,女,60岁,脑出血,昏迷,给予留置导尿,下述护理措施中正确的是　　（　　）

A. 随时倾倒尿液,并提高引流管　　B. 每日更换留置导尿管

C. 每日做尿常规检查 1 次　　　　D. 每周用消毒液棉球擦拭尿道口

E. 发现尿液浑浊时进行膀胱冲洗

43. 患者,男,50 岁,行髋关节置换术后,下列防止泌尿系统感染的措施中哪项**不对**

（　　）

A. 训练床上排尿　　　　B. 适当活动　　　　　C. 及时止痛

D. 控制饮水　　　　　　E. 保持会阴清洁

44. 患者,男,54 岁,截瘫,留置导尿,尿液引流通畅,但尿色黄、浑浊,合适的护理措施是

（　　）

A. 记录尿量　　　　　　　B. 及时更换导尿管

C. 必要时清洗尿道口　　　D. 指导患者练习排空膀胱

E. 鼓励多饮水起到内冲洗的效果

45. 尿道刺激征中的尿痛是指　　　　　　　　　　　　　　　（　　）

A. 排尿时肾区疼痛　　　　　B. 排尿时会阴部疼痛

C. 排尿时尿道口疼痛　　　　D. 排尿时背部疼痛

E. 排尿时右下腹疼痛

46. 患者,女,37 岁,子宫肌瘤,住三人病室,术前需插导尿管,患者有顾虑不配合,应

（　　）

A. 尊重患者意见不插导尿管　　　B. 请家属协助说服

C. 与医生联系,暂缓插管　　　　D. 置屏风遮挡,解释插管目的

E. 请其他护士为其插管

47. 下列关于正常粪便的描述,哪项**错误**　　　　　　　　　（　　）

A. 成人每日排便量 100～300g　　B. 黄褐色

C. 柔软成形　　　　　　　　　　D. 每日有 1～2 次排便

E. 含有大量的黏液

48. 阻塞性黄疸患者的大便颜色呈　　　　　　　　　　　　　（　　）

A. 黑色　　　　B. 黄褐色　　　　C. 陶土色　　　　D. 暗红色　　　E. 鲜红色

49. 关于排便性质异常,**错误**的描述是　　　　　　　　　　（　　）

A. 上消化道出血者的粪便呈柏油色　　B. 阿米巴痢疾患者的粪便呈果酱色

C. 消化不良者大便呈腥臭味　　　　　D. 痔疮出血者在排便后有鲜血滴出

E. 痢疾患者的粪便为黏液脓血便

50. 下列描述正确的是　　　　　　　　　　　　　　　　　　（　　）

A. 胆道完全梗阻者的粪便呈暗黑色　　B. 肠套叠患者可有果酱样便

C. 痢疾患者排墨绿色便　　　　　　　D. 痔疮患者排暗红色便

E. 上消化道出血患者的粪便表面鲜红

51. 患者,男,40 岁,胃溃疡出血,出血量大时,患者大便可呈　　（　　）

A. 鲜红色　　　　B. 暗红色　　　　C. 柏油色　　　　D. 果酱色　　　E. 黄褐色

52. 患者,女,32 岁,溃疡性结肠炎,其粪便形态可呈　　　　　　（　　）

A. 米泔水样便　　　　　B. 柏油样便　　　　　C. 黏液脓血便

  D.白陶土样便   E.黄色软便

53.指导盆底肌肉收缩运动训练的护理措施适用于   （ ）

  A.便秘患者   B.大便失禁患者 C.尿潴留患者

  D.腹痛患者   E.腹泻患者

54.大量不保留灌肠的目的**不包括**   （ ）

  A.清洁肠道，为手术做准备   B.软化和清除粪便，解除便秘及胀气

  C.稀释肠道内有害物质，减轻中毒 D.治疗肠道内感染

  E.降温

55.下列哪项**不是**大量不保留灌肠的禁忌证   （ ）

  A.急性阑尾炎   B.胃溃疡手术前准备

  C.充血性心力衰竭   D.上消化道出血

  E.妊娠

56.哪项因素**不会**影响灌肠效果   （ ）

  A.患者的体位   B.溶液的温度 C.液量

  D.灌肠时的压力   E.灌肠的时间

57.配制"1、2、3"灌肠溶液，50％硫酸镁、甘油和温开水用量分别是 （ ）

  A.30ml、60ml、90ml B.90ml、30ml、60ml C.60ml、90ml、30ml

  D.30ml、90ml、60ml E.60ml、30ml、90ml

58.**不宜**采用0.1％肥皂液进行大量不保留灌肠的是   （ ）

  A.中暑时降温   B.肝昏迷患者 C.分娩前清洁肠道

  D.解除便秘   E.术前肠道准备

59.为肝昏迷患者灌肠时禁用碱性液是因为   （ ）

  A.易发生腹胀   B.增加氨的产生和吸收 C.防止发生酸中毒

  D.易造成肠穿孔   E.防止发生水肿

60.小量不保留灌肠适用于   （ ）

  A.高热降温   B.镇静催眠 C.急腹症

  D.肠道X线检查   E.腹部术后肠胀气

61.**不宜**做保留灌肠的患者是   （ ）

  A.高热惊厥   B.肛裂   C.慢性痢疾

  D.阿米巴痢疾   E.顽固性失眠

62.下列哪种情况可实施大量不保留灌肠   （ ）

  A.高热患者降温   B.心肌梗死患者 C.急腹症

  D.消化道出血   E.妊娠早期

63.下列哪种情况**不宜**实施清洁灌肠   （ ）

  A.钡灌肠造影前   B.直肠息肉切除术前 C.保胎孕妇

  D.结肠X线检查前   E.习惯性便秘

64.为伤寒患者进行不保留灌肠，液量和液面高度**不宜**超过   （ ）

  A.200ml、50cm   B.300ml、30cm C.500ml、30cm

  D.800ml、20cm   E.1000ml、10cm

65. 为伤寒患者灌肠时应注意　　　　　　　　　　　　　　　（　　）

　　A. 液体量不超过 800ml　　　　　　B. 患者应取仰卧位

　　C. 肛管插入 18cm　　　　　　　　　D. 灌肠后应保留 30min

　　E. 灌肠速度要缓慢

66. 下列小量不保留灌肠操作方法中哪一项**错误**　　　　　（　　）

　　A. 应迅速将液体灌入　　　　　　　B. 液量不超过 200ml

　　C. 患者取左侧卧位　　　　　　　　D. 肛管插入直肠 7～10cm

　　E. 保留 10～20min 再排便

67. 取右侧卧位灌肠的患者是　　　　　　　　　　　　　　　（　　）

　　A. 便秘患者　　　　　　B. 慢性痢疾患者　　　　　C. 阿米巴痢疾患者

　　D. 妊娠者　　　　　　　E. 肠伤寒患者

68. 大量不保留灌肠溶液流入受阻时，处理的方法是　　　　　（　　）

　　A. 拔管，重新插管　　　B. 降低灌肠筒　　　　　　C. 轻轻转动肛管

　　D. 嘱患者深呼吸　　　　E. 嘱患者快速呼吸

69. 下列插管长度**不妥**的是　　　　　　　　　　　　　　　（　　）

　　A. 大量不保留灌肠：7～10cm　　　　B. 小量不保留灌肠：7～10cm

　　C. 保留灌肠：15～20cm　　　　　　　D. 肛管排气：7～10cm

　　E. 男患者导尿：20～22cm

70. 下列关于灌肠的注意事项，哪项描述是**错误**的　　　　　（　　）

　　A. 伤寒患者灌肠液量不得超过 500ml

　　B. 急腹症、消化道出血、妊娠等禁忌灌肠

　　C. 肝性脑病患者可用肥皂水灌肠

　　D. 对顽固性失眠者可用保留灌肠法镇静、催眠

　　E. 中暑患者可用 4℃生理盐水行大量不保留灌肠

71. 下列腹泻患者的护理措施哪项**不妥**　　　　　　　　　　（　　）

　　A. 酌情给予流质或半流质　　　　　B. 嘱患者卧床休息

　　C. 观察记录粪便次数、性状　　　　D. 做好肛周护理

　　E. 定时训练盆底肌运动

72. 肛管排气时，保留时间一般**不超过**多少　　　　　　　　（　　）

　　A. 15min　　　　B. 20min　　　　C. 25min　　　　D. 30min　　　　E. 40min

73. 肛管排气合适的插管深度和置管时间是　　　　　　　　　（　　）

　　A. 7～10cm，50min 左右　　　　　　B. 10～12cm，40min 左右

　　C. 12～15cm，30min 左右　　　　　　D. 15～18cm，20min 左右

　　E. 18～22cm，10min 左右

74. 实施肛管排气，下列**不妥**的是　　　　　　　　　　　　（　　）

　　A. 协助患者取仰卧或侧卧位　　　　B. 肛管插入直肠 17cm

　　C. 按结肠解剖位置做离心按摩　　　D. 肛管所连接的橡胶管末端插入水瓶中

　　E. 保留肛管 1h

75. 行子宫全切术后 3d，患者出现腹胀、便秘，最佳的灌肠方法是　　（　　）

A. 清洁灌肠　　　　　　　B. 甘油加温开水灌肠　　　　C. 保留灌肠

D. 大量不保留灌肠　　　　E. 服导泻药

76. 为患者行大量不保留灌肠,当患者有便意时,处理方法为　　　　　　　　（　　）

A. 转动肛管　　　　　　　B. 抬高灌肠筒　　　　　　　C. 立即停止灌肠

D. 嘱患者快速呼吸　　　　E. 减慢或暂停灌液

77. 患者主诉排便后有鲜血滴出,可能的原因是　　　　　　　　　　　　　　（　　）

A. 下消化道出血　　　　　B. 肠息肉　　　　　　　　　C. 痔疮出血

D. 直肠癌　　　　　　　　E. 痢疾

78. 患者,女,43岁,中暑,体温41.5℃。遵医嘱灌肠降温,正确的做法是　　　（　　）

A. 选用0.1%～0.2%肥皂水　　　　B. 选用4℃的0.9%氯化钠溶液

C. 灌肠液量每次<500ml　　　　　D. 灌肠时患者取右侧卧位

E. 灌肠后保留1h排便

79. 患者,男,34岁,患阿米巴痢疾。患者实施保留灌肠时采取右侧卧位,其目的是

　　　　　　　　　　　　　　　　　　　　　　　　　　　　　　　　　　（　　）

A. 提高药液疗效　　　　　　　　　B. 减少对患者刺激

C. 使患者舒适安全　　　　　　　　D. 缓解患者痛苦

E. 减轻药物毒副作用

80. 王阿姨,40岁,入院诊断为慢性细菌性痢疾,需行灌肠治疗,护士应指导患者采取

　　　　　　　　　　　　　　　　　　　　　　　　　　　　　　　　　　（　　）

A. 仰卧位　　　B. 俯卧位　　　C. 膝胸卧位　　　D. 左侧卧位　　　E. 右侧卧位

81. 患者,男,60岁,失眠。遵医嘱予10%水合氯醛20ml睡前保留灌肠,正确的操作是

　　　　　　　　　　　　　　　　　　　　　　　　　　　　　　　　　　（　　）

A. 灌肠液的温度为28℃　　　　　　B. 嘱患者右侧卧位

C. 液面与肛门距离35～40cm　　　　D. 将臀部垫高10cm

E. 将肛管插入直肠7～9cm

82. 患者,男,69岁,肠胀气明显,主诉腹胀及腹痛。下列护理措施**错误**的是　（　　）

A. 向患者解释出现肠胀气的原因

B. 指导患者进食易消化的食物,多食用豆类

C. 鼓励患者进行适当活动

D. 进行腹部热敷

E. 必要时行肛管排气

83. 患者,男,35岁,行腹部术后2d,主诉腹胀,叩诊鼓音。最佳的处理方法是　（　　）

A. 清洁灌肠　　　　　　　B. 保留灌肠　　　　　　　C. 大量不保留灌肠

D. 肛管排气　　　　　　　E. 服药导泻

84. 患者,女,26岁,出现肠胀气,予肛管排气后缓解不明显,再次进行排气时应间隔

　　　　　　　　　　　　　　　　　　　　　　　　　　　　　　　　　　（　　）

A. 2～3h　　　B. 60min　　　C. 40min　　　D. 30min　　　E. 15min

85. 李先生,患慢性阿米巴痢疾,用2%黄连素灌肠治疗,下列护理措施**错误**的是（　　）

A. 在晚间睡眠前灌入　　　　　　　B. 灌肠前患者先排便

    C. 灌肠时患者取左侧卧位   D. 肛管插入直肠 15~20cm

    E. 灌入后保留 1h 以上

（二）A3/A4 型题（每个病例下设若干题目，每题有 A、B、C、D、E 五个备选答案，请选择一个最佳答案）

（86~89 题共用题干）

患者，女，56 岁，行卵巢癌术后第二天拔除尿管后 7h 未能自行排尿。患者主诉有尿意，但解不出。查体：耻骨联合上膨隆，考虑尿潴留。

86. 为患者提供的护理措施中，体现维护其自尊的是   （   ）

    A. 教育其养成良好的排尿习惯   B. 耐心解释并提供隐蔽的排尿环境

    C. 调整体位以协助排尿   D. 按摩其下腹部，使尿液排出

    E. 温水冲洗会阴以诱导排尿

87. 为患者实施导尿时，第 2 次消毒的顺序是   （   ）

    A. 自上而下，由外向内   B. 自下而上，由外向内

    C. 自下而上，由内向外   D. 自上而下，由内向外

    E. 根据患者的要求进行消毒

88. 导尿后首次放出尿液**不应**超过   （   ）

    A. 1000ml   B. 1200ml   C. 1500ml   D. 1700ml   E. 2000ml

89. 如果首次放尿过多，可能会发生   （   ）

    A. 膀胱挛缩   B. 加重不舒适感   C. 血尿和虚脱

    D. 诱发膀胱感染   E. 膀胱反射功能恢复减慢

（90~94 题共用题干）

患者，男，35 岁，因外伤导致尿失禁，现遵医嘱为该患者进行留置导尿。

90. 为患者留置导尿的目的是   （   ）

    A. 测量尿比重   B. 预防泌尿系感染   C. 记录每小时尿量

    D. 保持膀胱空虚状态   E. 引流尿液，保持会阴部清洁干燥

91. 导尿管插入见尿液流出的深度是   （   ）

    A. 4~6cm   B. 8~12cm   C. 12~16cm

    D. 16~20cm   E. 20~22cm

92. 为使耻骨前弯消失，应提起阴茎与腹壁成   （   ）

    A. 60°   B. 50°   C. 40°   D. 30°   E. 20°

93. 护士护理该患者时应   （   ）

    A. 每周更换集尿袋一次   B. 每日检查尿常规

    C. 每日清洁外阴及尿道口 2 次   D. 嘱患者卧床，不要翻身，防止引流管脱落

    E. 持续引流，防止尿路感染

94. 为避免泌尿系感染和结石形成，在病情许可下，患者每日应摄取足够液体使尿量维持在   （   ）

    A. 1000ml 以上   B. 1500ml 以上   C. 2000ml 以上

    D. 2500ml 以上   E. 3000ml 以上

(95～97题共用题干)

患者,女,42岁,今晨在腰麻下行子宫肌瘤切除术,术后6h未解尿,主诉下腹胀痛。体检可见耻骨联合上膨隆,扪及囊性包块,叩诊呈实音。

95.该患者目前主要的护理问题是 　　　　　　　　　　　　　　　　(　　)

　　A.尿潴留　　　　B.尿少　　　　　C.无尿　　　　　D.尿闭　　　　E.尿失禁

96.诱导患者排尿的护理措施是 　　　　　　　　　　　　　　　　(　　)

　　A.用温水冲洗会阴　　　　B.定期排尿　　　　　C.提供隐蔽环境

　　D.安慰患者　　　　　　　E.调整体位

97.诱导排尿无效,给予导尿,误入阴道应 　　　　　　　　　　　　(　　)

　　A.拔出后原管重插　　　　B.更换导尿管再插管　　　　C.拔出后,原管经消毒重插

　　D.安慰患者,次日再插　　E.改为药物治疗

(98～100题共用题干)

患者,男,62岁,截瘫,留置导尿。

98.预防泌尿系并发症,下列护理措施中重要的是 　　　　　　　　(　　)

　　A.嘱患者多饮开水　　　　B.每天更换导尿管　　　　C.每天检查尿常规

　　D.大量使用抗生素　　　　E.膀胱冲洗

99.拔管前采用间隙性夹管以训练膀胱功能,开放间隔时间是 　　(　　)

　　A.1～2h　　　　B.3～4h　　　　C.5～6h　　　　D.7～8h　　　　E.6～7h

100.医嘱停止留置导尿,拔除导尿管最好的时间是 　　　　　　　(　　)

　　A.排空膀胱时　　B.膀胱充盈时　　C.清晨　　　　D.饭后1h　　　E.睡前

(101～102题共用题干)

叶军,男,47岁,因尿路感染收住入院。

101.该患者每日推荐饮水量为 　　　　　　　　　　　　　　　　(　　)

　　A.500ml以上　　　　　B.1000ml以上　　　　　C.2000ml以上

　　D.3000ml以上　　　　　E.4000ml以上

102.医嘱予尿培养检查,该患者不会自行留取中段尿,予导尿留取,留取量至少为

　　　　　　　　　　　　　　　　　　　　　　　　　　　　　(　　)

　　A.1ml　　　　　B.3ml　　　　　C.5ml　　　　　D.10ml　　　　E.15ml

(103～104题共用题干)

患者,男,50岁,患慢性细菌性痢疾,医嘱予抗生素灌肠。

103.下列哪项**不妥** 　　　　　　　　　　　　　　　　　　　(　　)

　　A.晚上临睡前灌入　　　　B.药量<200ml　　　　C.患者取右侧卧位

　　D.肛管插入15cm　　　　E.臀部抬高10cm

104.灌肠筒液面距离肛门**不宜**超过 　　　　　　　　　　　　(　　)

　　A.60cm　　　　B.40cm　　　　C.30cm　　　　D.50cm　　　　E.20cm

(105～107题共用题干)

患者,女,60岁,患高血压,喜吃甜食,喜欢喝豆浆,活动量少。现患者主诉腹胀、呃逆,腹部叩诊呈鼓音。

105.该患者可能出现的情况是 　　　　　　　　　　　　　　　　(　　)

A. 肠痉挛　　　B. 肠胀气　　　　C. 肠梗阻　　　　D. 肠套叠　　　E. 肠坏死

106. 目前可采用的护理措施是　　　　　　　　　　　　　　　　　　（　　　）

A. 腹部热敷　　　　　　B. 小量不保留灌肠　　　　C. 清洁灌肠

D. 保留灌肠　　　　　　E. 药物灌肠

107. 患者病情加重，并出现气急、呼吸困难，可采取的护理措施是　　（　　　）

A. 腹部热敷　　　　　　B. 小量不保留灌肠　　　　C. 清洁灌肠

D. 保留灌肠　　　　　　E. 肛管排气

(108～110 题共用题干)

患者，男，诊断为慢性细菌性痢疾，医嘱予药物灌肠治疗。

108. 该患者应采取的正确卧位是　　　　　　　　　　　　　　　　（　　　）

A. 平卧位　　　B. 侧卧位　　　　C. 左侧卧位　　　D. 右侧卧位　　E. 截石位

109. 该患者应选用哪种灌肠方式　　　　　　　　　　　　　　　　（　　　）

A. 大量不保留灌肠　　　B. 小量不保留灌肠　　　　C. 清洁灌肠

D. 保留灌肠　　　　　　E. 药物灌肠

110. 下列关于灌肠的注意事项，哪项描述是**错误**的　　　　　　　（　　　）

A. 伤寒患者灌肠液量不得超过 500ml

B. 急腹症、消化道出血、妊娠等禁忌灌肠

C. 肝昏迷患者可用肥皂水灌肠

D. 中暑患者可用 4℃ 生理盐水进行大量不保留灌肠

E. 对顽固性失眠者可予保留灌肠进行镇静、催眠

(111～113 题共用题干)

吴先生，46 岁，体温持续 40℃ 以上，医嘱予生理盐水大量不保留灌肠。

111. 以下灌肠操作步骤哪项**错误**　　　　　　　　　　　　　　　（　　　）

A. 为患者置侧卧位　　　　　　B. 灌肠液 800ml，液温 28℃

C. 插管深度 7～10cm　　　　　D. 液面距肛门 50cm

E. 嘱患者 10min 后排出液体

112. 灌肠过程中患者感觉腹胀、有便意，处理方法是　　　　　　　（　　　）

A. 拔出肛管，停止灌肠　　　　B. 降低灌肠筒，嘱患者深呼吸

C. 稍移动肛管，观察流速　　　D. 加大灌肠压力，快速灌入

E. 挤捏肛管，嘱患者忍耐片刻

113. 灌肠后应嘱患者保留溶液的时间和测量体温的时间分别为　　　（　　　）

A. 5～10min；排便后 20min　　　B. 5～10min；排便后 30min

C. 10～20min；排便后 30min　　　D. 30min；排便后 30min

E. 30min；排便后 1h

(114～115 题共用题干)

患者，男，48 岁，患慢性细菌性痢疾，用 1‰黄连素灌肠。

114. 下述哪项**不妥**　　　　　　　　　　　　　　　　　　　　　（　　　）

A. 晚上临睡前灌入　　　B. 药量＜200ml　　　　C. 患者取右侧卧位

D. 肛管插入 15cm　　　　E. 臀部抬高 10cm

115. 保留灌肠的溶液量**不宜超过** （　　）

    A. 50ml   B. 100ml   C. 150ml   D. 200ml   E. 250ml

（116～118 题共用题干）

患者，男，57 岁，因慢性细菌性痢疾收住入院。

116. 该患者需保留灌肠，卧位为 （　　）

    A. 左侧卧位   B. 右侧卧位   C. 半卧位

    D. 半坐卧位   E. 头低足高卧位

117. 为患者行保留灌肠时应指导患者抬高臀部，其目的是 （　　）

    A. 促进药液吸收   B. 尽快到达病灶   C. 减轻药液刺激

    D. 防止药液溢出   E. 保证起效迅速

118. 为患者行保留灌肠时，灌肠液的量**不宜超过** （　　）

    A. 250ml   B. 200ml   C. 300ml   D. 350ml   E. 400ml

（119～121 题共用题干）

患者，女，65 岁，严重失眠，医嘱予 10％水合氯醛保留灌肠。

119. 该患者灌肠时间宜在 （　　）

    A. 清晨起床前   B. 早餐后 30min   C. 两餐之间

    D. 午睡后   E. 晚上睡眠前

120. 为该患者灌肠时，药液灌入后再注入温开水的量为 （　　）

    A. 3～5ml   B. 5～10ml   C. 10～15ml

    D. 15～20ml   E. 20～30ml

121. 为该患者灌肠时，**错误**的是 （　　）

    A. 明确灌肠目的   B. 灌肠前嘱患者排便

    C. 肛管选择要细，且插入要浅   D. 液量不宜过多

    E. 灌入药液流速宜慢

（122～126 题共用题干）

患者，女，35 岁，子宫肌瘤，医嘱定于明天手术，今晚做术前肠道准备。

122. 为该患者提供的最有效的护理措施是 （　　）

    A. 清洁灌肠   B. 保留灌肠   C. 调整排便姿势

    D. 腹部环行按摩   E. 大量不保留灌肠

123. 灌肠筒液面距离肛门约 （　　）

    A. 10～20cm   B. 20～30cm   C. 30～40cm

    D. 40～60cm   E. 60～80cm

124. 肛管插入直肠的深度是 （　　）

    A. 3～6cm   B. 7～10cm   C. 11～13cm

    D. 14～16cm   E. 18～20cm

125. 当液体灌入 100ml 时患者感觉腹胀、有便意，正确的护理措施是 （　　）

    A. 停止灌肠

    B. 协助患者平卧

    C. 嘱患者张口深呼吸并减慢灌肠速度

    D.提高灌肠筒高度

    E.移动肛管或挤捏肛管

  126.灌肠过程中若患者出现脉速、面色苍白、出冷汗、腹痛,正确的处理是 　　　　(　　)

    A.移动肛管 　　　　　　B.停止灌肠 　　　　　　　C.挤捏肛管

    D.调整灌肠筒高度 　　　E.嘱患者放松,深呼吸

二、填空题

  1.正常人一昼夜尿量约 _____ ml,24h 尿量＞_____ ml 为多尿,24h 尿量＜_____ml 或每小时尿量＜_____ ml 为少尿,24h 尿量＜_____ ml 为无尿。

  2.当患者膀胱高度膨胀时,第一次放尿不超过_____ ml,如大量放尿可导致_____ 和_____。

  3.指导尿失禁患者_____可以逐步恢复排尿的控制能力。

  4.尿失禁分为_____、_____、_____。

  5.长期留置导尿患者为防止泌尿道逆行感染,更换集尿袋应_____一次,尿常规检查应_____一次。

  6.血红蛋白尿呈_____色,胆红素尿呈_____色。

  7.女性尿道长_____ cm,尿道外口位于_____下方。男性尿道长约_____ cm,有两个弯,即_____和_____,三个狭窄即_____、_____、和_____。

  8.导尿时,男患者插管长度为_____,女患者插管长度为_____。

  9.肛管排气时肛管插入长度为_____,肛管保留的时间为_____。

  10.上消化道出血时粪便呈_____,下消化道出血时粪便呈_____,阿米巴痢疾患者大便呈_____,梗阻性黄疸患者大便呈_____。

三、名词解释

  1.无尿:

  2.多尿:

  3.尿失禁:

  4.尿潴留:

  5.导尿术:

  6.便秘:

  7.腹泻:

  8.肛管排气法:

四、简答题

  1.请说出导尿时的注意事项。

  2.留置导尿者的护理措施有哪些?

  3.如何护理尿失禁患者?

  4.请比较各种灌肠法的异同点。

  5.保留灌肠时,应采取哪些措施以利于药物的保留和吸收?

五、分析题

  (一)患者,女,45 岁,行胃大部切除术后 8h 未排尿,主诉下腹部剧烈胀痛,有尿意但排

尿困难。检查:耻骨联合上膨隆,可触及一囊性包块。

1.请列出护理诊断与相关因素。

2.该作如何处理?

(二)患者,男,50 岁,在高温环境下工作 5h 后感到全身软弱、乏力,感头晕、头痛,出汗减少。检查:体温 41℃、面色潮红、脉搏 110 次/min、呼吸 24 次/min。诊断:轻度中暑。医嘱:大量不保留灌肠。请问:

1.灌肠的目的是什么?

2.可选用何种溶液?

3.灌肠液的温度和液量为多少?

4.灌肠时需注意哪些问题?

【附   参考答案】

一、选择题

1. C	2. C	3. A	4. B	5. C	6. E	7. B	8. C	9. D	10. A
11. B	12. C	13. C	14. D	15. C	16. C	17. E	18. D	19. A	20. A
21. D	22. C	23. D	24. E	25. A	26. E	27. D	28. A	29. C	30. B
31. B	32. B	33. A	34. A	35. D	36. B	37. B	38. E	39. D	40. A
41. C	42. E	43. D	44. E	45. C	46. D	47. E	48. C	49. C	50. B
51. C	52. C	53. B	54. D	55. B	56. E	57. A	58. B	59. B	60. B
61. B	62. A	63. C	64. C	65. E	66. A	67. C	68. C	69. D	70. C
71. E	72. B	73. D	74. E	75. B	76. E	77. C	78. B	79. D	80. D
81. D	82. B	83. D	84. A	85. C	86. B	87. D	88. A	89. C	90. E
91. E	92. A	93. C	94. C	95. A	96. A	97. B	98. A	99. B	100. B
101. C	102. C	103. C	104. C	105. B	106. A	107. E	108. C	109. D	110. C
111. E	112. B	113. D	114. C	115. B	116. A	117. D	118. B	119. E	120. B
121. C	122. E	123. D	124. B	125. C	126. B				

二、填空题

1.1000～2000   2500   400   17   100

2.1000   虚脱   血尿

3.盆底肌收缩运动

4.真性尿失禁   假性尿失禁   压力性尿失禁

5.每日   每周

6.酱油或浓茶   黄褐

7.3～5   阴蒂   18～20   耻骨前弯   耻骨下弯   尿道内口   膜部   尿道外口

8.20～22cm   4～6cm

9.15～18cm   <20min

10.柏油色   暗红色   果酱色   陶土色

三、名词解释

1.无尿:指 24h 尿量少于 100ml 或者 12h 内无尿液,见于严重休克、急性肾功能衰竭等患者。

2.多尿:指 24h 尿量经常超过 2500ml,常见于糖尿病、尿崩症、肾功能衰竭等。

3.尿失禁:排尿失去意识控制或不受意识控制,尿液不自主地流出。

4.尿潴留:尿液大量存留在膀胱内而不能自主排出。

5.导尿术:指在严格无菌操作下,用导管经尿道插入膀胱引流尿液的方法。

6.便秘:指正常的排便型态改变,排便次数减少,排出过干过硬的粪便,且排便不畅、困难。

7.腹泻:指正常排便型态改变,频繁排出松散稀薄的粪便甚至水样便。

8.肛管排气法:将肛管从肛门插入直肠,以排除肠腔内积气。

四、简答题

1.导尿时的注意事项有:

(1)用物必须严格灭菌,按无菌操作进行,预防泌尿系统感染。

(2)耐心解释,保护患者自尊,操作环境要遮挡。

(3)为女患者导尿时,如导尿管误入阴道,应立即换管重新插入。

(4)选择光滑和粗细适宜的导尿管,插管时动作要轻柔,避免损伤尿道黏膜。

(5)对膀胱高度膨胀且又极度虚弱的患者,第一次放尿不应超过 1000ml,这是因为如果大量放尿,使腹腔内压力突然降低,血液大量滞留腹腔血管内,导致血压下降而虚脱;也可因膀胱内突然减压,引起黏膜急剧充血而发生血尿。

2.留置导尿者的护理措施有:

(1)防止泌尿系统逆行感染的措施:保持尿道口清洁,每天常规会阴护理,消毒尿道口;及时排空集尿袋;确保引流管和集尿袋低于耻骨联合;定时更换集尿袋和导尿管;多饮水,适当活动;遵医嘱使用抗生素。

(2)妥善固定,保持引流通畅:避免导尿管扭曲、受压、堵塞等。

(3)观察尿液:注意倾听患者的主诉以及观察尿液的颜色、性状、量等,若有异常及时汇报医生,并进行处理。

(4)如病情许可,鼓励患者适当活动和多饮水(每天 2000ml 以上),以起到自然冲洗尿路的作用。

(5)训练患者的膀胱功能:可采取间歇性夹闭、开放导尿管,促进膀胱功能的恢复。

3.尿失禁患者的护理措施有:

(1)心理护理:尿失禁给患者生活带来诸多不便使患者的心理压力很大。医护人员应尊重理解患者,给予安慰、开导和鼓励,使其树立战胜疾病的信心,积极配合治疗和护理。

(2)皮肤护理:注意保持皮肤清洁干燥。可使用尿垫或床上铺橡胶单和中单;经常用温水清洗会阴部皮肤,勤换衣裤、床单、尿垫等,保持床单元的清洁、干燥、平整,减少异味。根据皮肤情况,定时翻身、按摩受压部位,防止压疮的发生。

(3)外部引流:必要时应用接尿装置引流尿液。女患者可用女式尿壶紧贴外阴接取尿液。男患者可用尿壶接取尿液,但应注意保护接触部位,防止摩擦损伤局部,也可采用阴茎套连接引流袋接尿,但此法只宜短期使用。每天要定时取下阴茎套和尿壶,清洗会阴部及阴茎。

(4)重建正常的排尿功能:①摄入适当的液体。如病情允许(肾功能衰竭、心肺疾病者禁忌),鼓励指导患者每日白天摄入液体2000~3000ml。②训练膀胱功能。定时使用便器,建立规则的排尿习惯。制订排尿时间表,起初白天每隔1~2h使用便器1次,夜间每隔4h使用便器1次,以后间隔时间逐渐延长,以促进排尿功能恢复。③锻炼盆底肌。指导患者进行骨盆底部肌肉的锻炼,以增强控制排尿的能力,具体方法是患者取立、坐或卧位,试做排尿(排便)动作,先慢慢收紧盆底肌肉,再缓慢放松,每次10s左右,连续10遍,坚持每日多次,以不觉疲乏为宜。若病情许可,可做抬腿动作或下床走动,以增强腹部肌肉的力量。

(5)对长期尿失禁患者应给予留置导尿管持续或定时放尿,避免尿液浸渍皮肤,发生皮肤破溃。但要注意锻炼膀胱壁肌肉张力。

4.各种灌肠法的异同点:

	大量不保留灌肠	小量不保留灌肠	保留灌肠
目的	解除便秘,某些手术、检查或分娩前准备,高热降温	解除便秘、缓解肠胀气,适用于腹、盆腔手术后及危重、老弱患者	镇静、催眠、治疗肠道感染
灌肠溶液	0.1%~0.2%皂液,生理盐水	1、2、3溶液,油剂	10%水合氯醛,2%小檗碱,0.5%~0.1%新霉素
溶液量	成人500~1000ml	<200ml	<200ml
溶液温度	一般:39~41℃用于降温:28~32℃用于中暑患者:4℃	38℃	39~41℃
卧位	左侧或平卧	左侧或平卧	依病情而定
插管深度	7~10cm	7~10cm	15~20cm
压力(液面距肛门)	40~60cm	<30cm	<30cm
溶液保留时间	5~10min	10~20min	1h以上

5.保留灌肠时有利于药物保留和吸收的措施有:

(1)保留灌肠前嘱患者排便,肠道排空有利于药液吸收。了解灌肠目的和病变部位,以确定患者的卧位和插入肛管的深度。

(2)肠道感染患者最好选在临睡前灌肠,因此时活动最少,药液易于保留和吸收。

(3)保留灌肠时,应选择稍细的肛管,并且插入要深,液量要小,压力要低,灌入速度要慢,以减少刺激,使灌入的药液能保留较长时间,利于肠黏膜吸收。

(4)药液灌毕,抬高臀部约10cm。

五、分析题

(一)

1.护理诊断:尿潴留,与手术用麻醉药有关。

2.应作如下处理:

(1)心理护理:针对患者的心态给予解释和安慰,以缓解其窘迫及焦虑不安。

(2)提供排尿的环境:拉床帘或用屏风遮挡,以达到视觉隐蔽;适当调整治疗时间,使患者安心排尿。

（3）调整体位和姿势：酌情为卧床患者略抬高上身或扶助患者坐起，尽量以习惯姿势排尿。对需绝对卧床或某些手术患者，应事先有计划地训练床上排尿，以免因排尿姿势改变而导致尿潴留。

（4）热敷、按摩下腹部，以放松肌肉，促进排尿。

（5）利用条件反射诱导排尿，如让患者听流水声，或用温开水冲洗会阴部。

（6）根据医嘱给予肌内注射卡巴可，或采用针灸治疗。

（7）经上述处理无效时，根据医嘱采取导尿术。

（二）

1．灌肠的目的是降温、减轻中暑症状。

2．可选用的灌肠液是等渗盐水。

3．液量为 500～1000ml，温度为 4℃。

4．灌肠时需注意：

（1）随时观察病情，发现脉速、面色苍白、出冷汗、腹痛、心慌气促等，应停止灌肠并与医生联系。

（2）掌握溶液的温度、浓度、流速、压力和溶液的量。当灌肠过程中患者出现腹胀或便意时，嘱做深呼吸及降低灌肠筒的位置，或暂停片刻以减轻腹压。与患者交谈，分散其注意力。

（3）嘱患者灌肠后不要立即排便，使液体保留 30min 以上再排出。排便后，隔 30min 测量体温，与前次体温对照，并做好记录，如体温未降，应及时与医生联系。

（4）做好心理护理。

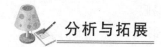

分析与拓展

1. 女患者导尿消毒过程

（1）初步消毒外阴：指导并协助患者清洗外阴。左手戴手套或指套，右手持血管钳夹消毒液棉球，依次消毒阴阜、大阴唇，接着左手分开大阴唇消毒小阴唇、尿道口；污棉球、纱布置弯盘内；消毒毕，将弯盘移至床尾。

（2）在患者两腿之间打开导尿包。戴无菌手套，铺洞巾，使洞巾和内层包布形成一无菌区。用注射器测试尿管是否通畅及球囊部是否漏气，用液体石蜡棉球润滑导尿管前端。

（3）再次消毒外阴：左手分开小阴唇，右手用血管钳夹消毒液棉球自上而下依次消毒尿道口、双侧小阴唇、尿道口，拭毕左手仍固定小阴唇。

2. pH 与导尿管更换时间的确定

一般硅胶导尿管在使用 3～4 周后才可能发生硬化现象，美国疾病预防控制中心推荐的时间原则是：尽量减少更换导尿管的次数，以避免尿路感染，导尿管只是在发生堵塞时才更换。这是因为频繁更换导尿管既给患者带来不必要的痛苦，又浪费卫生资源，并增加护士的工作强度。发生导尿管堵塞的时间有较大的个体差异，其中患者尿液的 pH 是影响微生物繁殖和尿液沉淀的重要因素，尿液 pH>6.8 者发生堵塞的概率比尿液 pH<6.7 者高 10 倍。

因此，临床护理过程中应动态监测留置导尿患者尿液的 pH，并根据尿液 pH 将患者进行分类，对高危堵塞类患者（pH>6.8），更换导尿管的时间为 2 周，非高危堵塞类患者（pH<6.7），更换导尿管的时间为 4 周，甚至更长。

3. 特殊患者的灌肠要求

(1)心力衰竭患者：主要的处理措施之一是控制体内细胞外液的容量,以控制钠盐的摄入,减轻体液潴留,降低心脏前负荷而缓解心力衰竭,因此禁用等渗氯化钠溶液灌肠。

(2)肝性脑病患者：主要的处理措施之一是减少肠内有毒物质,以保持排便通畅。通过导泻或灌肠清除肠内含氮物质而减轻肝性脑病。肠内 pH 保持在 5～6 偏酸环境,则血中氨逸出肠黏膜而进入肠腔,最后形成铵盐排出体外。如用碱性溶液灌肠,肠内 pH 呈碱性,则肠腔内铵盐可形成氨而进入脑中,加重肝性脑病。因此,禁用肥皂水灌肠。

(3)伤寒患者：伤寒的病理损害以回肠末端的淋巴组织最为显著,伤寒患者主要的并发症是肠出血、肠穿孔。当伤寒患者出现便秘时,可先用等渗氯化钠溶液低压灌肠,无效时改用 50％甘油或液体石蜡 100ml 灌肠。禁用泻药或高压灌肠,以免引起肠道并发症。因此,为伤寒患者灌肠的溶液量要少、压力要低。

(王　凤)

第十三讲　冷热疗法

一、选择题

(一)A1/A2 型题(每题有 A、B、C、D、E 五个备选答案,请选择一个最佳答案)

1. 下列关于热疗促进浅表炎症消散或局限的陈述中,**错误**的是　　　　　　　　(　　)
   A. 溶解坏死组织,使炎症局限
   B. 促进炎性渗出物吸收和消散
   C. 降低细胞活力和细胞的代谢
   D. 增强新陈代谢和白细胞的吞噬功能
   E. 使局部血管扩张,改善血液循环,有助于坏死组织清除

2. 下列可用热水坐浴的是　　　　　　　　(　　)
   A. 阴道出血患者　　　　　B. 月经量过多患者　　　　　C. 急性盆腔炎患者
   D. 会阴部充血患者　　　　E. 妊娠 8 个月的孕妇

3. 下列可使用热敷的患者是　　　　　　　　(　　)
   A. 牙痛患者　　　　　　　B. 静脉炎患者　　　　　　　C. 胃出血患者
   D. 脑水肿患者　　　　　　E. 踝关节扭伤早期患者

4. 患者,男,体温 39.5℃,使用冰袋降温,以下护理措施**不妥**的是　　　　　　　　(　　)
   A. 冰块融化后应及时更换
   B. 随时观察冰袋有无漏水
   C. 当体温降至 39℃以下时可取下冰袋
   D. 若用冷部位皮肤出现苍白、青紫应立即取下冰袋
   E. 冰袋使用后 1～2h 应测体温,以观察降温效果

5. 患者,女,24 岁,使用局部冷疗法缓解牙痛,其机制是　　　　　　　　(　　)
   A. 减轻深部组织充血　　　　　　B. 降低细胞的新陈代谢
   C. 降低痛觉神经的兴奋性　　　　D. 降低神经末梢的敏感性

E. 使肌肉松弛,解除肌肉痉挛

6. 患者,男,32 岁,左小腿因故划伤,护士嘱其禁忌在此部位使用冷疗的主要原因是用冷后会出现　　　　　　　　　　　　　　　（　　）

  A. 皮疹   B. 关节疼痛   C. 肌肉痉挛

  D. 局部肿胀疼痛   E. 局部血流减少,组织营养不良

7. 患者,女,65 岁,下楼时不慎扭伤踝关节,1h 后来急诊科就诊,护士应给予　（　　）

  A. 热敷   B. 冷敷   C. 热水足浴

  D. 按摩推拿   E. 冷、热敷交替

8. 患者,男,40 岁,行痔疮手术后,遵医嘱给予热水坐浴,下列操作**不妥**的是　（　　）

  A. 水温调至 60~70℃   B. 坐浴盆需无菌   C. 坐浴前需排空膀胱

  D. 坐浴时间 15~20min   E. 坐浴后应更换敷料

9. 婴儿室有一早产儿,体温不升,需用热水袋保暖,下列操作正确的是　　（　　）

  A. 调节水温为 60~70℃

  B. 直接将热水袋置于所需处

  C. 观察皮肤变化,发现皮肤潮红应降低水温

  D. 观察皮肤变化,发现皮肤潮红应改用湿热敷

  E. 观察皮肤变化,发现皮肤潮红应立即停用

10. 患者,男,18 岁,面部危险三角区感染化脓,护士告知患者此部位忌用热敷,其主要原因是　　　　　　　　　　　　　　　　　　　　　　　　（　　）

  A. 易加重局部出血

  B. 易加重局部化脓

  C. 易加重局部肿胀和疼痛

  D. 局部皮肤敏感性差,容易烫伤

  E. 易导致细菌入血,使炎症扩散,造成颅内感染

11. 患者,女,72 岁,因脑血管意外致左侧肢体偏瘫,在患侧肢体使用热水袋保暖时水温不能过高的原因是　　　　　　　　　　　　　　　　　　　　（　　）

  A. 皮肤对热敏感   B. 血管反应敏感   C. 局部血液循环不良

  D. 皮肤感觉迟钝或麻痹   E. 热刺激可加重原发病

12. 患者,男,28 岁,因腹痛难忍、面色苍白、出冷汗来院就诊,在未确诊之前,护士**不应**采取的措施是　　　　　　　　　　　　　　　　　　　　　（　　）

  A. 询问病史   B. 与医生联系   C. 测量生命体征

  D. 备好急救物品   E. 给予热水袋止痛

13. 患者,女,38 岁,因输入含钾药物致静脉炎,采用硫酸镁湿热敷时,下列操作正确的是　　　　　　　　　　　　　　　　　　　　　　　　　　（　　）

  A. 将水温调至 60~70℃

  B. 局部皮肤涂液体石蜡以防烫伤

  C. 用敷料钳拧干敷布,以不滴水为宜

  D. 用手腕掌侧试温后将敷布直接放于患处

  E. 热敷时间为 30~60min

14. 局部持续长时间用冷可造成　　　　　　　　　　　　　　　　　　（　　　）

　　A. 患者体温下降过低　　　　　　　　B. 局部细胞代谢发生障碍

　　C. 使皮肤软弱,抵抗力降低　　　　　　D. 肌肉、肌腱和韧带等组织松弛

　　E. 因神经末梢的反射作用而使局部血管扩张

15. 高热、中暑患者使用冷疗法的目的是　　　　　　　　　　　　　　　（　　　）

　　A. 减轻局部充血或出血　　　　　　　B. 减轻疼痛

　　C. 控制炎症扩散　　　　　　　　　　D. 降低体温

　　E. 使患者舒适

16. 使用冰袋降温的主要散热方式是　　　　　　　　　　　　　　　　（　　　）

　　A. 挥发　　　　B. 蒸发　　　　　　C. 散发　　　　　D. 传导　　　E. 对流

17. 在浅表性炎症后期用热的主要目的是　　　　　　　　　　　　　　（　　　）

　　A. 减轻组织水肿　　　　B. 溶解坏死组织　　　　C. 解除肌肉痉挛

　　D. 降低神经兴奋性　　　E. 使血管扩张充血,改善血液循环

18. 患者,女,32 岁,体温 39.5℃,遵医嘱进行乙醇擦浴,置热水袋于足部,其目的主要是

　　　　　　　　　　　　　　　　　　　　　　　　　　　　　　　　（　　　）

　　A. 防止腹泻　　　　　　B. 防止脑水肿　　　　　　C. 防止局部冻伤

　　D. 避免患者寒战和不适　E. 防止反射性心律失常

19. 患者,男,30 岁,因脑外伤昏迷 2d,持续高热,体温 40.5℃,遵医嘱给予冰帽降温以防
止发生脑水肿的机制是　　　　　　　　　　　　　　　　　　　　　（　　　）

　　A. 降低颅内压

　　B. 提高脑细胞的活力

　　C. 溶解坏死组织,使炎症局限

　　D. 降低脑细胞代谢,减少脑细胞耗氧

　　E. 降低毛细血管通透性,减轻组织对神经末梢的压力

20. 患者,男,34 岁,体温 39.8℃,遵医嘱予以乙醇擦浴,在操作过程中出现以下哪种情
况可继续擦拭　　　　　　　　　　　　　　　　　　　　　　　　　（　　　）

　　A. 皮肤青紫　　　　　　B. 皮肤潮红　　　　　　C. 出现寒战

　　D. 面色苍白　　　　　　E. 呼吸异常

21. 乙醇擦浴降温的主要机制是　　　　　　　　　　　　　　　　　　（　　　）

　　A. 辐射散热　　　　　　B. 传导散热　　　　　　C. 蒸发散热

　　D. 对流散热　　　　　　E. 渗透散热

22. 冷疗控制炎症扩散的机制是　　　　　　　　　　　　　　　　　　（　　　）

　　A. 增强白细胞的吞噬功能　　　　　　B. 降低神经的兴奋性

　　C. 降低细菌的活力　　　　　　　　　D. 溶解坏死组织

　　E. 增强免疫功能

23. 使用冰帽,患者肛温低于 30℃会导致　　　　　　　　　　　　　　（　　　）

　　A. 意识不清　　　　　　B. 心室颤动　　　　　　C. 组织水肿

　　D. 呼吸困难　　　　　　E. 血压低

24. 下列选项**不属于**热疗目的的是　　　　　　　　　　　　　　　　（　　　）

A.促进炎症的消散和局限 B.减轻深部组织充血

C.解除疼痛 D.减慢炎症扩散

E.保暖

25.为全身麻醉未清醒患者用热水袋时,水温**不应**超过   ( )

 A.40℃ B.50℃ C.60℃

 D.70℃ E.80℃

26.**不宜**热水坐浴的患者是   ( )

 A.痔疮手术后 B.肛门部充血 C.外阴部炎症

 D.肛裂感染 E.急性盆腔炎

27.患者,女,全身微循环障碍,临床上**禁忌**使用冷疗的原因是   ( )

 A.可引起腹泻 B.可发生冻伤 C.可发生过敏

 D.可降低血液循环,会影响创面愈合

 E.可导致组织缺血缺氧而变性坏死

28.使用红外线灯照射的作用**不包括**   ( )

 A.消炎、镇痛 B.利于上皮再生 C.减轻局部充血

 D.促进创面干燥结痂 E.促进肉芽组织生长

29.下列何种情况**不宜**采用热水坐浴疗法   ( )

 A.痔疮手术后 B.肛门部充血 C.外阴炎症

 D.肛门周围炎症 E.女性月经期

30.影响热疗效应的因素有   ( )

 A.用热方式 B.用热时间 C.用热温度

 D.用热面积 E.以上都是

31.面部危险三角区感染时禁忌用热,其原因是为了**防止**   ( )

 A.加重患者的疼痛 B.加重局部出血 C.掩盖病情

 D.造成面部烫伤 E.导致颅内感染

32.患儿,男,5岁,发热入院,入院时体温为39.1℃,护士为该患儿行温水擦浴时,水温应调节为   ( )

 A.26~28℃ B.28~30℃ C.30~32℃

 D.32~34℃ E.34~36℃

33.乙醇擦浴时,置冰袋于头部是为了   ( )

 A.防止反射性心律失常 B.防止脑水肿

 C.防止头部充血 D.提高脑细胞对缺氧的耐受性

 E.有利于脑细胞功能的恢复

34.一中学生在体育课上不慎扭伤脚踝来医院就诊,护士的正确处理是对局部进行   ( )

 A.热敷 B.冷敷 C.冷、热敷交替

 D.热水足浴 E.按摩推拿

35.为高热患者进行乙醇擦浴时,**不正确**的做法是   ( )

 A.乙醇的浓度为25%~35% B.置冰袋于患者足下

C. 擦浴时禁拭前胸、腹部、后颈　　　 D. 擦浴后半小时测体温

E. 擦浴中应注意观察患者的全身情况

36. 乙醇擦浴正确的做法是　　　　　　　　　　　　　　　　　　　　（　　）

A. 置热水袋于头部,置冰袋于足底　 B. 乙醇温度为 32～34℃

C. 擦浴时应摩擦皮肤以利散热　　　 D. 胸腹、足心应延长擦浴时间

E. 患者发生寒战时应加快操作

37. 乙醇擦浴时,**禁忌**拍拭的部位是　　　　　　　　　　　　　　　（　　）

A. 颈部和上肢　　　　　 B. 背部和肘窝　　　　　　 C. 腋窝和腹股沟

D. 前胸和腹部　　　　　 E. 腘窝和下肢

38. 下列影响冷疗的因素中**错误**的是　　　　　　　　　　　　　　　（　　）

A. 冷疗的方法不同,效果也不同　　 B. 冷疗效果与面积成正比

C. 冷疗时间与效果成正比　　　　　 D. 不同个体对冷的反应不同

E. 环境温度影响冷效应

39. 患者,男,60 岁,胃癌晚期,体温 39.5℃,护士按医嘱行乙醇擦浴降温。当患者出现面色苍白、寒战,或出现脉搏、呼吸异常时,应该　　　　　　　　　　　（　　）

A. 嘱患者坚持一下　　　　　 B. 立即停止并报告医生

C. 嘱患者深呼吸　　　　　　 D. 暂停片刻后继续

E. 为患者增加一床棉被后继续输液

40. 使用烤灯照射创面时,灯距和照射时间分别为　　　　　　　　　　（　　）

A. 30～50cm,20～30min　　　　　 B. 30～50cm,30～40min

C. 50～60cm,20～30min　　　　　 D. 50～60cm,30～40min

E. 20～30cm,30～40min

41. 小张因走路不慎导致脚踝扭伤,护士为其应用化学制冷袋冷敷局部,可维持冷疗的时间为　　　　　　　　　　　　　　　　　　　　　　　　　　　　（　　）

A. 1h　　　　 B. 2h　　　　 C. 3h　　　　 D. 4h　　　　 E. 5h

42. 患者,男,77 岁,突然腹痛,面色苍白,大汗淋漓,护士**不应**采取的措施是　（　　）

A. 询问病史　　　　　　　 B. 通知医生

C. 给热水袋以缓解疼痛　　 D. 测生命体征

E. 安慰患者

43. 患者,男,38 岁,扁桃体摘除术后,护士为其使用冰袋颈部冷敷,下列操作方法**错误**的是　　　　　　　　　　　　　　　　　　　　　　　　　　　　（　　）

A. 用水冲去冰块棱角

B. 冰块装满冰袋后,排气并拧紧盖子

C. 使用中如冰块融化,需重新更换

D. 冰袋放入套中才能使用

E. 冷敷时间不超过 30min

44. 小儿、昏迷及感觉迟钝的患者,用热水袋的水温应为　　　　　　　　（　　）

A. 40℃　　　 B. 45℃　　　 C. 50℃　　　 D. 55℃　　　 E. 60℃

45. 患者,男,35 岁,因颅脑外伤入院,行甘露醇静脉滴注后,左上肢出现静脉炎,护士应

用硫酸镁进行局部热湿敷,热湿敷水温应控制在 （ ）

    A. 32~34℃   B. 38~51℃   C. 43~46℃   D. 50~60℃   E. 60~70℃

46. 患者,男,35岁,鼻唇沟处有一感染化脓灶,以下护理措施**错误**的是 （ ）

    A. 肌内注射抗生素   B. 口服抗生素   C. 局部换药处理

    D. 局部热湿敷   E. 局部涂抗生素药膏

47. 患者,男,30岁,左侧踝关节扭伤。为防止皮下出血与肿胀,早期应 （ ）

    A. 冷热交替敷   B. 局部按摩   C. 冷湿敷

    D. 热湿敷   E. 松节油涂擦

48. 患者,50岁,腹痛难忍,面色苍白,大汗淋漓,下列措施中**错误**的是 （ ）

    A. 询问病史   B. 使用热水袋以减轻疼痛   C. 测量生命体征

    D. 通知医生   E. 病情监测

(二)A3/A4 型题(每个病例下设若干题目,每题有 A、B、C、D、E 五个备选答案,请选择一个最佳答案)

(49~50 题共用题干)

患者,男,1岁,咳嗽流涕一天,夜起发热入院,体温 39.5℃,神志清楚。

49. 护士应采取的降温措施是 （ ）

    A. 冷湿敷   B. 化学制冷   C. 乙醇擦浴

    D. 温水擦浴   E. 冰袋

50. 操作中的注意事项,**不正确**的是 （ ）

    A. 冷疗时间应 30~40min

    B. 腋窝、腹股沟等处适当延长用冷时间

    C. 冷疗后 30min 复测体温并记录

    D. 胸前区、腹部和足底等处禁用冷疗

    E. 随时观察患儿情况

(51~53 题共用题干)

患者,女,28岁,产后高热,面部潮红,呼吸急促,脉搏快,医嘱用冰袋降温。

51. 以下冰袋放置部位**不正确**的是 （ ）

    A. 前额   B. 头顶部   C. 腋下

    D. 腹股沟   E. 足底

52. 因为此部位用冷后可反射性引起 （ ）

    A. 血管扩张   B. 皮下出血   C. 心律不齐

    D. 一过性冠状动脉收缩   E. 冻伤

53. 可取下冰袋的时机是指当体温降至 （ ）

    A. <35℃   B. <36℃   C. <37℃

    D. <38℃   E. <39℃

(54~57 题共用题干)

患者,女,28岁,分娩过程中行会阴部侧切,现切口局部出现红、肿、热、痛,给予红外线灯局部照射。

54. 红外线灯的灯距应调节为 （ ）

A. 10～20cm B. 20～30cm C. 30～50cm

D. 50～60cm E. 50～70cm

55. 照射时间宜控制在 （　）

A. 40～50min B. 30～40min C. 4～20min

D. 20～30min E. 10min 以内

56. 照射过程中发现局部皮肤发红,患者诉有疼痛感,应采取的措施是 （　）

A. 换用低功率灯泡

B. 抬高红外线灯,以增大照射距离

C. 立即停用,局部涂凡士林

D. 局部皮肤用纱布覆盖后继续使用

E. 用布覆盖灯泡后继续使用

57. 照射结束后,需嘱患者休息 15min 后再离开病室,目的是 （　）

A. 观察疗效 B. 促进炎症局限 C. 减轻疼痛

D. 防止晕倒 E. 预防感冒

二、填空题

1. 高热降温时可置冰袋于_____、_____和体表大血管流经处。

2. 乙醇擦浴拍拭双上肢应在_____、_____、_____处稍用力并延长停留时间,以促进散热。

3. 成人使用热水袋的水温应控制在_____℃,老人、婴幼儿等特殊患者使用热水袋的水温应低于_____℃。

4. 温水浸泡适用于_____、_____、_____、_____等部位的感染。

5. 温水浸泡的水温应控制在_____℃。

6. 冷觉感受器多位于真皮的_____,温觉感受器多位于真皮的_____。

7. 应用冰帽进行头部降温时应监测肛温,维持肛温不得低于_____℃。

8. 冰帽使用的目的是_____、_____。

9. 为患者进行冷湿敷时,敷布须浸透冰水,拧至_____为宜。

10. 乙醇擦浴时禁忌擦拭_____、_____、_____、_____等部位。

11. 红外线烤灯多次治疗后,局部皮肤可出现_____、_____。

12. 面部热敷后应间隔_____min 后方可外出,以防感冒。

13. 女性患者处于_____、_____、_____等时期以及发生阴道出血、急性盆腔炎等不宜坐浴。

三、名词解释

1. 继发效应:

2. 冷热疗法:

四、简答题

1. 简述热疗的禁忌证。

2. 简述冷疗法的禁忌部位及原因。

3. 给患者使用热水袋时应注意什么问题?

五、分析题

患者,男,40 岁,中暑高热入院。T 41℃,P 124 次/min,R 24 次/min,护士为其做乙醇擦浴。请问:

1.乙醇擦浴浓度和温度是多少?

2.乙醇擦浴的注意事项有哪些?

【附　参考答案】

一、选择题

1. C　2. D　3. B　4. E　5. D　6. E　7. B　8. A　9. E　10. E
11. D　12. E　13. C　14. B　15. D　16. D　17. B　18. D　19. D　20. B
21. C　22. C　23. B　24. D　25. B　26. E　27. E　28. C　29. E　30. E
31. E　32. D　33. C　34. B　35. B　36. B　37. D　38. C　39. B　40. A
41. B　42. C　43. B　44. C　45. B　46. D　47. C　48. B　49. D　50. A
51. E　52. D　53. E　54. C　55. D　56. C　57. E

二、填空题

1.前额　头顶部

2.腋窝　肘窝　手心

3.60～70　50

4.手　足　前臂　小腿

5.43～46

6.上层　下层

7.30

8.头部降温　预防脑水肿

9.不滴水

10.胸前区　腹部　后颈　足底

11.网状红斑　色素沉着

12.30

13.月经期　妊娠后期　产后 2 周内

三、名词解释

1.继发效应:用冷或热超过一定时间,将产生与生理效应相反的作用,是机体避免长期用热或冷对组织的损伤而引起的防御反应。

2.冷热疗法:是通过冷或热作用于人体的局部和全身,以达到止血、阵痛、消炎、降温和增进舒适的作用,是临床上常见的物理治疗方法。

四、简答题

1.热疗的禁忌证包括:

(1)未明确诊断的急性腹痛。

(2)面部危险三角区的感染。

(3)各种脏器出血。

(4)软组织损伤或扭伤的早期。

(5)其他：孕妇、恶性病变部位、皮肤湿疹、金属移植部位等。

2.冷疗法的禁忌部位及原因包括：

(1)枕后、耳廓、阴囊：易引起冻伤。

(2)心前区：易引起反射性心率减慢、心房纤颤及房室传导阻滞。

(3)腹部：易引起腹痛、腹泻。

(4)足底：易引起反射性末梢血管收缩或一过性冠状动脉收缩。

(5)水肿部位：冷疗可使局部血管收缩，血流减少，循环减慢，影响组织间液的吸收。

3.给患者使用热水袋时应注意：

(1)注意测定水温，一般患者 60～70℃，婴幼儿、老人、昏迷及肢体麻痹者温度为 50℃以下。热水袋不可直接接触患者皮肤，应用布套包裹防止烫伤。

(2)使用中经常观察皮肤颜色，发现皮肤潮红，应停用，并涂凡士林保护。

(3)严格执行交接班制度，持续使用者需注意保持合适的水温。

五、分析题

1.乙醇浓度为 25%～35%；温度为 32～34℃。

2.乙醇擦浴的注意事项有：

(1)擦浴过程中，注意观察局部皮肤情况及患者反应。

(2)胸前区、腹部、后颈、足底为擦浴的禁忌部位。

(3)新生儿及血液病高热患者禁用乙醇擦浴。

(4)擦浴全过程不超过 20min，避免患者着凉。

(5)擦浴时，以拍拭(轻拍)方式进行，避免用摩擦方式，因摩擦易生热。

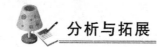 分析与拓展

1.冻伤的急救处理

冻伤的抢救最重要的是迅速将患者移到温暖的环境中，脱去患者寒冷或潮湿的衣服，然后用毛巾、毛毯包裹全身。如衣服、鞋袜与人体冻结不易解脱，不可勉强，以免撕脱皮肤，最好采用 40～42℃温水浸泡全身，待融化后再脱。温水能快速恢复体温，但不宜浸泡过久，约15～30min，见肢体红润，体温接近正常即可，然后迅速送医院。对局部冻伤的急救目的是使冻结的体液恢复正常，因此，若能使患部周围变温暖，很快可以治愈。切忌把患者直接泡入热水中或者用火烤，否则会使冻伤加重。如果是严重冻伤，不能搓揉，以免组织坏死。

2.化学制冷袋和化学加热袋的使用

(1)化学制冷袋，可代替冰袋，维持时间 2h，具有方便、实用的特点。化学制冷袋有两种：一种是一次性的，它是将两种化学制剂分成两部分装在特制密封的聚乙烯塑料袋内，使用时将两种化学制剂充分混合即可。另一种可反复使用，又称超级冷袋。它是内装凝胶或其他冰冻介质的冰袋，将其放入冰箱 4h，其内容物由凝胶状态变为固态。使用时从冰箱中取出冰袋，在常温下内容物吸热，又由固态变为凝胶状态。使用后冷袋外壁用消毒液擦拭，置冰箱内，可再次使用。

（2）化学加热袋，是密封的塑料袋，内盛两种化学物质，使用时将化学物质充分混合，使袋内的两种化学物质发生反应而产热。化学物质反应初期温度不高，以后逐渐加热并有一个高峰期。化学加热袋最高温度可达76℃，平均温度约为56℃，可持续使用2h左右。化学加热袋使用方法与热水袋相同，一定要加布套或包裹后使用。

（赵　静）

第十四讲　标本采集

一、选择题

（一）A1/A2型题（每题有A、B、C、D、E五个备选答案，请选择一个最佳答案）

1. 以下关于标本采集的叙述，正确的是　　　　　　　　　　　　　　　　　（　　）
   A. 尿糖定性，留12h尿标本　　　　　B. 尿妊娠试验，睡前留尿
   C. 痰培养标本，先清水漱口再留取　　D. 查蛲虫，便盆应先加温
   E. 咽拭子培养，在扁桃体及咽部取分泌物

2. 同时抽取不同种类的血标本时，注入试管的正确顺序是　　　　　　　　　（　　）
   A. 干燥试管→抗凝试管→血培养瓶　　B. 干燥试管→血培养瓶→抗凝试管
   C. 抗凝试管→血培养瓶→干燥试管　　D. 血培养瓶→干燥试管→抗凝试管
   E. 血培养瓶→抗凝试管→干燥试管

3. 有关标本采集的原则，**错误**的是　　　　　　　　　　　　　　　　　　（　　）
   A. 由护士填写检验申请单并签全名
   B. 选择适当的标本容器
   C. 向患者说明检验目的和注意事项
   D. 及时采集，量要准确
   E. 采集细菌培养标本应在患者使用抗生素前

4. 关于血培养标本的采集原则，**错误**的一项是　　　　　　　　　　　　　（　　）
   A. 已使用抗生素者在检验单上注明
   B. 必须空腹采集
   C. 培养瓶内不可混入消毒剂和防腐剂
   D. 采集量一般为5ml
   E. 严格无菌操作

5. 采集全血标本测血糖含量，以下做法正确的是　　　　　　　　　　　　　（　　）
   A. 采用抗凝试管　　　　　　　　　　B. 饭后2h采血
   C. 可以从输液针头处采血　　　　　　D. 血液注入试管后不能摇动
   E. 采血后将针头贴近试管壁缓慢注入

6. 有关清洁中段尿培养标本的采集正确的是　　　　　　　　　　　　　　　（　　）
   A. 清洁、消毒外阴　　　　　　　　　B. 留取中段尿液约15ml
   C. 饮水1000ml后采集　　　　　　　　D. 采集后应留置一段时间后送检
   E. 停用抗生素后即可收集

7. 关于尿标本采集方法**错误**的一项是　　　　　　　　　　　　　　　　　（　　）

A. 女性患者在月经期可以留取尿标本

B. 尿培养标本取中段尿

C. 做尿糖定量留取 12h 或 24h 尿

D. 常规标本收集晨尿 100ml

E. 昏迷患者可通过导尿术留取标本

8. 测定尿蛋白定量所加入的防腐剂是 （ ）

A. 硫酸　　　　　B. 甲苯　　　　　C. 甲醛　　　　　D. 浓盐酸　　　　E. 稀盐酸

9. 符合标本采集原则的是 （ ）

A. 注明标本采集时间　　　　　　B. 细菌培养标本应加防腐剂

C. 所有容器必须无菌　　　　　　D. 医生填写检验申请单

E. 检验单一出,即刻采集

10. 若同时抽取几个项目的血液标本,首先应注入 （ ）

A. 抗凝试管　　　　　B. 干燥试管　　　　　C. 液体石蜡瓶

D. 血培养瓶　　　　　E. 清洁试管

11. 患者,30 岁,高热 3d,咽部肿痛,全身乏力。遵医嘱做咽试子培养,以下操作**不正确**的是 （ ）

A. 培养管口应在酒精灯火焰上消毒　　　　B. 采集咽部及扁桃体分泌物

C. 用无菌拭子培养管留取标本　　　　　　D. 进餐后可立即采集

E. 用长棉签蘸无菌生理盐水擦拭采集部位

12. 患者,男,28 岁,发热、心悸 5d,医生拟诊亚急性细菌性心内膜炎,为明确诊断需为患者做血培养,应取血 （ ）

A. 18～20ml　　B. 10～15ml　　C. 6～8ml　　D. 4～5ml　　E. 2～3ml

13. 某护士在患者留取的尿标本中放入了浓盐酸,请问该患者留取的尿标本是为做下列哪项检查 （ ）

A. 尿糖定性　　　　　B. 尿蛋白定量　　　　　C. 尿 17-羟类固醇检查

D. 尿浓缩查结核杆菌　　　　　E. 尿细胞计数

14. 患者,女,58 岁,初步诊断为"糖尿病",需做尿糖定量检查,尿标本采集方法是 （ ）

A. 留清晨第一次尿约 100ml　　　　　B. 随时留尿 100ml

C. 饭前留尿 100ml　　　　　　　　　D. 饭后留尿 100ml

E. 留 24h 尿

15. 孕妇在产检的时候被告知要做尿常规检查,请问尿常规检查应何时采集尿标本 （ ）

A. 饭前 30min 留尿　　　B. 随时收集尿液　　　C. 12h 尿

D. 24h 尿　　　　　　　E. 清晨第一次尿

16. 患者,男,58 岁,患慢性胃溃疡多年,近日感到胃部疼痛,大便颜色发黑,来院检查需做潜血试验。下列**不属于**大便潜血试验禁食的菜谱是 （ ）

A. 茭白、鸡蛋　　　　　B. 油豆腐、鸡血汤　　　　　C. 卷心菜、炒猪肝

D. 青菜、红烧鱼　　　　　E. 菠菜、牛肉

17. 患者,女,30 岁,结婚 5 年不孕,患多囊卵巢综合征。为进一步治疗需测定尿 17-酮类固醇。留取尿标本中应加入的防腐剂是　　　　　　　　　　　　　　（　　）

  A. 浓硫酸　　　　B. 甲醛　　　　C. 甲苯　　　　　D. 浓盐酸　　　E. 无水乙醇

18. 患者,男,60 岁,遵医嘱欲做中段尿细菌培养及药敏试验,护士对其做如下采集标本的指导,其中**不妥**的是　　　　　　　　　　　　　　　　　　　（　　）

  A. 先清洗外阴及尿道口

  B. 弃去最初排出的尿液 30～60ml

  C. 将尿液直接排到清洁干燥的容器内

  D. 应在患者膀胱充盈时进行

  E. 标本立即送检

19. 患者,女,70 岁,患泌尿系感染,医嘱做尿培养,需留取尿液　　　　　（　　）

  A. 5ml　　　　　B. 20ml　　　　C. 15ml　　　　D. 50ml　　　E. 100ml

20. 患者,男,35 岁,近日自觉疲乏无力、食欲不振、伴恶心,前来就诊,医嘱查谷丙转氨酶,最佳的采血时间是　　　　　　　　　　　　　　　　　　（　　）

  A. 饭前　　　　　B. 即刻　　　　C. 睡前　　　　D. 早饭前　　　E. 晨空腹时

21. 患儿,男,8 岁,主诉腹痛、呕吐、消化不良,初步诊断肠道中有寄生虫。为明确诊断需检查粪便中的寄生虫,以下留取粪便标本的方法正确的是　　　　　（　　）

  A. 取中间部位的粪便　　　　　　　B. 取边缘部位的粪便

  C. 取不同部位的粪便　　　　　　　D. 随机取少许粪便

  E. 留取全部粪便

22. 患者,男,34 岁,大面积烧伤。今日患者病情突然恶化,体温 39.7℃,心率 140次/min,烦躁,食欲减退,疑为败血症。为进一步明确诊断需做血培养,其目的是（　　）

  A. 测定血钾含量　　　　B. 测定转氨酶　　　　　C. 查找血液中致病菌

  D. 测定尿素氮　　　　　E. 检测血糖

23. 患者,男,45 岁,尿急、尿频、尿痛,医嘱做尿培养,患者神志清楚,一般情况尚好,留尿标本的方法是　　　　　　　　　　　　　　　　　　　　（　　）

  A. 随机留尿　　　　　B. 收集 12h 尿　　　　　C. 留取中段尿

  D. 收集 24h 尿　　　　E. 留晨起第一次尿

24. 患者主诉双下肢水肿,尿常规检查示尿蛋白阳性。为进一步明确诊断需做 24h 尿蛋白定量检测。护士应告知患者从几点开始到几点结束留取 24h 尿标本　　（　　）

  A. 晨 5:00 至晚 5:00　　　　　　　B. 晨 7:00 至晚 7:00

  C. 晚 6:00 至次日晨 6:00　　　　　D. 晨 8:00 至次日晨 9:00

  E. 晨 7:00 至次日晨 7:00

25. 某内分泌科患者,需留 24h 尿标本做 17-羟类固醇检查,护士应准备的防腐剂是

  　　　　　　　　　　　　　　　　　　　　　　　　　　　　　　（　　）

  A. 甲苯　　　　B. 浓盐酸　　　　C. 甲醛　　　　D. 稀盐酸　　　E. 亚硝酸钠

26. 患者,男,34 岁,近 2 个月来出现厌食、恶心、腹胀、肝区不适,为明确诊断需做肝功能检查。下述标本采集方法**不正确**的是　　　　　　　　　　　（　　）

  A. 用干燥试管　　　　　　　　　　B. 空腹采血

C. 采血后取下针头缓慢注入试管　　　D. 血液注入试管后用力摇动

E. 血液泡沫不能注入试管

27. 患者，女，40岁，患急性肾盂肾炎，需做中段尿培养。下列操作**不正确**的是　　　（　　）

A. 清洁、消毒外阴方法同导尿术　　　B. 在膀胱充盈时进行

C. 用干燥试管接尿　　　D. 接尿量 5ml

E. 用无菌试管接中段尿

28. 患者，女，53岁，主诉尿急、尿频、尿痛。为明确诊断需留取中段尿做尿培养，留取的尿量应**不少于**　　　（　　）

A. 2ml　　　　　B. 5ml　　　　　C. 10ml　　　　　D. 15ml　　　　　E. 20ml

29. 患者，女，60岁，高热1周，拟以右上肺炎收入院。入院后神志清楚，仍有高热，胸片示右上肺纹理明显增粗，医嘱抽取血标本做血培养，护士应　　　（　　）

A. 在患者未应用抗生素前取静脉血 5～10ml

B. 随时抽取

C. 在患者未应用抗生素前取动脉血 5～10ml

D. 在采取时，使用一般取血试管

E. 试管内需加入抗凝剂

30. 患者，男，23岁，高热3d，拟以右上肺炎收入院。入院后神志清楚，仍有高热，胸片示右上肺纹理明显增粗，为排除患者患有肺结核的可能，需留痰做培养，下列做法**不对**的是

（　　）

A. 使用大口无菌培养盒　　　B. 留痰前，嘱患者先漱口

C. 嘱患者深吸气用力咳痰　　　D. 收集标本后即加盖送检

E. 宜于傍晚留取标本

31. 患者，女，28岁，因高热、腰痛、尿频、尿急来院门诊，诊断为急性肾盂肾炎，需做中段尿细菌培养，下列采集标本的方法**不正确**的是　　　（　　）

A. 尿液中勿混入消毒液　　　B. 采集中段尿，应在膀胱充盈时进行

C. 留取标本前应多饮水　　　D. 排尿弃去前段尿液

E. 留取中段尿 5～10ml 于无菌容器内

32. 采集血培养标本最适宜的时间是　　　（　　）

A. 发热时，抗生素应用前　　　B. 发热时，抗生素应用后

C. 发热后，抗生素应用前　　　D. 发热前，抗生素应用前

E. 发热前，抗生素应用后

33. 做尿妊娠试验留晨尿的目的是　　　（　　）

A. 不受饮食影响　　　B. 尿中磷酸盐浓度高

C. 尿中绒毛膜促性腺激素的含量高　　　D. 尿中酸碱度尚未改变

E. 尿素、尿酸浓度高

34. 做艾迪计数时在尿标本中加甲醛的作用是　　　（　　）

A. 防止尿液改变颜色　　　B. 固定尿中有机成分

C. 保持尿液的化学成分不变　　　D. 防止尿中激素被氧化

E. 避免尿液被污染变质

35. 阿米巴痢疾患者留取粪便标本的容器是 （　　）

    A. 硬纸盒　　　　　　　B. 玻璃瓶　　　　　　　C. 蜡纸盒

    D. 无菌容器　　　　　　E. 加温的容器

36. 查找痰中癌细胞,固定痰标本的溶液是 （　　）

    A. 3％来苏儿　　　　　B. 5％石炭酸　　　　　C. 95％乙醇

    D. 0.2％漂白粉　　　　E. 0.2％苯扎溴铵

37. 一般血培养标本的采血量为 （　　）

    A. 2ml　　　　B. 5ml　　　　C. 8ml　　　　D. 10ml　　　　E. 15ml

38. 做真菌培养时,采取分泌物的部位应在口腔的 （　　）

    A. 咽部　　　　　　　　B. 两侧腭弓　　　　　　C. 软腭

    D. 扁桃体　　　　　　　E. 溃疡面

39. 做 17-羟类固醇检查的尿标本用浓盐酸做防腐剂的作用是 （　　）

    A. 防止尿中激素被氧化　　　　　　B. 固定尿中有机成分

    C. 避免尿液被污染变质　　　　　　D. 保持尿液的化学成分不变

    E. 防止尿液颜色改变

40. 测定血钾的标本应置于 （　　）

    A. 液体石蜡试管中　　　B. 普通抗凝试管中　　　C. 胆汁培养基中

    D. 肝素抗凝试管中　　　E. 干燥清洁试管中

41. 采集痰培养标本时应用的漱口液是 （　　）

    A. 朵贝尔溶液　　　　　B. 生理盐水　　　　　　C. 0.1％醋酸溶液

    D. 1％~4％碳酸氢钠溶液　　　　　E. 1％~3％过氧化氢溶液

42. 关于 24h 痰标本采集,**错误**的说法是 （　　）

    A. 可观察痰液的性状,协助诊断　　B. 标签应注明留痰起止时间

    C. 鼻涕不可混入标本中　　　　　　D. 唾液可混入标本中

    E. 留痰起止时间可为晨 7 时至次晨 7 时

43. 采集血标本时,**错误**的做法是 （　　）

    A. 全血标本选用抗凝试管　　　　　B. 血清标本选用抗凝试管以防凝血

    C. 血培养标本选用血培养瓶　　　　D. 生化标本应在清晨空腹时采血

    E. 输血时应在对侧肢体抽血

44. 动脉穿刺取血标本时,**不需**准备的用物是 （　　）

    A. 止血带　　　　　　　B. 肝素　　　　　　　　C. 无菌纱布

    D. 无菌软木塞　　　　　E. 干燥注射器

45. 留取 24h 尿标本,**错误**的方法是 （　　）

    A. 选用清洁带盖的大容器

    B. 向患者解释留尿目的和方法

    C. 晨 7 时排尿于容器中,次日晨 7 时排尿弃去

    D. 根据检验要求加入防腐剂

    E. 标签上注明病区、姓名、床号、起止时间

46. 采集粪便培养标本应 （　　）

A. 取脓血及黏液部分粪便 　　　　B. 随机取少许粪便

C. 留取全部粪便 　　　　D. 取不同部位粪便

E. 粪便置于加温容器中

47. 生化检验的血标本应在什么时候采集 　　　　　　　　（　　）

A. 清晨空腹 　　　B. 餐前半小时 　　　C. 餐后半小时

D. 临睡前 　　　E. 没有时间限制

48. 患者,男,52岁,胃溃疡多年,一周前自感疲乏,头昏,呈深咖啡色稀便,留取大便标本做何检查 　　　　　　　　　　　　　　　　（　　）

A. 常规 　　　B. 隐血 　　　C. 寄生虫 　　　D. 细菌培养 　　E. 虫卵

49. 患者,女,28岁,近日晨起呕吐,月经停止,疑为怀孕。为确诊需采集尿标本,留取标本时间宜为 　　　　　　　　　　　　　　　　（　　）

A. 饭前 　　　B. 饭后 　　　C. 即刻 　　　D. 睡前 　　E. 晨起

50. 采集细菌培养标本时,**不正确**的做法是 　　　　　　　（　　）

A. 使用抗生素之前采集 　　B. 放入无菌容器内 　　C. 培养液应足量

D. 培养液无变质 　　E. 加入防腐剂

51. 患者,男,35岁,腹泻2d,里急后重,粪便呈果酱样,疑为阿米巴原虫感染,需留取粪便标本送检,护士采集粪便标本的正确方法是 　　　　　　（　　）

A. 排便于清洁便盆内,取不同部位粪便送检

B. 排便于清洁便盆内,取中央部位粪便送检

C. 排便于加温便盆内,连同便盆送检

D. 排便于加温便盆内,取不同部位粪便送检

E. 排便于消毒便盆内,取不同部位粪便送检

52. 下列有关标本采集的描述,**错误**的是 　　　　　　　（　　）

A. 按医嘱执行 　　B. 容器外贴上标签 　　C. 标本采集后,应及时送检

D. 护士填写检验申请单 　　E. 采集量和时间要准确

53. 需用抗凝试管的血标本是 　　　　　　　　　　　（　　）

A. 甘油三酯的测定 　　B. 肝功能检查 　　C. 血清酶测定

D. 血沉测定 　　E. 血钠测定

54. **不符合**血培养标本采集原则的是 　　　　　　　（　　）

A. 标本容器外贴标签 　　B. 采集量一般为3ml

C. 在使用抗生素前采集 　　D. 采集时严格执行无菌操作

E. 血液注入标本瓶后摇匀

55. 采集血常规标本,应使用 　　　　　　　　　　　（　　）

A. 干燥试管 　　B. 培养瓶 　　C. 促凝试管

D. 血气分析针筒 　　E. 抗凝试管

56. 患者,女,52岁,近期乏力明显,食欲下降,巩膜黄染,医嘱查碱性磷酸酶,护士取血的时间是 　　　　　　　　　　　　　　　　（　　）

A. 即刻 　　　B. 饭前 　　　C. 睡前

D. 晨起空腹时 　　E. 饭后2h

57.患者,男,30岁,为协助确诊肾小球肾炎,留12h尿做艾迪计数,留取尿液的正确方法是　　　　　　　　　　　　　　　　　　　　　　　　　　　　　　　（　　）

A.晨7时开始留尿,至晚7时弃去最后一次尿

B.晨7时排空膀胱后开始留尿,至晚7时留取最后一次尿

C.晚7时开始留尿,至次晨7时弃去最后一次尿

D.晚7时排空膀胱后开始留尿,至次晨7时留取最后一次尿

E.任意取连续12h尿液

58.患者,女,65岁,原发性高血压10年。长期服用排钾利尿剂控制血压,现因低血钾入院,护士在患者右手进行静脉穿刺滴入含钾溶液,5h后遵医嘱抽血复查血钾,**不宜**选择穿刺的部位是　　　　　　　　　　　　　　　　　　　　　　　　　　　　（　　）

A.右肘正中静脉　　　　B.右股静脉　　　　　　C.左肘正中静脉

D.左手背静脉　　　　　E.左股静脉

59.以下粪便标本采集宜在临睡前进行的是　　　　　　　　　　　　　（　　）

A.蛲虫检查　　　　　　B.隐血试验　　　　　　C.阿米巴原虫检查

D.培养标本　　　　　　E.常规标本

60.患者,男,22岁,吸血虫感染,现需留取粪便标本做血吸虫孵化检查,护士告知患者标本留取的正确方法是　　　　　　　　　　　　　　　　　　　　　（　　）

A.留取全部粪便并及时送检　　　B.将便盆加温再留取少许粪便

C.用检便匙取脓血处粪便　　　　D.取少量异常粪便置蜡纸盒送检

E.试验饮食后第3日留便送检

61.患者,女,61岁,昏迷伴尿路感染,医嘱:尿培养。留取尿标本的正确方法是　（　　）

A.留取晨尿　　　　　　B.留取前段尿　　　　　C.导尿术留取

D.采集24h尿　　　　　E.留取12h尿

62.患者,男,49岁,为查找癌细胞需留痰标本,固定标本的溶液宜选用　　（　　）

A.10%甲醛　　　　　　B.75%乙醇　　　　　　C.1%甲醛

D.5%浓盐酸　　　　　　E.10%冰醋酸

63.采集粪便标本检查阿米巴原虫前,将便盆加热的目的是　　　　　　（　　）

A.减少污染　　　　　　B.保持原虫活力　　　　C.降低假阳性率

D.降低假阴性率　　　　E.使患者舒适

64.患者,男,36岁,口腔溃疡一周,采集标本做真菌培养,正确的采集方法是　（　　）

A.采集患者24h痰液　　　　　　B.用无菌长棉签擦拭腭弓分泌物

C.用无菌长棉签擦拭咽部分泌物　D.用无菌长棉签快速擦拭扁桃体分泌物

E.用无菌长棉签在口腔溃疡面上取分泌物

65.患者,男,30岁,患H1N1型流感。护士为其采集咽拭子标本宜安排在餐前1h的原因是　　　　　　　　　　　　　　　　　　　　　　　　　　　　　　（　　）

A.减轻疼痛　　　　　　B.防止污染　　　　　　C.减少口腔细菌

D.保持细菌活力　　　　E.防止呕吐

66.患者,女,28岁,急性肾盂肾炎,遵医嘱采集中段尿培养,**不正确**的操作是　（　　）

A.确认膀胱充盈(有尿意)时留尿　　B.清洁、消毒外阴,铺洞巾

C. 嘱患者弃去前段尿　　　　　　　D. 用无菌试管接中段尿 5ml

E. 标本需及时送验

67. 患者,男,65 岁,慢性阻塞性肺气肿伴呼吸功能不全。遵医嘱做血气分析检查。护士在采集标本中**错误**的操作是　　　　　　　　　　　　　　　　　　　　　　（　　）

A. 多选用桡动脉或股动脉

B. 抽吸肝素湿润注射器内壁后,余液全部弃去

C. 右手持注射器,与动脉走向成 20°刺入

D. 拔针后,立即将针尖斜面刺入软木塞

E. 用无菌纱布压迫穿刺点 5～10min

68. 患者,女,30 岁,急性畏寒、高热 40℃数日,同时有咽痛充血、鼻塞、流涕。遵医嘱做咽拭子培养。**不正确**的操作是　　　　　　　　　　　　　　　　　　　　　　（　　）

A. 从咽部及扁桃体取分泌物　　　　　B. 可用压舌板以充分暴露咽喉部

C. 患者先漱口　　　　　　　　　　　D. 用无菌长棉签蘸无菌生理盐水采集

E. 在酒精灯火焰上消毒培养管口

69. 患者,男,40 岁,近 3 个月来出现厌油,食欲不振,腹胀,右上腹部有持续性胀痛,为协助诊断需做肝功能检验。在采集标本时,**不正确**的操作是　　　　　　　　　　　　（　　）

A. 所用试管内盛有抗凝剂　　　　　　B. 清晨空腹时采集

C. 将血液顺着管壁缓慢注入试管　　　D. 泡沫不能注入试管

E. 血液注入试管后不需轻轻摇动

(二)A3/A4 型题(每个病例下设若干题目,每题有 A、B、C、D、E 五个备选答案,请选择一个最佳答案)

(70～74 题共用题干)

患者,男,25 岁,因血尿、蛋白尿、高血压、水肿入院,诊断为急性肾小球肾炎。

70. 遵医嘱行尿常规检查,下列说法**错误**的是　　　　　　　　　　　　　　　　　（　　）

A. 可检查尿液的色泽　　　B. 可测定尿比重　　　　　C. 可检查尿液的细胞及管型

D. 可做尿的生化检查　　　E. 可做尿蛋白定性检查

71. 给患者做中段尿细菌培养,**不正确**的操作是　　　　　　　　　　　　　　　　（　　）

A. 留取标本前嘱患者多饮水　　　　　B. 清洁、消毒外阴,不铺洞巾

C. 采集中段尿于无菌容器内　　　　　D. 弃去前段尿

E. 采集中段尿 5ml

72. 做尿蛋白定性检查,正确的标本采集方法是　　　　　　　　　　　　　　　　　（　　）

A. 留晨起第一次尿约 100ml　　　　　B. 留 24h 尿

C. 留取中段尿 5ml　　　　　　　　　D. 随时留尿 100ml

E. 睡前留尿 50ml

73. 尿蛋白定量检查,应加入防腐剂　　　　　　　　　　　　　　　　　　　　　　（　　）

A. 甲苯　　　　　　　　　　　　　　B. 5%碳酸氢钠溶液

C. 浓盐酸　　　　　　　　　　　　　D. 10%甲醛

E. 95%乙醇

74. 若测定血中尿素氮,应采集的标本及选择的试管是　　　　　　　　　　　　　　（　　）

　　A. 全血标本,抗凝试管　　　　　　B. 血清标本,抗凝试管

　　C. 血培养标本,抗凝试管　　　　　D. 血清标本,干燥试管

　　E. 全血标本,干燥试管

(75～76 题共用题干)

　　患者,女,53 岁,1 周来晨起眼睑水肿,排尿不适,尿色发红,血压偏高,尿中有蛋白,需留 24h 尿做尿蛋白定量。

　　75. 需加的防腐剂是　　　　　　　　　　　　　　　　　　　　　　　(　　)

　　　　A. 甲醛　　　　　B. 95％乙醇　　　C. 甲苯　　　　D. 浓盐酸　　　E. 稀盐酸

　　76. 加入防腐剂的作用是　　　　　　　　　　　　　　　　　　　　　(　　)

　　　　A. 固定尿液中有机成分　　　　　　B. 保持尿液化学成分不变

　　　　C. 防止尿液颜色改变　　　　　　　D. 防止尿液挥发

　　　　E. 防止尿中激素被氧化

(77～78 题共用题干)

　　患者,女,55 岁,原因不明的持续发热一周,不规则低热,多在 37.5～39℃,伴有乏力、盗汗。为明确诊断,需做血沉、血清酶检测及进行血培养。

　　77. 血清酶标本应选用　　　　　　　　　　　　　　　　　　　　　　(　　)

　　　　A. 干燥试管　　　　　　B. 血培养瓶　　　　　　　C. 含肝素试管

　　　　D. 液体石蜡试管　　　　E. 乳酸钠试管

　　78. 血培养、血沉、血清酶标本,注入容器的顺序是　　　　　　　　　(　　)

　　　　A. 含肝素试管、干燥试管、血培养瓶　　　B. 含肝素试管、血培养瓶、干燥试管

　　　　C. 干燥试管、含肝素试管、血培养瓶　　　D. 干燥试管、血培养瓶、含肝素试管

　　　　E. 血培养瓶、含肝素试管、干燥试管

二、填空题

　　1. 为保证标本的质量,标本采集_____、采集_____和采集_____要准确。

　　2. 静脉血标本包括 _____、_____、_____。做生化检验的血标本应在_____时采集。

　　3. 测定 17-酮类固醇的尿标本中应加入的防腐剂是_____,测定艾迪计数的尿标本中应加入的防腐剂是_____。

　　4. 一般血培养标本采血_____ ml,亚急性心内膜炎患者,应采血_____ ml,以提高培养阳性率。

　　5. 同时抽取不同种类的血标本时,注入容器的顺序依次为 _____→_____→_____。

　　6. 咽拭子标本采集:无菌长棉签轻擦两侧_____、_____、_____上分泌物。为防止呕吐应避免在进食_____ h 内进行。做真菌培养时,应在_____上采集分泌物。

三、名词解释

标本采集:

四、简答题

　　1. 简述标本采集的意义。

2.简述标本采集的原则。

3.如何指导患者收集 24h 痰标本？

五、分析题

患者,女,40 岁,近 2 个月内出现恶心、厌食、腹胀、肝区不适,为了明确诊断需做肝功能检验。请问:

1.该患者需采集的血标本是哪一类?

2.采集过程中应注意哪些问题?

【附　参考答案】

一、选择题

1. E	2. E	3. A	4. B	5. A	6. A	7. A	8. B	9. D	10. D
11. D	12. B	13. C	14. E	15. E	16. A	17. D	18. C	19. A	20. E
21. C	22. C	23. C	24. E	25. B	26. D	27. C	28. B	29. A	30. E
31. C	32. A	33. C	34. E	35. B	36. C	37. B	38. E	39. A	40. F
41. A	42. D	43. B	44. A	45. A	46. A	47. A	48. B	49. E	50. E
51. C	52. D	53. D	54. B	55. B	56. D	57. D	58. A	59. B	60. A
61. C	62. A	63. B	64. E	65. E	66. B	67. C	68. C	69. A	70. D
71. A	72. A	73. A	74. A	75. C	76. B	77. A	78. E		

二、填空题

1.时间　量　方法

2.全血标本　血清标本　血培养标本　空腹

3.浓盐酸　甲醛

4.5　10～15

5.血培养瓶　抗凝试管　干燥试管

6.腭弓　咽　扁桃体　2　口腔溃疡面

三、名词解释

标本采集:指根据检验项目的要求采集患者的血液、体液(如胸腔积液、腹水)、排泄物(如尿、粪)、分泌物(如痰、鼻咽部分泌物)、呕吐物和脱落细胞(如食管、阴道)等标本,通过物理、化学或生物学的实验室检查技术和方法进行检验,作为疾病判断、治疗、预防以及药物监测、健康状况评估等的重要依据。

四、简答题

1.标本采集的意义如下:①协助明确疾病诊断;②推测病情进展;③制定治疗措施;④观察病情变化。

2.标本采集的原则如下:①遵照医嘱;②充分准备;③严格查对;④正确采集;⑤及时送检。

3.指导患者收集 24h 痰标本:

(1)向患者解释留痰的目的。

（2）教给患者正确咳痰的方法：深呼吸数次后咳气管内的痰。

（3）告知患者留痰的具体时间：晨 7 时醒来未进食前漱口后第一口痰开始留痰,次日晨 7 时未进食前漱口后第一口痰作为结束,将 24h 的全部痰吐入集痰器。

（4）将贴有标签的集痰器交给患者,标签上应注明留痰起止时间。

（5）告知患者留痰的注意事项：注意不可将唾液、漱口水、鼻涕混入痰液内；集痰器应该置于阴凉处；收集完痰后应立即交给护士,送检。

五、分析题

1.该患者需采集的血标本是血清标本。

2.采集过程中应注意的事项如下：

（1）肝功能测定需空腹采血,应事先通知患者空腹,以免因进食影响检验结果。

（2）严格执行查对制度及无菌技术操作原则。

（3）严禁在输液、输血的针头处或同侧肢体抽取,应在输液、输血对侧肢体采集血标本。

（4）采血用的注射器、试管必须干燥、清洁。

（5）扎止血带不可过紧,压迫静脉时间不宜过长。

（6）当采血不顺利时,切忌在同一处反复穿刺。

（7）如用注射器采血,取下针头,将血液沿管壁缓慢注入干燥试管内,防溶血,勿将泡沫注入,避免震荡,以免红细胞破裂、溶血。

（8）及时送检。

 分析与拓展

1.静脉血标本采集法比较

种类	用途	试管的选择	注意事项
全血标本	测定血糖、血氨、尿素氮、血常规、血沉等	抗凝试管,并将血液和抗凝剂轻轻摇匀混合	1.严格执行查对制度及无菌技术操作原则。 2.不同检测项目对血液标本的采集时间有不同的要求,主要有：①空腹采血:血液生化检验(如肝功能、血脂、空腹血糖等)一般要求早晨空腹安静时采血。应告知患者晚餐后禁食,至次日晨采血。②定时采血:在规定时间段内采集标本,如血药浓度监测、口服葡萄糖耐量试验、餐后 2h 血糖等。
血清标本	测定肝功能、电解质、血清酶、血脂等	应注入干燥试管,勿将泡沫注入,避免震荡	3.血标本严禁在输液、输血的针头或同侧肢体抽取,应在输液、输血对侧肢体采集血标本。 4.如同时抽取几项血标本,注入顺序:血培养瓶→抗凝试管→干燥试管。
血培养标本	培养检测血液中的病原体	血培养瓶	5.做血培养时,尽可能在患者寒战时或开始发热时采血,或尽量在使用抗生素前采集血培养标本；若已使用,应在血药浓度最低时采集,并在化验单上注明。血培养瓶如有多种,血液注入的顺序:厌氧血液培养瓶→需氧血液培养瓶→霉菌血液培养瓶

2. 12h 或 24h 尿标本常用防腐剂的使用

名称	作　用	用　法	临床应用
甲醛	固定尿中有机成分	每 30ml 尿液中加 40％甲醛溶液 1 滴	艾迪计数
浓盐酸	防止尿中激素被氧化	24h 尿液中加 5～10ml 浓盐酸	17-羟类固醇、17-酮类固醇
甲苯	保持尿液的化学成分不变	应在第一次尿液倒入后,按每 100ml 尿液加 0.5％～1％甲苯 2ml(如果测定尿液中钠、钾、氯、肌酐、肌酸等则需加 10ml)	尿蛋白定量,尿糖定量,钾、钠、氯、肌酐、肌酸定量

（邢　娟）

第十五讲　病情观察与危重病患者护理

一、选择题

(一)A1/A2 型题(每题有 A、B、C、D、E 五个备选答案,请选择一个最佳答案)

1. 严重外伤患者的观察重点**不包括**　　　　　　　　　　　　　　　　（　　）
　　A. 神志　　　　　　　B. 瞳孔　　　　　　C. 生命体征　　　D. 发育与营养　E. 尿量

2. 危急状态**不包括**　　　　　　　　　　　　　　　　　　　　　　（　　）
　　A. 尿潴留　　　　　　　　　B. 大出血　　　　　　　　C. 窒息
　　D. 休克　　　　　　　　　　E. 高血压危象

3. 双侧瞳孔散大常见于　　　　　　　　　　　　　　　　　　　　　（　　）
　　A. 有机磷农药中毒　　　　B. 吗啡类中毒　　　　　　C. 巴比妥类中毒
　　D. 颠茄类中毒　　　　　　E. 脑疝早期征象

4. 双侧瞳孔缩小见于　　　　　　　　　　　　　　　　　　　　　　（　　）
　　A. 有机磷农药中毒　　　　B. 颅内压增高　　　　　　C. 硬脑膜下血肿
　　D. 脑疝早期征象　　　　　E. 以上都不是

5. 瞳孔在自然光线下直径为　　　　　　　　　　　　　　　　　　　（　　）
　　A. 1～2mm　　　　　　　　B. 2～3mm　　　　　　　C. 2～5mm
　　D. 4～5mm　　　　　　　　E. 5mm 以上

6. 瞳孔缩小是指瞳孔直径小于　　　　　　　　　　　　　　　　　　（　　）
　　A. 1mm　　　　　　B. 2mm　　　　　C. 3mm　　　　　D. 4mm　　　　E. 5mm

7. 滞留在胃内时间较久的呕吐物呈　　　　　　　　　　　　　　　　（　　）
　　A. 酸味　　　　　B. 苦味　　　　　C. 腐臭味　　　　D. 粪臭味　　　E. 烂苹果味

8. 昏迷患者眼睑不能闭合应　　　　　　　　　　　　　　　　　　　（　　）
　　A. 用湿棉球擦拭眼睑　　　B. 滴眼药水　　　　　　　C. 按摩眼睑
　　D. 盖凡士林纱布　　　　　E. 用生理盐水冲洗眼球

9. 护理危重病患者时**不必要**的措施是　　　　　　　　　　　　　　（　　）
　　A. 确保患者安全　　　　　B. 密切观察病情变化　　　C. 保持呼吸道通畅

D. 加强引流管护理　　　　E. 按接触隔离原则处理

10. 病情危重患者住院时,住院部的护理人员首先应采取下列哪项措施　　　（　　）

A. 卫生处置　　　　　　　　B. 通知医生,并采取相应护理措施

C. 立即护送患者入病区　　　D. 了解患者有何护理问题

E. 介绍医院的规章制度

11. 抢救患者中护士进行的工作哪项**不正确**　　　　　　　　　　（　　）

A. 口头医嘱复诵后再执行　　　B. 用完的空安瓿应及时处理

C. 抢救后应及时请医生补写医嘱　D. 抢救记录字迹清晰、及时准确

E. 医生未到时可先建立静脉通道

12. 抢救物品管理的"五定"**不包括**下列哪项　　　　　　　　　（　　）

A. 定数量品种　　　　　　B. 定点放置　　　　　　C. 定期更换

D. 定期检查维修　　　　　E. 定人保管

13. 以兴奋性增高为主的高级神经中枢急性失调状态常见于　　　　（　　）

A. 嗜睡　　　B. 意识模糊　　　C. 昏睡　　　D. 昏迷　　　E. 谵妄

14. 观察患者疼痛情况,其内容**不包括**　　　　　　　　　　　（　　）

A. 部位　　　B. 性质　　　C. 伴随症状　　　D. 睡眠　　　E. 放射痛

15. 抢救患者时的记录**不包括**　　　　　　　　　　　　　　（　　）

A. 管道情况　　　　　　　B. 医生到达时间　　　　C. 抢救措施实施时间

D. 抢救停止时间　　　　　E. 交接班时间

16. 患者的一般情况,下列哪项**除外**　　　　　　　　　　　（　　）

A. 表情面容　　B. 姿势体位　　C. 营养发育　　D. 药物反应　　E. 饮食睡眠

17. 意识正常者**不应出现**　　　　　　　　　　　　　　　　（　　）

A. 失眠　　　　　　　　　B. 焦虑　　　　　　　　C. 恐惧

D. 性格行为改变　　　　　E. 记忆力欠佳

18. 如惊厥、昏迷时间较长,以下保护措施**不妥**的是　　　　　　（　　）

A. 全身保暖　　　　　　　B. 保持固定体位　　　　C. 注意吸痰

D. 皮肤护理　　　　　　　E. 口、鼻、眼护理

19. 急救室应备的急救器械一般**不包括**　　　　　　　　　　　（　　）

A. 呼吸机　　　　　　　　B. 吸氧设备　　　　　　C. 心电图机

D. 电动吸引器　　　　　　E. 超声雾化吸入器

20. 洗胃目的**不包括**　　　　　　　　　　　　　　　　　　（　　）

A. 清除胃内刺激物　　　　B. 减轻胃黏膜水肿　　　C. 用灌洗液中和毒物

D. 手术或检查前准备　　　E. 排出肠道积气

21. 洗胃的禁忌证**不包括**　　　　　　　　　　　　　　　　（　　）

A. 强酸强碱中毒　　　　　B. 食管静脉曲张　　　　C. 消化性溃疡穿孔

D. 胃癌出血　　　　　　　E. 昏迷

22. 洗胃不当**不会**导致的并发症是　　　　　　　　　　　　　（　　）

A. 胃扩张　　B. 窒息　　　C. 心脏骤停　　D. 胃溃疡　　E. 胃出血

23. 以下患者禁忌洗胃的是　　　　　　　　　　　　　　　　　（　　）

A. 幽门梗阻者　　　　　B. 昏迷者　　　　　　　C. 食管静脉曲张者

D. 胆囊炎患者　　　　　E. 胃溃疡患者

24. 下列哪种药物中毒**禁忌**洗胃　　　　　　　　　　　　　　　　　（　　）

　　A. 敌敌畏　　　　B. 氰化物　　　　C. 磷化锌　　　　D. 浓盐酸　　　E. DDT

25. 口服药物急性中毒的清醒患者首选洗胃方法是　　　　　　　　　　　（　　）

　　A. 口服催吐洗胃法　　　B. 漏斗胃管洗胃法　　　C. 注洗器胃管洗胃法

　　D. 自动洗胃机洗胃法　　　E. 药物导泻清除法

26. 为幽门梗阻患者洗胃时宜采取　　　　　　　　　　　　　　　　　　（　　）

　　A. 口服催吐洗胃法　　　B. 漏斗胃管洗胃法　　　C. 电动吸引器洗胃法

　　D. 注洗器胃管洗胃法　　　E. 自动洗胃机洗胃法

27. 在现场抢救急性中毒患者时，应先采用的排出毒物的方法是　　　　（　　）

　　A. 催吐　　　　　　　　B. 漏斗胃管洗胃　　　　C. 电动吸引器洗胃

　　D. 硫酸镁导泻　　　　　E. 造瘘口洗胃

28. 电动吸引器吸痰的原理是　　　　　　　　　　　　　　　　　　　　（　　）

　　A. 负压原理　　　　　　B. 虹吸原理　　　　　　C. 电动原理

　　D. 空吸原理　　　　　　E. 液体静压原理

29. 漏斗胃管洗胃是利用　　　　　　　　　　　　　　　　　　　　　　（　　）

　　A. 负压原理　　　　　　B. 虹吸原理　　　　　　C. 正压原理

　　D. 空吸原理　　　　　　E. 液体静压原理

30. 洗胃时每次灌入溶液量应控制在　　　　　　　　　　　　　　　　　（　　）

　　A. 100ml　　　　　　　B. 200～300ml　　　　　C. 300～500ml

　　D. 600～800ml　　　　　E. 800～1000ml

31. 洗胃时每次灌入量不宜过多，其目的是防止　　　　　　　　　　　　（　　）

　　A. 窒息的发生　　　　　B. 胃酸浓度降低　　　　C. 损伤胃黏膜

　　D. 胃液分泌减少　　　　E. 胃管堵塞

32. 护士在给中毒昏迷患者洗胃时应采取的最佳体位是　　　　　　　　　（　　）

　　A. 坐位　　　　　　　　B. 半坐位　　　　　　　C. 左侧卧位

　　D. 右侧卧位　　　　　　E. 平卧位，头偏向一侧

33. 敌百虫中毒患者**禁用**下列哪种洗胃溶液　　　　　　　　　　　　（　　）

　　A. 生理盐水　　　　　　　　　B. 温开水

　　C. 2%～4%碳酸氢钠溶液　　　D. 1∶15000～1∶20000 高锰酸钾溶液

　　E. 1%盐水

34. 下列哪种药物中毒可选用 2%～4%碳酸氢钠溶液洗胃　　　　　　　　（　　）

　　A. 1059农药　　　B. 敌百虫　　　C. 磷化锌　　　D. 巴比妥类　　　E. DDT

35. 乐果中毒**禁用**　　　　　　　　　　　　　　　　　　　　　　　　（　　）

　　A. 2%～4%碳酸氢钠溶液　　　B. 1∶15000～1∶20000 高锰酸钾溶液

　　C. 0.1%硫酸铜溶液　　　　　　D. 5%醋酸溶液

　　E. 牛奶

36. 敌百虫中毒**禁用**　　　　　　　　　　　　　　　　　　　　　　　（　　）

　　A.2%～4%碳酸氢钠溶液　　　　　B.1：15000～1：20000 高锰酸钾溶液

　　C.0.1%硫酸铜溶液　　　　　　　　D.5%醋酸溶液

　　E.牛奶

37.给毒物不明的患者进行洗胃,以下措施**错误**的是　　　　　　　　　　（　　）

　　A.抽取胃内容物送检　　　　　　　B.毒物未明前不予洗胃

　　C.毒物明确后使用对抗剂洗胃　　　D.洗胃中应观察患者的病情变化

　　E.洗出血性液体时应停止洗胃并通知医生

38.吞服碱性毒物后,**不能**选用下列哪种对抗剂　　　　　　　　　　　　（　　）

　　A.牛奶　　　　　　　　B.5%醋酸溶液　　　　　　C.白醋

　　D.强碱药物　　　　　　E.蛋清水

39.当患者的动脉血氧分压低于多少时需给予吸氧　　　　　　　　　　　　（　　）

　　A.4.6kPa(35mmHg)　　　　　　　B.5.6kPa(42mmHg)

　　C.6.6kPa(50mmHg)　　　　　　　D.7.6kPa(57mmHg)

　　E.8.6kPa(65mmHg)

40.当患者 PaO_2 为 40mmHg, SaO_2 为 73%时可表现为　　　　　　　　　（　　）

　　A.中度缺氧、无发绀、呼吸困难明显

　　B.轻度缺氧、发绀不明显、呼吸困难不明显

　　C.轻度缺氧、发绀显著、呼吸困难明显

　　D.中度缺氧、发绀明显、呼吸困难明显

　　E.重度缺氧、发绀显著、三凹征明显

41.中度缺氧的氧分压是　　　　　　　　　　　　　　　　　　　　　　　（　　）

　　A.20～27mmHg　　　　　B.20～35mmHg　　　　　C.27～35mmHg

　　D.35～42mmHg　　　　　E.30～50mmHg

42.氧浓度高于 70%,持续超过多长时间会发生氧中毒　　　　　　　　　　（　　）

　　A.1～2d　　　　B.2～3d　　　　C.5d　　　　D.7d　　　　E.半个月

43.无治疗价值的氧气浓度是低于　　　　　　　　　　　　　　　　　　　（　　）

　　A.25%　　　　B.30%　　　　C.35%　　　　D.40%　　　　E.45%

44.抢救急性肺水肿患者加压吸氧时,湿化瓶内的酒精浓度是　　　　　　　（　　）

　　A.10%～20%　　　　B.20%～30%　　　　C.30%～40%

　　D.40%～50%　　　　E.50%～70%

45.为肺水肿患者采取酒精湿化吸氧的主要目的是　　　　　　　　　　　　（　　）

　　A.增加动脉血氧分压　　　　　　　B.降低肺泡内泡沫的表面张力

　　C.使肺泡内压力增高　　　　　　　D.增加肺泡内泡沫的表面张力

　　E.增加肺泡毛细血管渗出液的产生

46.对氧气湿化瓶的处理**不妥**的是　　　　　　　　　　　　　　　　　　（　　）

　　A.装入冷开水　　　　　　　　　　B.瓶内水量为 2/3 满

　　C.通气管浸入液面下　　　　　　　D.雾化吸入时瓶内不放水

　　E.湿化瓶定时更换

47.长时间吸氧患者宜采用　　　　　　　　　　　　　　　　　　　　　　（　　）

　　　　A. 单侧鼻导管法　　　B. 口罩法　　　　C. 面罩法　　　　D. 漏斗法　　　　E. 鼻塞法

48. 为成人吸痰时,负压调节为　　　　　　　　　　　　　　　　　　　　　　　(　)

　　　　A. 100~200mmHg　　　　B. 200~300mmHg　　　　C. 300~400mmHg

　　　　D. 400~500mmHg　　　　E. >500mmHg

49. 下列哪一种缺氧的氧疗效果最好　　　　　　　　　　　　　　　　　　　　(　)

　　　　A. 低张性缺氧　　　　　B. 血液性缺氧　　　　　C. 组织性缺氧

　　　　D. 循环性缺氧　　　　　E. 中枢性缺氧

50. 婴幼儿吸氧时宜采用　　　　　　　　　　　　　　　　　　　　　　　　　　(　)

　　　　A. 单侧鼻导管法　　　　B. 头罩法　　　　　　C. 面罩法

　　　　D. 氧气枕法　　　　　　E. 鼻塞法

51. 采取单侧鼻导管法给氧时,导管插入的长度为　　　　　　　　　　　　　　(　)

　　　　A. 鼻尖至耳垂　　　　　B. 鼻尖至耳垂 1/3　　　C. 鼻尖至耳垂 1/2

　　　　D. 鼻尖至耳垂 2/3　　　E. 鼻尖至耳垂 2/5

52. 患者吸氧过程中需调节氧流量时,正确的做法是　　　　　　　　　　　　　(　)

　　　　A. 先关总开关,再调节流量　　　　B. 先关流量表,再调节流量

　　　　C. 谨慎地直接调节流量　　　　　　D. 先拔出鼻导管,再调节流量

　　　　E. 先分离接管,再调节流量

53. 正确停用氧气的方法是　　　　　　　　　　　　　　　　　　　　　　　　(　)

　　　　A. 取下鼻导管→关紧流量表→再关总开关→重开流量表放氧气

　　　　B. 关紧流量表→再关总开关→取下鼻导管→重开流量表放出余气

　　　　C. 取下鼻导管→关紧总开关→再关流量表

　　　　D. 关紧总开关→取下鼻导管→关好流量表

　　　　E. 关紧流量表→取下鼻导管→关总开关→重开流量表放氧气

54. 缺氧患者用氧后症状未达到改善且呼吸困难加重,首先应立即采取的措施是(　)

　　　　A. 检查吸氧装置及患者鼻腔　　　　B. 气管插管给氧

　　　　C. 马上通知医生处理　　　　　　　　D. 调节流量,加大吸氧量

　　　　E. 注射呼吸兴奋药

55. 氧气筒内压力降到多少即**不可使用**　　　　　　　　　　　　　　　　　　(　)

　　　　A. 2kg/cm²　　　　　　　B. 3kg/cm²　　　　　　　C. 5kg/cm²

　　　　D. 8kg/cm²　　　　　　　E. 10kg/cm²

56. 用吸痰管进行气管内吸痰的方法是　　　　　　　　　　　　　　　　　　　(　)

　　　　A. 自上而下抽吸　　　　　　　　　B. 自下而上反复抽吸

　　　　C. 左右旋转由下向上提吸　　　　　D. 上下移动导管进行抽吸

　　　　E. 固定于一处抽吸

57. 使用电动吸引器吸痰时,储液瓶内的吸出液应及时倾倒,**不应超过**瓶的　　(　)

　　　　A. 3/4　　　　B. 2/3　　　　C. 1/2　　　　D. 1/4　　　　E. 1/5

58. 气管内吸痰时,每次插管吸痰时间**不超过**　　　　　　　　　　　　　　　(　)

　　　　A. 5s　　　　B. 10s　　　　C. 15s　　　　D. 20s　　　　E. 30s

59. 气管内吸痰一次吸引时间不超过 15s,其主要原因是　　　　　　　　　　　(　)

A. 吸痰器工作时间过长易损害　　　B. 吸痰管通过痰液过多易阻塞

C. 引起患者刺激性呛咳造成不适　　D. 避免引起患者缺氧和发绀

E. 吸痰盘暴露时间过久造成细菌感染

60. 吸痰时，当痰液黏稠不易吸出时，下列哪项操作**不妥**　　　　　　　　（　　）

A. 叩背　　　　　　　　B. 变换吸痰部位　　　　　C. 吸痰时间不超过 15s

D. 滴入生理盐水 20ml　　E. 滴入 0.5％糜蛋白酶

61. 吸痰时，如痰液黏稠，下列处理**错误**的是　　　　　　　　　　　　（　　）

A. 滴少量生理盐水　　　B. 将负压调至最大　　　　C. 叩拍胸背部

D. 协助更换卧位　　　　E. 雾化吸入

62. 有利于黏稠痰液吸出的方法是　　　　　　　　　　　　　　　　　　（　　）

A. 体位引流　　　　　　B. 雾化吸入　　　　　　　C. 增加吸痰次数

D. 缩短吸痰间隔时间　　E. 延长每次吸痰时间

63. 吸痰时痰液黏稠辅助叩背的目的是　　　　　　　　　　　　　　　　（　　）

A. 胸壁震荡促进胸肌血液循环　　　B. 气管震动促进 IgA 功能

C. 胸壁震荡提高呼吸肌功能　　　　D. 促使痰液松动

E. 胸壁气管震动对抗气管刺激

64. 以下吸痰操作方法**错误**的是　　　　　　　　　　　　　　　　　　（　　）

A. 若口腔吸痰有困难可经由鼻腔吸痰

B. 若需反复吸引，每次不必更换吸痰管

C. 应观察吸痰前后呼吸频率的改变

D. 严格无菌技术操作

E. 储液瓶内液体应及时倒掉

65. 使用呼吸机或严重缺氧的患者，吸痰前应　　　　　　　　　　　　　（　　）

A. 让患者安静休息　　　B. 让患者半坐卧位　　　　C. 加大氧流量

D. 控制负压　　　　　　E. 叩背排痰

66. 心肺复苏成功后，为使患者保持呼吸道通畅，应采取的体位是　　　　（　　）

A. 侧卧位　　　　　　　B. 俯卧位　　　　　　　　C. 头低足高位

D. 仰卧位，头偏向一侧　　E. 半坐卧位

67. 护士在现场判断患者是否出现心脏骤停的最主要方法是　　　　　　　（　　）

A. 用力拍打患者，触摸桡动脉　　　B. 用力拍打患者，触摸面动脉

C. 轻拍并呼喊患者，触摸桡动脉　　D. 轻拍并呼喊患者，触摸面动脉

E. 轻拍并呼喊患者，触摸颈动脉

68. 患者，男，45 岁，肝硬化腹水，近日神志恍惚，躁动不安，答非所问，此情况属于

（　　）

A. 狂躁　　　　B. 谵妄　　　　C. 浅昏迷　　　　D. 意识模糊　　　E. 精神错乱

69. 赵先生，36 岁，因脑震荡急诊入院，患者呈睡眠状态已经 3d，可以回答问题，但有时

不正确，该患者的意识状态属于　　　　　　　　　　　　　　　　　　（　　）

A. 浅昏迷　　　B. 昏睡　　　　C. 嗜睡　　　　D. 意识模糊　　　E. 谵妄

70. 王某，因脑部外伤而入院手术，术后第 2 天患者处于可以唤醒，随后又入睡，对所提

问题不能正确回答的状态。该患者的意识状态属于　　　　　　　　　　　　　（　　）

　　A. 昏厥　　　　　B. 嗜睡　　　　　C. 浅昏迷　　　　D. 谵妄　　　　E. 意识模糊

71. 患者,女,45 岁,头颅 CT 检查示脑出血,呼之不应,心跳 70 次/min,无自主运动,对声、光刺激无反应。该患者的意识状态为　　　　　　　　　　　　　　　　　　（　　）

　　A. 嗜睡　　　　　B. 昏睡　　　　　C. 浅昏迷　　　　D. 深昏迷　　　　E. 意识模糊

72. 患者,男,78 岁,蛛网膜下腔出血 3d,现患者对强烈痛刺激有反应,基本生理反应存在,生命体征正常。此患者处于　　　　　　　　　　　　　　　　　　　　　（　　）

　　A. 嗜睡　　　　　B. 昏睡　　　　　C. 浅昏迷　　　　D. 深昏迷　　　　E. 意识模糊

73. 李军,48 岁,突发脑血栓,送入医院时无意识反应,瞳孔对光反射存在,呼吸、血压无明显异常,尿失禁,此时患者意识障碍表现为　　　　　　　　　　　　　　　（　　）

　　A. 嗜睡　　　　　B. 昏睡　　　　　C. 浅昏迷　　　　D. 深昏迷　　　　E. 意识模糊

74. 患者,女,68 岁,处于昏迷状态,观察患者昏迷深浅度最可靠的指标是　　　（　　）

　　A. 肌张力　　　　　　　　B. 皮肤颜色　　　　　　　　C. 皮肤温度

　　D. 瞳孔对光反应　　　　E. 对疼痛刺激的反应

75. 患者,女,73 岁,因脑出血昏迷 1 周,护士护理患者时,正确的措施是　　　（　　）

　　A. 用约束带保护,防止坠床　　　　B. 保持病室安静,光线宜暗

　　C. 测口温时护士扶托体温计　　　　D. 用干纱布盖眼防止角膜炎

　　E. 每隔 3h 给患者鼻饲流质饮食

76. 患者,女,77 岁,昏迷 4d,眼睑不能闭合,护理眼部首选的措施是　　　　（　　）

　　A. 滴眼药水　　　　　　　B. 热敷眼部　　　　　　　　C. 干纱布遮盖

　　D. 按摩双眼睑　　　　　　E. 生理盐水纱布遮盖

77. 患者,女,56 岁,肺癌骨转移第二次入院,疗效不佳,患者现已昏迷,护士采取的措施中**不妥**的是　　　　　　　　　　　　　　　　　　　　　　　　　　　（　　）

　　A. 使用床档　　　　　　　B. 必要时使用牙垫　　　　　C. 做好皮肤清洁护理

　　D. 躁动时使用约束具　　　E. 定时漱口预防并发症

78. 李某,53 岁,双侧瞳孔不等大,可能原因是　　　　　　　　　　　　　　（　　）

　　A. 颠茄类药物中毒　　　　B. 毒蕈中毒　　　　　　　　C. 吗啡中毒

　　D. 青光眼　　　　　　　　E. 脑疝

79. 施某,25 岁,双侧瞳孔散大,多见于　　　　　　　　　　　　　　　　　（　　）

　　A. 虹膜炎　　　　　　　　B. 敌敌畏中毒　　　　　　　C. 吗啡中毒

　　D. 阿托品中毒　　　　　　E. 脑出血

80. 患者,女,68 岁,脑出血并发脑疝,患者晚期双侧瞳孔的变化是　　　　　（　　）

　　A. 散大固定　　　B. 不等大　　　C. 无变化　　　D. 变大　　　E. 变小

81. 患者,35 岁,胃陈旧性出血时的呕吐物颜色是　　　　　　　　　　　　　（　　）

　　A. 鲜红色　　　B. 咖啡色　　　C. 淡血色　　　D. 陶土色　　　E. 墨绿色

82. 陈老,75 岁,因低位性肠梗阻收住入院,呕吐物气味是　　　　　　　　　（　　）

　　A. 腐臭味　　　B. 腥臭味　　　C. 大蒜味　　　D. 粪臭味　　　E. 酸臭味

83. 赵老,69 岁,急诊入院时两颊潮红、兴奋不安、呼吸急促、痛苦呻吟,属于　（　　）

　　A. 苦笑面容　　　　　　　B. 二尖瓣面容　　　　　　　C. 急性病容

　　　D. 甲亢面容　　　　　　　　E. 慢性病容

84. 孙立,65 岁,急诊入院时两颊紫红,口唇发绀,原有风湿性心脏病,属于　　　（　　）
　　　A. 苦笑面容　　　　　　　　B. 二尖瓣面容　　　　　　C. 急性病容
　　　D. 甲亢面容　　　　　　　　E. 慢性病容

85. 患者,女,25 岁,夜间急诊入院,患者表情痛苦、呼吸急促,伴有鼻翼翕动,口唇有疱疹,面色潮红,测体温 39℃,该患者属于　　　　　　　　　　　　　　　　（　　）
　　　A. 急性病容　　　　　　　　B. 慢性病容　　　　　　　C. 病危病容
　　　D. 休克病容　　　　　　　　E. 恶性病容

86. 患者服有机磷农药收住入院,反映病情变化最重要的指标是　　　　　　（　　）
　　　A. 表情　　　B. 意识、瞳孔　　　C. 皮肤黏膜　　　D. 面容　　　E. 呕吐物

87. 患者,钱某,颅内外伤收住入院,出现喷射状呕吐应考虑　　　　　　　　（　　）
　　　A. 食物中毒　　　　　　　　B. 高位性肠梗阻　　　　　C. 低位性肠梗阻
　　　D. 颅内压增高　　　　　　　E. 幽门梗阻

88. 患者,女,52 岁,与家人争吵后服下半瓶敌敌畏,洗胃时每次灌入的溶液量应为
　　　　　　　　　　　　　　　　　　　　　　　　　　　　　　　　　　　（　　）
　　　A. 100～200ml　　　　　　　B. 200～300ml　　　　　　C. 300～500ml
　　　D. 400～600ml　　　　　　　E. 500～700ml

89. 患者,27 岁,因交友情感受挫,自服有机磷农药,被同伴急送医院,护士为中毒者洗胃前抽取胃内容物再行灌洗的主要目的是　　　　　　　　　　　　　　　（　　）
　　　A. 送检毒物测其性质　　　B. 减少毒物吸收　　　　　C. 防止胃管阻塞
　　　D. 预防急性胃扩张　　　　E. 防止灌入气管

90. 患者,男,因敌百虫中毒急送医院,护士为其洗胃,**禁用**的洗胃溶液是　（　　）
　　　A. 高锰酸钾　　　B. 生理盐水　　　C. 碳酸氢钠　　　D. 温开水　　　E. 牛奶

91. 急诊室接诊一位中毒患者,已意识模糊,陪同患者就医者不知患者服用何种物质而致中毒,护士应选择的洗胃液是　　　　　　　　　　　　　　　　　　（　　）
　　　A. 牛奶　　　　　　　　　　B. 3% 过氧化氢溶液　　　C. 2%～4% 碳酸氢钠溶液
　　　D. 1:15000 高锰酸钾溶液　　　　E. 温开水或生理盐水

92. 患者,男,21 岁,5min 前误服硫酸,目前患者神志清楚,应立即给患者　　（　　）
　　　A. 饮牛奶　　　　　　　　　B. 口服碳酸氢钠　　　　　C. 用硫酸镁导泻
　　　D. 用 2% 碳酸氢钠溶液洗胃　　　E. 用 1:15000 高锰酸钾溶液洗胃

93. 患者,女,35 岁,误食灭鼠药(磷化锌)中毒,被送入急诊室,为患者洗胃首选　（　　）
　　　A. 温开水　　　　　　　　　B. 生理盐水　　　　　　　C. 2% 碳酸氢钠溶液
　　　D. 硫酸镁　　　　　　　　　E. 1:15000 高锰酸钾溶液

94. 患者,男,14 岁,1h 前误食毒蘑菇,现恶心、呕吐,神情紧张,意识清楚,立即为其洗胃,最佳方法是　　　　　　　　　　　　　　　　　　　　　　　　　（　　）
　　　A. 注洗器胃管洗胃　　　　B. 漏斗胃管洗胃　　　　　C. 口服催吐洗胃
　　　D. 电动吸引器洗胃　　　　E. 自动洗胃机洗胃

95. 8 岁男童误服灭鼠药,送到医院洗胃。护士在操作过程中发现有血性液体流出,应立即采取的护理措施是　　　　　　　　　　　　　　　　　　　　　　　（　　）

　　　A. 降低吸引压力　　　　　　B. 灌入止血剂止血　　　　　C. 更换洗胃液重新灌洗

　　　D. 灌入蛋清水保护胃黏膜　　　　　E. 立即停止操作,并通知医生

96. 建筑工人小王,因误服农药而被送至医院,立即进行漏斗胃管洗胃,注液时漏斗高过头部的距离宜为　　　　　　　　　　　　　　　　　　　　　　　　　　　　(　　)

　　　A. 20~30cm　　　　　　　B. 25~40cm　　　　　　　C. 30~50cm

　　　D. 35~60cm　　　　　　　E. 40~70cm

97. 刘莉,66 岁,因慢性支气管炎收住入院,患者缺氧时皮肤表现为　　　　　　(　　)

　　　A. 苍白　　　　　B. 红润　　　　　C. 黄染　　　　　D. 色素沉着　　　　　E. 发绀

98. 袁某,女,65 岁,因肺源性心脏病收住入院。护士收集资料时了解到患者口唇发绀、呼吸困难、纳差、口腔溃疡、焦虑,应先执行的护理措施是　　　　　　　　　(　　)

　　　A. 与其交谈,解除焦虑　　　B. 通知家属来医院探望　　　C. 吸氧以缓解缺氧

　　　D. 调节食谱,促进食欲　　　E. 进行口腔护理,促进溃疡愈合

99. 患者,男,81 岁,肺心病,现呼吸困难,行气管切开,术后给氧方法宜采用　　　(　　)

　　　A. 头罩法　　　　　　　　B. 鼻塞法　　　　　　　　C. 漏斗法

　　　D. 面罩法　　　　　　　　E. 双侧鼻导管法

100. 患儿,5 岁,急性肺炎入院,呼吸急促,肺部听诊有痰鸣音,给予氧气吸入。最适合该患儿的用氧方法是　　　　　　　　　　　　　　　　　　　　　　　　　(　　)

　　　A. 鼻塞法　　　　　　　　B. 单侧鼻导管法　　　　　　C. 面罩法

　　　D. 头罩法　　　　　　　　E. 氧气帐法

101. 患者,男,患肺炎合并脑病,肺部听诊有痰鸣音,给予持续氧气雾化吸入,巡视病房时发现患者出现呼吸困难、发绀,这时应采取的措施是　　　　　　　　　　(　　)

　　　A. 使用呼吸兴奋剂　　　　B. 调大氧流量　　　　　　　C. 加压吸氧

　　　D. 乙醇湿化　　　　　　　E. 吸痰

102. 王爷爷,血气分析示氧分压 58mmHg,属于哪种缺氧　　　　　　　　　　(　　)

　　　A. 轻度　　　　　B. 中度　　　　　C. 重度　　　　　D. 轻中度　　　　　E. 中重度

103. 张某,血气分析示氧分压<80mmHg,氧饱和度<80%,属于哪种缺氧　　　(　　)

　　　A. 低张性缺氧　　　　　　B. 血液性缺氧　　　　　　　C. 循环性缺氧

　　　D. 呼吸性缺氧　　　　　　E. 组织性缺氧

104. 患者,女,76 岁,高浓度吸氧 2d,提示患者可能出现氧中毒的表现是　　　(　　)

　　　A. 轻度发绀　　　　　　　B. 显著发绀　　　　　　　　C. 三凹征明显

　　　D. 干咳、胸痛　　　　　　E. 动脉血 $PaCO_2$>90mmHg

105. 万老伯缺氧,出现嗜睡,是缺氧影响了以下哪项　　　　　　　　　　　(　　)

　　　A. 心脏功能　　　　　　　B. 呼吸功能　　　　　　　　C. 肝功能

　　　D. 肾功能　　　　　　　　E. 中枢神经系统

106. 李丽因输液过快而出现呼吸困难,咯粉红色泡沫痰,氧疗时湿化瓶内装　　(　　)

　　　A. 温开水　　　　　　　　B. 蒸馏水　　　　　　　　　C. 生理盐水

　　　D. 甘露醇　　　　　　　　E. 酒精湿化液

107. 某患者正在行氧气疗法,其流量表指示流量为 4L/min,该患者的吸入氧浓度是

　　　　　　　　　　　　　　　　　　　　　　　　　　　　　　　　　　(　　)

A. 21%　　　　　B. 26%　　　　　C. 49%　　　　　D. 37%　　　　　E. 41%

108. 患者,男,64 岁,诊断为肺气肿,吸入氧浓度为 33%,应调节氧流量为　　　　(　　)

A. 1L/min　　B. 2L/min　　　C. 3L/min　　　　D. 4L/min　　　E. 5L/min

109. 廖爷爷患 COPD 11 年,氧疗的浓度应　　　　　　　　　　　　　　　　(　　)

A. <35%　　　B. >35%　　　　C. <25%　　　　D. >25%　　　E. <30%

110. 某慢性肺源性心脏病患者缺氧和二氧化碳潴留同时并存,吸入氧的浓度宜为

　　　　　　　　　　　　　　　　　　　　　　　　　　　　　　　　(　　)

A. 21%　　　　B. 29%　　　　　C. 33%　　　　D. 37%　　　E. 41%

111. 患者,男,65 岁,患慢性肺心病,近几日因感冒而气急、咳嗽,痰不易咳出,口唇发绀,下肢水肿,情绪不稳。给该患者吸氧宜采用　　　　　　　　　　　　(　　)

A. 低浓度间断吸氧　　　B. 高浓度间断吸氧　　　C. 低浓度持续吸氧

D. 高浓度持续吸氧　　　E. 高浓度和低浓度吸氧交替进行

112. 患者,女,69 岁,诊断为慢性阻塞性肺疾病,经治疗后病情好转予以出院,出院时,血气分析结果如下:PaO_2 52mmHg,$PaCO_2$ 35mmHg,护理人员在进行健康指导时,下列符合长期家庭氧疗原则的是　　　　　　　　　　　　　　　　　　(　　)

A. 为防止氧中毒,目前不需要吸氧

B. 以循序渐进的原则进行氧疗

C. 一昼夜持续高流量吸氧 15h 以上

D. 休息时不需吸氧

E. 一昼夜持续低流量吸氧 15h 以上

113. 患者,男,60 岁,患慢性支气管炎,鼻导管吸氧后病情好转,停用氧时首先应(　　)

A. 关闭氧气筒总开关　　B. 关闭氧气流量表　　　C. 记录停氧时间

D. 拔出鼻导管　　　　　E. 取下湿化瓶

114. 马女士,65 岁,患肺源性心脏病,出现呼吸困难、咳嗽、咳痰等症状,现采取鼻导管氧气吸入,当患者要进食时,应　　　　　　　　　　　　　　　　　(　　)

A. 先关流量开关,后拔管　　　　B. 先关总开关,后拔管

C. 分离氧气管道,鼻导管保留　　D. 先拔管,再关流量开关

E. 边进食边吸氧

115. 丁大爷咳嗽咳痰无力,协助排痰的物理方法,以下哪项**除外**　　　　(　　)

A. 翻身　　　B. 有效咳嗽　　C. 叩背　　　　D. 体位引流　　E. 化痰药

116. 胡大娘咳嗽咳痰无力,叩背时间下列哪项**除外**　　　　　　　　　(　　)

A. 雾化吸入后　　　　B. 饭后 2h　　　　　C. 饭前

D. 饭后半小时　　　　E. 睡前

117. 冯大伯咳嗽咳痰无力,叩背部位正确的是　　　　　　　　　　　　(　　)

A. 前胸　　　B. 后背　　　　C. 肩胛骨　　　D. 肋缘　　　E. 脊柱

118. 王先生因脑出血而昏迷,咳嗽反射迟钝,导致痰液沉积较深,需要给患者气管内吸痰,下列方法正确的是　　　　　　　　　　　　　　　　　　　　　(　　)

A. 吸净口腔痰液后再吸气管内痰液

B. 插管时打开吸引负压

    C. 吸痰时从深部向上提拉,左右旋转

    D. 一次吸痰不超过 30s

    E. 吸痰后将管内痰液冲净后可重复使用

119. 某肺心病患者因呼吸困难而行气管切开,护士为其吸痰时,正确的操作是　　（　　）

    A. 动作快并上下提拉,左右旋转

    B. 动作宜慢并上下提拉,左右旋转

    C. 动作轻柔并向上提拉,左右旋转

    D. 动作轻柔,由上而下,边插入边抽吸

    E. 动作迅速,由浅到深,以保证充分吸痰

（二）A3/A4 型题（每个病例下设若干题目,每题有 A、B、C、D、E 五个备选答案,请选择一个最佳答案）

（120～121 题共用题干）

    急诊科应配备完好的急救物品和药品,做到及时检查、维修及维护,以确保使用和护理安全。

120. 急救物品和药品在保管使用中**错误**的环节是　　　　　　　　　　　　　（　　）

    A. 定人保管　　　　　　B. 定时检查　　　　　　C. 定点放置

    D. 定人使用　　　　　　E. 定期消毒

121. 急救物品的合格率应保持在　　　　　　　　　　　　　　　　　　　　　（　　）

    A.100%　　　　B.99%以上　　　　C.98%以上　　　　D.95%以上　　　　E.90%以上

（122～125 题共用题干）

    患者,男,35 岁,因"头部外伤"急诊入院。现意识不清,CT 检查提示颅内血肿,脑挫裂伤,在全麻下行颅内血肿清除术。

122. 患者术后返回病房,正确的体位是　　　　　　　　　　　　　　　　　　（　　）

    A. 侧卧位　　　　　　　　　　　　B. 去枕仰卧位,可将头偏向健侧

    C. 中凹卧位　　　　　　　　　　　D. 头低足高位

    E. 左右侧卧位交替使用

123. 术后第 2 天,患者应采取的体位是　　　　　　　　　　　　　　　　　　（　　）

    A. 头高足低位　　　　　　B. 半卧位　　　　　　　　C. 头低足高位

    D. 中凹卧位　　　　　　　E. 俯卧位

124. 术后第 2 天采取此卧位的目的是　　　　　　　　　　　　　　　　　　（　　）

    A. 促进排痰　　　　　　　B. 有利于呼吸　　　　　　C. 便于观察瞳孔

    D. 促进引流　　　　　　　E. 预防脑水肿

125. 若患者出现躁动,需要使用约束带时护士需重点观察　　　　　　　　　　（　　）

    A. 呼吸情况　　　　　　　B. 血压情况　　　　　　　C. 约束时间

    D. 末梢血液循环　　　　　E. 伤口渗血情况

（126～127 题共用题干）

    黄女士,22 岁,服 1059 农药中毒,来院急诊抢救,医嘱予洗胃。

126. 该患者应**禁用**哪种洗胃液　　　　　　　　　　　　　　　　　　　　　（　　）

    A. 温开水　　　　　　　　　　　　B.1∶15000～1∶20000 高锰酸钾溶液

C.2％～4％碳酸氢钠溶液 D.0.9％氯化钠注射液

E.1％盐水

127.给患者洗胃时哪项操作**不正确** （ ）

A.每次灌入量应控制在 500～1000ml

B.灌入量与引出量应平衡

C.患者如果清醒,可用口服催吐法

D.密切观察呼吸、脉搏和抽出液的性质

E.洗胃液温度为 25～38℃

（128～132 题共用题干）

患者,王某,因服毒昏迷不醒,被送入急诊室抢救,其家属不能准确说出毒物的名称及性质,观察发现患者双侧瞳孔缩小。

128.根据患者瞳孔变化可初步判断患者可能为何种毒物中毒 （ ）

A.碱性物中毒 B.酸性物中毒 C.颠茄类中毒

D.有机磷、吗啡类中毒 E.酒精中毒

129.洗胃时洗胃管插入的长度是 （ ）

A.30～40cm B.40～50cm C.50～60cm

D.35～45cm E.55～60cm

130.在不知毒物的名称和性质情况下,护士的正确处理方法是 （ ）

A.请家属立即查清毒物名称后洗胃

B.抽出胃内容物送检,再用温水洗胃

C.鼻饲牛奶或蛋清水,以保护胃黏膜

D.用生理盐水清洁灌肠,减少毒物吸收

E.禁忌洗胃,待清醒后用催吐法排出毒物

131.患者洗胃时应采取何种体位 （ ）

A.坐位 B.去枕右侧卧位 C.半坐位

D.去枕左侧卧位 E.平卧位,头偏向一侧

132.为患者洗胃,每次灌入胃内液量一般**不超过** （ ）

A.500ml B.300ml C.100ml D.400ml E.200ml

（133～136 题共用题干）

患者,22 岁,因车祸头部外伤收住入院。

133.入院时患者熟睡状态,强刺激可唤醒,醒后不能正确回答问题,刺激停止后又熟睡,请问患者处于什么状态 （ ）

A.浅昏迷 B.昏睡 C.深昏迷 D.意识模糊 E.谵妄

134.15min 后,患者对任何刺激都无反应,瞳孔散大,角膜反射消失,该患者处于什么状态 （ ）

A.浅昏迷 B.昏睡 C.深昏迷 D.意识模糊 E.谵妄

135.此时患者应采取什么卧位 （ ）

A.半卧位 B.侧卧位 C.端坐卧位

D.平卧位,头偏向一侧 E.头低足高位

136. 患者突然出现呼吸心跳骤停,应立即采取的措施是　　　　　　　（　　）

　　　A. 报告医生　　B. 吸氧　　　　C. 心肺复苏　　　D. 静脉输液　　E. 心内注射

（137～139题共用题干）

患者,男,46岁,因车祸受伤入院,入院后神志不清,各种反射消失,单侧瞳孔散大、固定。患者术后返回病房,需呼吸机辅助呼吸。

137. 患者入院时的意识状态属于　　　　　　　　　　　　　　　　　（　　）

　　　A. 意识模糊　　B. 嗜睡　　　　C. 深昏迷　　　D. 谵妄　　　E. 昏睡

138. 患者术后返回病房,需准备的床位是　　　　　　　　　　　　　（　　）

　　　A. 备用床　　　　　　B. 暂空床　　　　　　C. 麻醉床

　　　D. 备用床加中单　　　E. 暂空床加中单

139. 患者术后返回病房,气管内分泌物多,需立即吸痰,方法正确的是　（　　）

　　　A. 自上而下抽吸　　　　　B. 自下而上反复抽吸

　　　C. 左右旋转由下向上提吸　　D. 上下移动导管进行抽吸

　　　E. 固定于一处抽吸

（140～141题共用题干）

患者,男,57岁,因十二指肠溃烂造成幽门梗阻。患者恶心、呕吐,手术前3d用高渗盐水洗胃以减轻胃黏膜水肿和炎症。

140. 为幽门梗阻患者洗胃的适宜时间是　　　　　　　　　　　　　（　　）

　　　A. 饭后0.5h　　B. 饭后1h　　　C. 饭后2h　　　D. 饭后3h　　E. 空腹

141. 适用于幽门梗阻患者的洗胃法是　　　　　　　　　　　　　　（　　）

　　　A. 口服催吐洗胃法　　　B. 漏斗胃管洗胃法　　　C. 电动吸引器洗胃法

　　　D. 注洗器胃管洗胃法　　E. 自动洗胃机洗胃法

（142～143题共用题干）

王女士,66岁,因肺气肿、肺源性心脏病收住入院,患者主诉胸闷,医嘱予吸氧。

142. 有关用氧注意事项**错误**的是　　　　　　　　　　　　　　（　　）

　　　A. 氧气应距离明火3m以上,距离暖气1m以上

　　　B. 注意调节流量的方法,以免损伤肺组织

　　　C. 注意观察氧疗效果

　　　D. 氧气筒显示5kg/cm^{2}压力时,应停止使用

　　　E. 长期鼻导管用氧者,每日更换鼻导管

143. 给该患者吸氧,下列哪个浓度合适　　　　　　　　　　　　　（　　）

　　　A. 50%　　　　B. 29%　　　　C. 38%　　　　D. 37%　　　E. 41%

144. 根据上述吸氧浓度,氧流量为　　　　　　　　　　　　　　　（　　）

　　　A. 2L/min　　B. 3L/min　　　C. 4L/min　　　D. 5L/min　　E. 6L/min

（145～146题共用题干）

患者,男,72岁,患慢性肺源性心脏病,T 38.2℃,P 92次/min,BP 140/82mmHg,R 32次/min,口唇发绀,意识清醒,血气分析示动脉血氧分压50mmHg,动脉血二氧化碳分压70mmHg。

145. 患者应如何给氧　　　　　　　　　　　　　　　　　　　　　（　　）

A. 低流量、低浓度　　　　B. 低流量、高浓度　　　　C. 高流量、高浓度

D. 高流量、低浓度　　　　E. 以上给氧方式均不正确

146. 该患者属于何种缺氧类型 （　　）

A. 血液性缺氧　　　　B. 组织性缺氧　　　　C. 低张性缺氧

D. 循环性缺氧　　　　E. 中枢性缺氧

（147～149 题共用题干）

丁大伯,72 岁,因慢性支气管炎收住入院,入院时神志清,呼吸困难,口唇发绀,烦躁,血压 160/98mmHg,心率 128 次/min,律齐。

147. 给丁大爷吸氧,**不能**提示缺氧症状好转的是 （　　）

A. 呼吸平稳　　B. 口唇红润　　C. 安静　　　　D. 昏迷　　　E. 心率减慢

148. 给丁大爷吸氧,氧浓度为 33%,吸氧浓度属于哪个等级 （　　）

A. 低浓度吸氧　　　　B. 中浓度吸氧　　　　C. 高浓度吸氧

D. 低中浓度吸氧　　　E. 中高浓度吸氧

149. 根据上述吸氧浓度,氧流量为 （　　）

A. 3L/min　　B. 2L/min　　C. 4L/min　　　D. 5L/min　　E. 6L/min

（150～152 题共用题干）

患者,李刚,66 岁,因慢性阻塞性肺气肿收住入院。入院时患者胸闷气急,咳嗽、咳痰频繁,痰液量多而黏稠,不易咳出,测 T 38℃,P 110 次/min,R 26 次/min,口唇发绀,上下肢凹陷性水肿,患者情绪不稳定。血气分析提示:Ⅱ型呼吸衰竭。

150. 排在首位的护理诊断是 （　　）

A. 焦虑　　　　　　　　B. 体温过高　　　　　　C. 知识缺乏

D. 气体交换功能受损　　E. 体液过多

151. 给患者的氧疗方法是 （　　）

A. 低流量吸氧　　　　　　　　B. 低浓度吸氧

C. 低流量、低浓度间断吸氧　　D. 低流量、低浓度持续吸氧

E. 低流量、低浓度持续吸氧>15h

152. 患者咳嗽、咳痰频繁,痰液量多,突然窒息,保持呼吸道通畅的紧急措施是 （　　）

A. 半卧位　　B. 深呼吸　　C. 叩背　　　　D. 雾化　　　E. 吸痰

（153～155 题共用题干）

患者,女,46 岁,输液过程中突然呼吸困难,感到胸闷、气促,咳嗽、咳粉红色泡沫痰,肺部闻及湿啰音。

153. 根据临床表现,该患者可能出现了 （　　）

A. 急性肺水肿　　　　B. 心肌梗死　　　　C. 过敏反应

D. 空气栓塞　　　　　E. 发热反应

154. 吸氧时,在湿化瓶内应加的湿化液是 （　　）

A. 清水　　　　　　　　B. 冷蒸馏水　　　　　　C. 10%～20%乙醇

D. 20%～30%乙醇　　　E. 1%～4%呋喃西林溶液

155. 应立即协助患者取 （　　）

A. 去枕仰卧位　　　　B. 头低足高位　　　　C. 俯卧位

D.半坐卧位,床尾抬高　　E.端坐位,双腿下垂

(156~157题共用题干)

高大爷,76岁,因COPD收住入院。

156.高大爷咳嗽咳痰无力,给其叩背,正确手法是　　　　　　　　　　(　　)

　　A.自上而下　　　　　B.自下而上,由外向内　　C.自上而下,由外向内

　　D.自上而下,由内向外　E.自下而上,由内向外

157.给高大爷叩背,正确的方法**除外**　　　　　　　　　　　　　　(　　)

　　A.头低足高位　　　　B.侧卧　　　　　　　　C.坐位

　　D.手掌空心杯状拍打　　E.力度以患者不痛为度

二、填空题

1.根据意识障碍的程度可分为_____、_____、_____、_____。

2.危重病患者病情观察的主要内容是_____、_____、_____、_____、_____。

3.护士应注意观察呕吐物的_____、_____、_____、_____和_____,并记录,协助诊断。

4.抢救物品应做到"五定",即定数量品种、定点放置、_____、_____、_____。

5.双侧瞳孔缩小常见于_____,双侧瞳孔散大常见于_____。

6.1605、1059、乐果等中毒患者禁用_____洗胃,敌百虫中毒禁用_____洗胃,磷化锌中毒禁用_____洗胃。

7.洗胃液每次灌入量不可超过_____ml。

8.洗胃不当可引起的并发症有_____、_____、_____。

9.为幽门梗阻患者洗胃,宜在_____或_____时进行。

10.中毒物质不明时,洗胃溶液可选用_____。吞服强酸或强碱等腐蚀性药物时应禁忌_____。

11.用氧时要切实做好"四防",即_____、_____、_____、_____。

12.吸痰的原则是_____、_____,每次吸痰的时间不超过_____。

三、名词解释

1.危重病患者:

2.意识障碍:

3.昏睡:

4.氧气吸入疗法:

5.氧中毒:

四、简答题

1.如何保持危重病患者的呼吸道通畅?

2.在患者氧疗过程中应该注意哪些问题?

3.给患者吸痰时,若痰液黏稠不易咳出应如何处理?

五、分析题

(一)某女,18岁,服安眠药1瓶,来院时意识不清,血压80/60mmHg,脉搏60次/min,呼吸14次/min。请问:

1. 你在急诊值班时应做哪些抢救准备工作？

2. 选用何种洗胃液？

3. 在洗胃中如何防止并发症的发生？

(二)患者,男,72 岁,患慢性肺源性心脏病,T 38.2℃,P 92 次/min,BP 140/82mmHg,R 32 次/min,口唇发绀,意识清醒,血气分析示动脉血氧分压(PaO_2)50mmHg,动脉血二氧化碳分压($PaCO_2$)70mmHg。请问：

1. 此患者属于何种缺氧类型？

2. 应采取何种给氧方法？为什么？

3. 给氧中应注意哪些问题？

【附　参考答案】

一、选择题

1. D	2. A	3. D	4. A	5. C	6. B	7. C	8. D	9. E	10. B
11. B	12. C	13. E	14. D	15. B	16. D	17. D	18. B	19. E	20. E
21. E	22. D	23. C	24. D	25. A	26. D	27. A	28. A	29. B	30. C
31. A	32. E	33. C	34. A	35. B	36. A	37. B	38. D	39. C	40. D
41. E	42. A	43. A	44. B	45. B	46. B	47. E	48. C	49. A	50. B
51. D	52. E	53. C	54. A	55. C	56. C	57. B	58. C	59. D	60. D
61. B	62. B	63. B	64. B	65. C	66. B	67. E	68. B	69. C	70. B
71. C	72. C	73. C	74. E	75. B	76. E	77. B	78. E	79. D	80. A
81. B	82. D	83. C	84. B	85. A	86. B	87. D	88. C	89. B	90. C
91. E	92. A	93. E	94. C	95. B	96. C	97. E	98. D	99. C	100. C
101. E	102. A	103. A	104. D	105. E	106. E	107. D	108. C	109. A	110. B
111. C	112. E	113. D	114. E	115. E	116. D	117. B	118. C	119. C	120. D
121. A	122. B	123. A	124. E	125. D	126. B	127. A	128. D	129. E	130. B
131. E	132. A	133. B	134. C	135. D	136. B	137. C	138. C	139. D	140. E
141. D	142. A	143. B	144. A	145. A	146. C	147. D	148. A	149. A	150. D
151. E	152. E	153. A	154. D	155. E	156. B	157. A			

二、填空题

1. 嗜睡　意识模糊　昏睡　昏迷

2. 一般情况的观察　生命体征　意识　瞳孔/心理状态

3. 性质　量　色　味　呕吐次数

4. 定人保管　定期消毒灭菌　定期检查维修

5. 有机磷农药中毒(或氯丙嗪、吗啡中毒)　阿托品中毒(或颅内高压、颅脑损伤、濒死状态、颠茄类药物中毒)

6. 高锰酸钾　碱性药物　油类食物、脂肪、牛奶、鸡蛋

7. 500

8. 胃黏膜出血　窒息　急性胃扩张、腹痛、休克

9.饭后 4~6h　空腹

10.温开水或生理盐水　洗胃

11.防震　防火　防热　防油

12.自下而上　左右旋转　15s

三、名词解释

1.危重病患者:凡病情严重,随时可能发生生命危险的患者称危重病患者。

2.意识障碍:是指个体对外界环境刺激缺乏正常反应的一种精神状态。任何原因引起大脑中枢神经系统功能损害时,都可出现意识障碍。

3.昏睡:是中度意识障碍,患者处于深睡状态,需强烈刺激或反复高声呼唤才能觉醒,醒后缺乏表情,答话含糊不清,答非所问,很快入睡。

4.氧气吸入疗法:是通过给患者吸入氧气来提高肺泡内的氧气分压,达到改善组织缺氧目的的一种治疗方法。

5.氧中毒:其特点是肺实质改变,主要症状是胸骨下不适、疼痛、灼热感,继而出现呼吸增快、恶心、呕吐、烦躁、干咳。预防措施是避免长时间高浓度氧疗,经常做血气分析,动态观察氧疗的治疗效果。

四、简答题

1.保持危重病患者呼吸道通畅的方法如下:昏迷患者应头偏向一侧,及时清理呼吸道分泌物,防止误吸;舌后坠者,用舌钳拉出,保持功能位;人工气道者应及时雾化、吸痰;如病情允许,及时为患者翻身、叩背,促进患者咳嗽排痰,改善通气功能,预防继发感染。

2.患者氧疗过程中应注意:①用氧安全,做到"四防":防震、防油、防火、防热。②保持导管通畅,每天更换鼻导管,湿化瓶内的水每日更换。③注意观察患者情况。④使用氧气时,先调节流量后再应用;停用时,先拔管,再关闭开关;若中途改变流量,应先分离接头处,调节后再接上。⑤氧气筒上分别悬挂满或空的标志,压强<0.5MPa 时不可再用。

3.给患者吸痰时,若痰液黏稠不易咳出应采取以下措施:①若患者痰液黏稠不易咳出,可做体位引流并扣拍胸背,以振动痰液并利用重力作用使痰液流出;②还可利用超声波雾化吸入或缓慢滴入生理盐水、化痰药物等方法,使痰液稀释,便于吸出。

五、分析题

(一)

1.在急诊值班时应做好的抢救准备是洗胃。

2.选用的洗胃液为 1:15000 高锰酸钾溶液。

3.在洗胃中防止并发症发生的方法:①根据毒物性质正确选择洗胃液。②洗胃液量不超过 300~500ml。③在洗胃过程中密切观察患者。④若应用电动吸引器洗胃,负压保持在13.3kPa 左右。

(二)

1.此患者的缺氧类型为低张性缺氧。

2.应采取低浓度低流量给氧。因为Ⅱ型呼吸衰竭者,由于 $PaCO_2$ 长期处于高水平,呼吸中枢失去了对二氧化碳的敏感性,呼吸的调节主要依靠缺氧对周围化学感受器的刺激来维持,若吸入高浓度氧,可解除缺氧对呼吸的刺激作用,使呼吸中枢抑制加重,甚至呼吸停止。

3. 给氧中应注意用氧安全。①"四防"：防震、防油、防火、防热。②保持导管通畅，每天更换鼻导管，换插鼻孔，湿化瓶内的水每日更换。③注意观察患者情况。④使用氧气时，先调节流量后再应用；停用时，先拔管，再关闭开关；若中途改变流量，应先分离接头处，调节后再接上。⑤氧气筒上分别悬挂满或空的标志，压强＜0.5MPa 时不可再用。

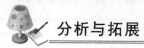

分析与拓展

1. 患者面容与疾病

（1）急性病容：患者面颊潮红、兴奋不安、呼吸急促、痛苦呻吟等。见于急性感染性疾病。

（2）慢性病容：患者面容憔悴，面色苍白或灰暗，精神萎靡，瘦弱无力。见于慢性消耗性疾病。

（3）病危面容：患者面容枯槁，面色灰白或发绀，表情淡漠，眼眶凹陷，目光无神，皮肤湿冷，甚至大汗淋漓。见于严重脱水、出血、休克等患者。

（4）二尖瓣面容：患者面容晦暗，口唇微绀，两面颊呈淤血性发红。见于风湿性心脏病患者。

（5）甲状腺功能亢进面容：患者面容惊愕，眼裂增宽，眼球凸出，目光闪烁，表情兴奋、激动、易变。

（6）满月面容：患者面容圆如满月，皮肤发红，常伴痤疮。见于肾上腺皮质增生和长期应用糖皮质激素的患者。

（7）肢端肥大症面容：患者头颅增大，面部变长，眉弓及两侧颧部隆起，耳鼻增大，唇舌肥厚，下颌增大向前突出。

2. 意识障碍分类

（1）嗜睡：是最轻的意识障碍，是一种病理性嗜睡，患者陷入持续的睡眠状态，可被唤醒，并能正确回答和做出各种反应，但当刺激去除后很快又入睡。

（2）意识模糊：是意识水平轻度下降，较嗜睡为深的一种意识障碍。患者能保持简单的精神活动，但对时间、地点、人物的定向能力发生障碍。

（3）昏睡：是接近于人事不省的意识状态。患者处于熟睡状态，不易唤醒。虽在强烈刺激下可被唤醒，但很快又入睡。醒时答话含糊或答非所问。

（4）昏迷：是严重的意识障碍，表现为意识持续中断或完全丧失。按其程度可分 3 个阶段。

浅昏迷：意识活动与精神活动消失，但对强的疼痛刺激（如按压眶上神经）可表现出表情或运动反应，不能被唤醒；瞳孔对光反射正常，深、浅反射存在。

中昏迷：对各种刺激均无反应，眼球无转动，各种反射减弱，有大小便潴留或失禁。

深昏迷：全身肌肉松弛，对各种刺激全无反应，深、浅反射均消失。

3. 洗胃注意事项

肝硬化伴食管胃底静脉曲张、近期曾有上消化道出血、胃穿孔的患者，禁忌洗胃；食管阻塞、消化性溃疡、胃癌等患者不宜洗胃；昏迷患者洗胃应谨慎，可采用去枕平卧位，头偏向一侧，以防窒息。

4.漏斗法吸氧术

使用简单,无刺激,但耗氧量大,适用于婴幼儿或气管切开患者。操作方法:将氧气导管接于漏斗上,调节氧流量,将漏斗置于距离患者口鼻1～3cm处,用绷带固定好,以防移位。

5.各种药物中毒的灌洗溶液(解毒剂)和禁忌药物

中毒药物	灌洗溶液	禁忌药物
酸性物	镁乳、蛋清水、牛奶	强酸药物
碱性物	5％醋酸、白醋、蛋清水、牛奶	强碱药物
氰化物	口服3％过氧化氢溶液后引吐,1∶15000～1∶20000高锰酸钾溶液洗胃	
敌敌畏	2％～4％碳酸氢钠溶液、1％盐水、1∶15000～1∶20000高锰酸钾溶液洗胃	
1605、1059、4049(乐果)	2％～4％碳酸氢钠溶液洗胃	高锰酸钾
敌百虫	1％盐水或清水洗胃,1∶15000～1∶20000高锰酸钾溶液洗胃	碱性药物
DDT、666	温开水或0.9％氯化钠溶液洗胃,50％硫酸镁溶液导泻	油性泻药
巴比妥类(安眠药)	1∶15000～1∶20000高锰酸钾溶液洗胃,硫酸钠溶液导泻	硫酸镁
异烟肼(雷米封)	1∶15000～1∶20000高锰酸钾溶液洗胃,硫酸钠溶液导泻	
灭鼠药(磷化锌)	1∶15000～1∶20000高锰酸钾溶液洗胃,0.5％硫酸铜溶液洗胃,口服0.5％～1％硫酸铜溶液,每次10ml,每5～10min一次,用压舌板等刺激舌根引吐	鸡蛋、牛奶、脂肪及其他油类食物

注:(1)蛋清水、牛奶可黏附于黏膜或创面上,从而起保护性作用,使患者疼痛减轻,感觉舒适。

(2)氧化剂能将化学性毒品氧化,改变其性能,从而减轻或去除其毒性。

(3)1605、1059、4049等禁用高锰酸钾洗胃,否则可氧化成毒性更强的物质。

(4)巴比妥类药物采用硫酸钠导泻是利用其在肠道内形成的高渗透压,从而阻止肠道水分和残存的巴比妥类药物的吸收,促其尽早排出体外。硫酸钠对心血管和神经系统没有抑制作用,不会加重巴比妥类药物毒性。

(5)磷化锌中毒口服硫酸铜,可使其成为无毒的磷化铜沉淀,阻止吸收,并促进其排出体外。磷化锌易溶于油类物质,如果中毒,忌用鸡蛋、牛奶、油类等食物,以免加速磷的溶解吸收。

(王 凤)

第十六讲　临终护理

一、选择题

（一）A1/A2 型题（每题有 A、B、C、D、E 五个备选答案，请选择一个最佳答案）

1.濒死患者的临床表现是　　　　　　　　　　　　　　　　　　　（　　）

　　A.呼吸停止　　　　　　　　B.心跳停止　　　　　　　C.反射性反应消失

　　D.体温下降，接近室温　　　E.各系统功能紊乱

2.患者经抢救无效死亡，护士已通知家属，但家属从外地次日才能赶到，请问该患者遗物由谁保管　　　　　　　　　　　　　　　　　　　　　　　　　　（　　）

　　A.护士　　　　　　　　　　B.护士长　　　　　　　　C.医生

　　D.死者单位负责人　　　　　E.停尸间管理者

3.患者，男，87 岁，胃癌晚期。现患者处于临终状态。对于该患者生理变化的描述**不正确**的是　　　　　　　　　　　　　　　　　　　　　　　　　　　　（　　）

　　A.意识模糊甚至昏迷　　　　B.潮式呼吸、张口呼吸　　C.大、小便失禁

　　D.四肢发绀、血压下降　　　E.胃肠蠕动增快而腹胀

4.下列**不是**脑死亡特征的是　　　　　　　　　　　　　　　　　　（　　）

　　A.不可逆的深度昏迷　　　　B.自主呼吸停止　　　　　C.心肺功能停止

　　D.脑干反射消失　　　　　　E.脑电波平坦

5.下列**不是**临床死亡期特征的是　　　　　　　　　　　　　　　　（　　）

　　A.呼吸停止　　　　　　　　B.心搏停止　　　　　　　C.各种反射消失

　　D.延髓处于深度抑制状态　　E.组织细胞新陈代谢停止

6.患者经抢救无效，医生宣布死亡，某护士遵医嘱将对尸体进行料理。下列关于尸体料理操作方法中，**错误**的一项是　　　　　　　　　　　　　　　　　　　（　　）

　　A.填写尸体卡，备齐用物携至床旁　　B.撤去输液器和氧气管

　　C.放平尸体，仰卧，肩下垫一枕　　　D.擦净尸体，处理伤口，更换衣裤

　　E.尸单包裹，别上尸体卡

7.患者，男，65 岁，得知自己已是肝癌晚期，预计还有 6 个月的存活期，这类临终患者的心理反应分期**不包括**　　　　　　　　　　　　　　　　　　　　　（　　）

　　A.否认期　　　　　　　　　B.愤怒期　　　　　　　　C.转变期

　　D.忧郁期　　　　　　　　　E.接受期

8.患者，男，60 岁，因晚期食管癌入院。患者情绪不稳定，多次请求医生尽快为其复查，逢人便讲"我身体一直很好，肯定是搞错了"。患者此时的心理反应处于　　　　（　　）

　　A.否认期　　　　　　　　　B.愤怒期　　　　　　　　C.协议期

　　D.忧郁期　　　　　　　　　E.接受期

9.患者，男，72 岁，肝癌晚期，肝区疼痛剧烈、腹水，呼吸困难，患者感到痛苦、悲哀，有轻生的念头。该患者的心理反应处于　　　　　　　　　　　　　　　　（　　）

　　A.忧郁期　　　　　　　　　B.愤怒期　　　　　　　　C.协议期

　　D.否认期　　　　　　　　　E.接受期

10.患者,女,72 岁,肝癌晚期,目前神志不清,肌张力消失,心音低钝,脉搏细弱,血压下降,间歇性呼吸。该患者的心理变化第一期是　　　　　　　　　　　　　　　　（　　）

  A.愤怒期   B.协议期   C.否认期

  D.忧郁期   E.接受期

11.患者,男,57 岁,因极度消瘦、咳嗽、咯血就诊,诊断为肺癌晚期。已发生多部位转移。患者感到自己年纪轻,没有什么诱因,不应该得肺癌,要去别的医院检查,希望是误诊,此时心理反应为　　　　　　　　　　　　　　　　　　　　　　　　　　　　　（　　）

  A.否认期   B.协议期   C.愤怒期

  D.忧郁期   E.接受期

12.患者,女,42 岁,因极度消瘦、咳嗽、咯血就诊,诊断为肺癌晚期。已发生多部位转移。以下护理人员的做法**不妥**的是　　　　　　　　　　　　　　　　　　　　（　　）

  A.经常陪伴患者   B.倾听患者诉说

  C.鼓励患者积极配合治疗 D.告诉患者已经确诊,没必要再去别处检查

  E.稳定患者情绪

13.死亡后尸体最早出现的现象是　　　　　　　　　　　　　　　　　　　（　　）

  A.尸冷   B.尸斑   C.尸僵   D.尸僵缓解 E.尸体腐败

14.患者,男,72 岁,经判断处于临床死亡期。判断的指征**不包括**　　　　（　　）

  A.出现尸冷   B.呼吸、心跳停止   C.心电图呈直线

  D.瞳孔散大固定   E.反射性反应消失

15.患者,男,68 岁,有义齿,经抢救无效死亡,护士在进行尸体料理时,对其义齿的处理方法应是　　　　　　　　　　　　　　　　　　　　　　　　　　　　　（　　）

  A.取下丢弃   B.装入口中   C.取下浸泡在冷水中

  D.取下交给死者家属 E.取下以便于在口中填塞棉花

16.患者病情危重,处于濒死期,呼吸极不平稳,呼吸与呼吸暂停交替出现,该患者的呼吸为　　　　　　　　　　　　　　　　　　　　　　　　　　　　　　　（　　）

  A.浮浅呼吸   B.潮式呼吸   C.深大呼吸

  D.呼气性呼吸困难 E.间断呼吸

17.患者,男,46 岁,交通意外致脑出血。医生判断患者目前处于生物学死亡期。生物学死亡期机体变化的特点是　　　　　　　　　　　　　　　　　　　　　　（　　）

  A.呼吸、心跳停止   B.各种反射均消失   C.延髓处于极度抑制状态

  D.机体新陈代谢停止 E.循环衰竭、桡动脉搏动变弱

18.患者急性心肌梗死经抢救无效死亡,在等待家属赶往医院的时间里,患者出现尸斑。尸斑最早出现在该患者的　　　　　　　　　　　　　　　　　　　　　（　　）

  A.尸体头面部   B.尸体胸部   C.尸体腹部

  D.尸体躯干   E.尸体的最低部位

19.患者,男,75 岁,脑出血,呈昏迷状态,反应迟钝,肌张力丧失,心跳减弱,血压降低,呼吸微弱,此时患者属于下列何期　　　　　　　　　　　　　　　　　　（　　）

  A.濒死期   B.愤怒期   C.临床死亡期

  D.接受期   E.生物学死亡期

20.患者,男,82岁,胃癌晚期,护士观察病情时发现患者出现深昏迷,脑干反射消失,脑电波消失,无自主呼吸,属于　　　　　　　　　　　　　　　　　　　　　　（　　）

　　　A.疾病晚期　　　　　　　　B.脑死亡期　　　　　　　　C.濒死期

　　　D.临床死亡期　　　　　　　E.生物学死亡期

21.患者,男,60岁,处于濒死期,患者最后消失的感觉一般是　　　　　　　（　　）

　　　A.视觉　　　　　B.听觉　　　　　C.触觉　　　　　D.嗅觉　　　　　E.味觉

22.患者,男,66岁,小学文化,刚刚知晓自己被诊断为原发性支气管肺癌,询问护士:"我是不是活不了多久了?"针对该患者的心理护理,**错误**的是　　　　　　　（　　）

　　　A.安慰患者,保持积极情绪

　　　B.讲解有关疾病知识及治疗措施

　　　C.安排家庭成员和朋友定期看望患者

　　　D.指导患者立遗嘱安排后事

　　　E.耐心倾听患者的诉说

23.患者,男,42岁,鼻咽癌晚期。下列护士对其采取的护理措施**不妥**的是　（　　）

　　　A.尽量满足患者的意愿　　　　　B.理解患者,倾听其诉说

　　　C.对患者攻击性行为应无声接受　　D.对患者否认期的行为应予以纠正

　　　E.注意语言交流与非语言交流并用

24.患者,男,73岁,肺癌晚期,目前神志不清,肌张力消失,脉搏细弱,心音低钝,血压下降,呈间歇呼吸。下列哪项护理内容**不妥**　　　　　　　　　　　　　（　　）

　　　A.通知家属和工作单位　　　　　B.转移病员至抢救室或用屏风遮挡

　　　C.观察病情并配合抢救　　　　　D.给病员同情与安慰

　　　E.进行尸体料理准备工作

25.死亡的诊断依据**不包括**　　　　　　　　　　　　　　　　　　　　　（　　）

　　　A.反射消失　　　　　　　　B.呼吸、心搏停止

　　　C.四肢冰冷　　　　　　　　D.瞳孔散大而固定

　　　E.心电图呈直线

26.患者,女,74岁,多器官功能衰竭,表现为意识模糊,肌张力消失,心音低钝,血压66/44mmHg,潮式呼吸。此时患者处于　　　　　　　　　　　　　　　　　　（　　）

　　　A.濒死期　　　　　　　　　B.临床死亡期　　　　　　　C.机体死亡期

　　　D.生物学死亡期　　　　　　E.脑死亡期

27.临终关怀的宗旨是　　　　　　　　　　　　　　　　　　　　　　　　　（　　）

　　　A.延长生命　　　　　　　　　B.减少死亡率

　　　C.提供姑息疗法,让患者舒适、安详　　D.放弃特殊治疗

　　　E.停止无望的救治

28.濒死期患者的心理表现第一期是　　　　　　　　　　　　　　　　　　　（　　）

　　　A.否认期　　　B.愤怒期　　　C.协议期　　　D.忧郁期　　　E.接受期

29.心理反应处于否认期的临终患者常表现为　　　　　　　　　　　　　　　（　　）

　　　A.忧郁、悲哀　　　　　　　　B.表情淡漠、嗜睡

　　　C.心情不好,对工作人员发脾气　　D.不承认自己的病情,认为"不可能"

E.配合治疗,想尽一切办法延长寿命

30.临终患者心理反应的最后阶段是　　　　　　　　　　　　　　　（　　）

　　A.愤怒期　　　　B.否认期　　　　C.协议期　　　　D.接受期　　　　E.忧郁期

31.临床上进行尸体护理的依据是　　　　　　　　　　　　　　　　（　　）

　　A.呼吸停止　　　　　　　B.各种反射消失　　　　　C.心跳停止

　　D.意识丧失　　　　　　　E.医生开出死亡诊断后

32.患者,男,70岁,因脑出血急诊入院。目前患者各种反射消失,瞳孔散大,心跳停止,

呼吸停止,脑电波平坦,目前患者处于　　　　　　　　　　　　　　（　　）

　　A.生物学死亡期　　　　　B.深昏迷期　　　　　　　C.濒死期

　　D.临床死亡期　　　　　　E.临终状态

33.护士给刚病逝者进行尸体料理,头部垫枕头的主要目的是　　　　（　　）

　　A.易于辨认　　　　　　　B.安慰家属　　　　　　　C.保持舒适

　　D.防止面部淤血　　　　　E.保持正确姿势

34.在医院病故的传染病患者,护士应用消毒液清洁尸体,填塞尸体孔道的棉球应浸有

　　　　　　　　　　　　　　　　　　　　　　　　　　　　　　（　　）

　　A.1％氯胺溶液　　　　　B.过氧化氢溶液　　　　　C.生理盐水

　　D.乙醇　　　　　　　　　E.碘酊

35.患者,女,55岁,肝癌,入院时身体虚弱,情绪不稳定,经常生气、愤怒、抱怨、与家属

争吵,该期心理反应为　　　　　　　　　　　　　　　　　　　　（　　）

　　A.忧郁期　　　　B.愤怒期　　　　C.否认期　　　　D.接受期　　　　E.协议期

36.患者,男,65岁,因发热、咯血、胸痛来诊,诊断为肺癌。在得知自己的病情后,患者

拒绝治疗,继而赴多家医院反复就诊、咨询。其心理状况处于　　　　（　　）

　　A.愤怒期　　　　B.忧郁期　　　　C.否认期　　　　D.协议期　　　　E.接受期

37.一位临终患者向护士叙述:"拜托你们尽力治疗,有什么新疗法,可以在我身上先试

验。奇迹总是有的啊。"该患者处在心理反应的　　　　　　　　　　（　　）

　　A.否认期　　　　B.愤怒期　　　　C.协议期　　　　D.忧郁期　　　　E.接受期

38.患者,女,50岁,肺癌晚期,常常怨恨家属照顾不周,心生不满,出现这种心理反应提

示患者处于　　　　　　　　　　　　　　　　　　　　　　　　　（　　）

　　A.接受期　　　　B.否认期　　　　C.愤怒期　　　　D.协议期　　　　E.忧郁期

39.患者,女,62岁,子宫颈癌晚期,自感不久于人世,常常独自呆坐,泪流满面,十分悲

哀。相应的护理措施为　　　　　　　　　　　　　　　　　　　　（　　）

　　A.维持患者希望　　　　　　　B.鼓励患者增强信心

　　C.指导患者更好配合　　　　　D.尽量不让患者流露失落情绪

　　E.安慰患者并允许家属陪伴

40.患者,男,52岁,肝癌晚期,感到恐惧和绝望,当其发怒时,护士应　（　　）

　　A.热情鼓励,帮助其树立信心　　　　B.指导用药,减轻患者痛苦

　　C.说服患者理智面对病情　　　　　　D.理解、陪伴、保护患者

　　E.同情照顾,满足患者要求

41.患者,男,68岁,诊断为肝癌。患者的表述提示其处于否认期的是　（　　）

A."能帮我打听一下哪里治疗肝癌的效果特别好吗？"

B."你看我能吃能睡,癌症患者有这样的吗？再查查吧！"

C."我的孩子还没毕业,我这病怎么办啊？"

D."我身体那么好,得肝癌是因为酒喝得太多吗？"

E."你们去忙吧,别管我了。"

42.患者呼吸心跳停止,各种反射消失,属于死亡过程的 （ ）

　　A.濒死期　　　　　　B.临床死亡期　　　　　C.生物学死亡期

　　D.脑死亡期　　　　　E.以上均不是

43.临终患者经历的心理反应第四期是 （ ）

　　A.愤怒期　　B.否认期　　C.忧郁期　　D.协议期　　E.接受期

44.目前医学界主张的死亡诊断依据是 （ ）

　　A.脑死亡　　B.心跳停止　　C.呼吸停止　　D.反射消失　　E.瞳孔散大

（二）A3/A4 型题(每个病例下设若干题目,每题有 A、B、C、D、E 五个备选答案,请选择一个最佳答案)

（45～47 题共用题干）

患者,女,56 岁,肺癌骨转移第二次入院,疗效不佳,呼吸困难显著,疼痛剧烈。患者感到痛苦、悲哀,并试图自杀。

45.此患者心理反应属 （ ）

　　A.否认期　　B.愤怒期　　C.协议期　　D.忧郁期　　E.接受期

46.对此期患者的护理中,**不妥**的一项是 （ ）

　　A.多给患者同情和照顾

　　B.允许家属陪伴

　　C.尽量不让患者流露出失落、悲哀的情绪

　　D.尽可能满足患者的需要

　　E.加强安全保护

47.随着病情的进展,患者出现意识模糊,进而昏迷,护士采取的措施中哪项**不妥**（ ）

　　A.使用床档　　　　　　B.躁动不安时可使用约束具保护

　　C.必要时使用牙垫　　　D.为防止口腔并发症应定时漱口

　　E.做好皮肤清洁护理

（48～50 题共用题干）

患者,男,30 岁,因车祸外伤急诊入院。

48.患者突然出现心跳呼吸停止,反射消失,瞳孔散大,此时患者处于死亡的 （ ）

　　A.濒死期　　　　　　B.猝死期　　　　　　C.临床死亡期

　　D.生物学死亡期　　　E.临终阶段

49.此期常持续 （ ）

　　A.1～3min　　　　　　B.5～6min　　　　　　C.8～10min

　　D.10～15min　　　　　E.15～30min

50.患者因伤势过重,抢救无效死亡,护士须进行尸体护理,以下操作**不正确**的是（ ）

　　A.放平尸体,头下垫枕　　　　B.清洗血迹,缝合包扎大的创口

C.用不脱脂棉球填塞孔道　　　　　　D.穿上衣裤后,系尸体识别卡于尸体脚踝处

E.裹上尸单后,将尸体卡系于尸体腰前尸单上

(51～53题共用题干)

患者,女,40岁,诊断为乳腺癌。

51.当患者知道自己病重时,认为"不可能是我! 一定是搞错了"! 此时患者处于(　　)

A.否认期　　　B.愤怒期　　　C.协议期　　　D.忧郁期　　　E.接受期

52.关于此期的描述**错误**的是　　　　　　　　　　　　　　　　　　　　　(　　)

A.这是患者得知病重时的心理反应

B.这是一种防卫机制

C.患者可能四处求医,希望是误诊

D.患者需要时间调整自己,接受疾病

E.所有患者都能很快地度过这一时期

53.此时,下列护理措施正确的是　　　　　　　　　　　　　　　　　　　　(　　)

A.加强生活护理　　　　　　　　B.预防患者的自杀倾向

C.揭穿患者的防卫机制　　　　　D.不与其交谈,减少外界干扰

E.坦诚面对患者,呵护患者的内心

(54～55题共用题干)

患者,男,60岁,肝癌晚期,了解到病情后,情绪异常,抱怨家人不关心,指责医务人员不尽力,在治疗护理中配合差。

54.该患者的心理反应属于　　　　　　　　　　　　　　　　　　　　　　　(　　)

A.否认期　　　B.愤怒期　　　C.协议期　　　D.忧郁期　　　E.接受期

55.针对该患者的心理护理措施,下列选项**错误**的是

A.护士一定要有爱心、耐心,认真地倾听患者的倾诉

B.允许患者以发怒、抱怨、不合作行为来宣泄内心的不满、恐惧

C.对患者严加约束,注意预防意外事件的发生

D.给患者提供表达或发泄内心情感的适宜环境

E.做好患者家属和朋友的工作,给予患者关爱、理解、同情和宽容

二、填空题

1.死亡是一个逐渐进展的过程,一般分为三期,即_____、_____、_____。

2.临终患者的心理反应经历了五个阶段,即_____期、_____期、_____期、_____期和_____期。

3.脑死亡的四个诊断标准是_____、_____、_____、_____。

4.临床死亡期的特征是_____、_____、_____。

5.清洁尸体后,将尸体穿上衣裤,在尸体_____系上第一张尸体识别卡,以免认错尸体。用尸单包好尸体,系第二张尸体识别卡在尸体_____上。尸体置于停尸屉内,放第三张尸体识别卡于_____外。在体温单_____℃处填写死亡时间,停止一切医嘱。

6.尸体料理的目的是_____、_____。

三、名词解释

1.濒死：

2.临终护理：

3.脑死亡：

四、简答题

1.简述脑死亡的诊断标准。

2.简述临终关怀的理念。

五、分析题

患者,男,48岁,经检查确诊为食管癌并肝转移。病情日益恶化,患者心情不好,经常自言自语"这不公平,为什么是我",对医务人员工作不满,常对家属发脾气。

1.请问该患者处于临终患者心理反应的哪一期？

2.如何护理？

【附 参考答案】

一、选择题

1.E	2.B	3.E	4.C	5.E	6.C	7.C	8.A	9.A	10.C
11.A	12.D	13.A	14.A	15.B	16.E	17.D	18.E	19.A	20.B
21.B	22.D	23.D	24.E	25.C	26.A	27.C	28.A	29.D	30.D
31.E	32.D	33.D	34.A	35.B	36.C	37.C	38.C	39.E	40.D
41.B	42.B	43.C	44.A	45.B	46.C	57.D	48.C	49.B	50.D
51.A	52.E	53.E	54.B	55.C					

二、填空题

1.濒死期 临床死亡期 生物学死亡期

2.否认 愤怒 协议 忧郁 接受

3.不可逆的深度昏迷 自主呼吸停止 脑干反射消失 脑电波消失或平坦

4.心跳停止 呼吸停止 各种反射消失

5.右手腕部 腰前的尸单(或尸袋) 尸屉 40～42℃

6.使尸体整洁,维持良好的尸体外观,易于辨认 安慰家属,减少哀痛

三、名词解释

1.濒死:指患者已接受治疗性和姑息性治疗后,虽然意识清楚,但病情加速恶化,各种迹象显示生命即将终结。

2.临终护理:向临终患者及其家属提供的一种全面的照料,包括生理、心理、社会等方面,使临终患者的生命得到尊重,症状得到控制,生命质量得到提高,家属的身心健康得到维护和增强,使患者在临终时能够无痛苦、安宁、舒适地走完人生的最后旅程。

3.脑死亡:又称全脑死亡,包括大脑、中脑、小脑和脑干的不可逆死亡。不可逆的脑死亡是生命活动结束的象征。

四、简答题

1.脑死亡的诊断标准：①不可逆的深度昏迷；②自发呼吸停止；③脑干反射消失；④脑电波消失（平坦）。凡符合以上标准，并在 24h 内反复测试，多次检查结果无变化，但需排除体温过低（<32.2℃）或刚使用过中枢神经系统抑制剂两种情况，即可作出脑死亡的诊断。

2.临终关怀的理念：①以照料临终患者为中心；②维护人的尊严和权利；③提高临终患者的生命质量；④注重临终患者家属的心理支持。

五、分析题

1.该患者处于临终患者心理反应的愤怒期。

2.护理：①护理人员要有爱心、耐心，认真地倾听患者的倾诉，应将患者的发怒看成是一种有益健康的正常行为。允许患者以发怒、抱怨、不合作行为来宣泄内心的不满、恐惧，同时应注意预防意外事件的发生。②给患者提供表达或发泄内心感受的适宜环境，并加以必要的心理疏导。③做好患者家属和朋友的工作，给予患者关爱、理解、同情和宽容。

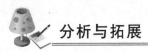

分析与拓展

1.死亡过程的分期及临床表现

分　期	临床表现
濒死期	意识模糊或丧失，循环功能减退，心跳减弱，血压下降，呼吸微弱，出现潮式呼吸或间断呼吸，肌张力减退或消失，代谢障碍等，各种迹象表明生命即将终结
临床死亡期	心跳、呼吸停止，各种反射消失，瞳孔散大，但各种组织细胞仍有短暂而微弱的代谢活动，持续时间一般为 5～6min
生物学死亡期	死亡后尸体相继出现尸冷（最先发生，24h 后与室温接近）、尸斑（死亡后 2～4h 出现）、尸僵（死亡后 1～3h 开始出现）、尸体腐败（死亡后 24h 出现）等现象

2.临终患者的心理反应及护理

分　期	心理反应	护　理
否认期	拒绝接受现实，表现为要求复查或转院，认为不可能或者一定是搞错了	真诚地对待患者，不要轻易揭穿其防卫机制，不急于和患者辩解，注意应保持与其他医护人员及家属对患者病情说法的一致
愤怒期	生气、愤怒，觉得不公平，会怨恨周围的人或事	允许患者发怒、抱怨，给患者宣泄的机会和途径，耐心倾听，多理解和包容
协议期	接受现实，祈求奇迹，配合治疗；不惜代价	关心爱护患者，多陪伴交流，尽可能满足患者的需求；给予科学的引导
忧郁期	情绪极为低落，自暴自弃，极度依赖等	多理解、多陪伴、多鼓励患者；预防患者的自杀倾向
接受期	情绪平和、镇定，接受即将面临死亡的事实，对外界事物的反应可能比较淡漠，静等死亡的来临	创造宁静、舒适的环境；鼓励患者表达，耐心倾听和商谈，尊重患者的信仰，帮助患者了却未尽的心愿等

（邢　娟）

第十七讲　护理文件的记录

一、选择题

(一)A1/A2 型题(每题有 A、B、C、D、E 五个备选答案,请选择一个最佳答案)

1. 下列**不属于**长期医嘱的是　　　　　　　　　　　　　　　　　(　　)
   A. 保留灌肠 qn×3　　　　　　　B. 测血压 q8h
   C. 艾司唑仑 2 片 st　　　　　　D. 丁胺卡那针 0.4g im bid
   E. 伤口换药 biw

2. 下列属临时医嘱的是　　　　　　　　　　　　　　　　　　　(　　)
   A. 病危　　　　　　　B. 一级护理　　　　　　C. 氧气吸入 prn
   D. 大便常规　　　　　E. 半流质饮食

3. 临时备用医嘱,从医生开写起有效时间为　　　　　　　　　　　(　　)
   A. 12h　　　　B. 16h　　　　C. 18h　　　　D. 20h　　　　E. 22h

4. 长期医嘱的有效时间为　　　　　　　　　　　　　　　　　　(　　)
   A. 24h 以上　　　　　B. 24h 以内　　　　　C. 20h 以内
   D. 18h 以内　　　　　E. 1 周以上

5. 执行口头医嘱**不妥**的是　　　　　　　　　　　　　　　　　(　　)
   A. 一般情况下不执行　　　　　B. 抢救、手术时可执行
   C. 护士应向医生复诵确认　　　D. 双方确认无误后执行
   E. 执行后无异常,不必补写医嘱

6. 执行医嘱的原则哪项**错误**　　　　　　　　　　　　　　　　(　　)
   A. 执行中必须认真核对　　　　B. 医嘱必须有医生签名
   C. 医嘱均需即刻执行　　　　　D. 护士执行医嘱后签全名
   E. 如有疑问的医嘱,必须查清再执行

7. 应先执行的医嘱是　　　　　　　　　　　　　　　　　　　　(　　)
   A. 新开出的长期医嘱　　　B. 临时医嘱　　　　C. 定期执行的医嘱
   D. 备用医嘱　　　　　　　E. 停止医嘱

8. 下列关于护理文件书写,正确的是　　　　　　　　　　　　　　(　　)
   A. 眉栏填写用铅笔　　　B. 日间用红钢笔书写　　C. 夜间用蓝钢笔书写
   D. 护理记录单不放入病案　E. 24h 出入量总结后记录于体温单上

9. 书写病区日志的顺序一般是先写下列哪项　　　　　　　　　　　(　　)
   A. 手术患者数　　　　B. 危重病患者数　　　　C. 新入院患者数
   D. 转科人数　　　　　E. 出院患者数

10. 患者出院医嘱应属于　　　　　　　　　　　　　　　　　　　(　　)
    A. 长期医嘱　　　　　B. 临时医嘱　　　　　C. 长期备用医嘱
    D. 临时备用医嘱　　　E. 重整医嘱

11. 下列哪项**不属于**病区护士相互交接班的主要内容　　　　　　(　　)
    A. 手术经过　　　　　B. 特殊治疗　　　　　C. 生命体征

D. 护理措施　　　　　　　　E. 会诊情况

12. 下列**不属于**危重病患者特别护理记录的内容是　　　　　　（　　）

A. 生命体征　　　　　　B. 神志、瞳孔　　　　　　C. 出入液量

D. 社会关系　　　　　　E. 护理措施和效果

13. 下列关于住院期间医疗护理文件的保管哪项**不符合**要求　　（　　）

A. 住院病历放于病历车中　　　　B. 患者可以翻阅自己的病历

C. 病历不能擅自外带　　　　　　D. 病历必须保持清洁、完整

E. 病历不能拆散和丢失

14. 执行医嘱时**不妥**的一项是　　　　　　　　　　　　　　（　　）

A. 护士执行医嘱后签全名

B. 临时医嘱应在短时间内执行,一般仅执行一次

C. 医嘱必须有医师签名

D. 临时备用医嘱过时未执行,则由医师注明"取消"

E. 执行过程中必须认真核对

15. 关于重整医嘱,哪项**不正确**　　　　　　　　　　　　　（　　）

A. 停用医嘱太多时可重整医嘱　　B. 重整后要双人核对

C. 重整者要签全名　　　　　　　D. 重整医嘱要写整理当日日期

E. 在最后一行医嘱下画一红线后抄写未停的长期医嘱

16. 医嘱"隔日一次"的外文缩写是　　　　　　　　　　　　　（　　）

A. qid　　　　B. qod　　　　C. biw　　　　D. bid　　　　E. qd

17. 关于医嘱的解释,下列哪项**不正确**　　　　　　　　　　（　　）

A. 临时医嘱一般执行一次

B. 长期备用医嘱有效时间在 24h 以上

C. 临时备用医嘱有效时间在 24h 以上

D. 长期备用医嘱须由医生注明停止时间

E. 一般情况下不执行口头医嘱

18. 护理记录按 PIO 格式记录时 I 代表的是　　　　　　　　　（　　）

A. 护理诊断　　　　　　B. 护理措施　　　　　　C. 护理效果

D. 护理计划　　　　　　E. 护理评估

19. 医嘱地西泮 5mg pc prn,此医嘱属于　　　　　　　　　　（　　）

A. 长期医嘱　　　　　　B. 临时医嘱　　　　　　C. 长期备用医嘱

D. 口头医嘱　　　　　　E. 临时备用医嘱

20. 下列哪项需要在体温单 40~42℃之间相应时间栏内竖写　　（　　）

A. 灌肠时间　　　　　　B. 患病时间　　　　　　C. 分娩时间

D. 昏迷时间　　　　　　E. 特殊用药时间

21. 患者住院病历**不包括**　　　　　　　　　　　　　　　　（　　）

A. 住院病历　　　　　　B. 医嘱单　　　　　　　C. 病区日志

D. 体温单　　　　　　　E. 护理评估单

22. **不属于**重症记录单记录的内容是　　　　　　　　　　　（　　）

A. 危重病患者标志 　　B. 饮食排泄 　　　　　C. 生命体征

D. 病情变化 　　　　　E. 护理治疗

23. 医疗护理文件的重要意义**不包括** （ 　 ）

A. 患者流动情况的依据 　B. 提供教学与科研资料 　　C. 提供法律依据

D. 提供评价依据 　　　　E. 提供病情信息

24. 病案书写的基本要求**不包括** （ 　 ）

A. 医学术语确切 　　　　B. 记录及时准确 　　　　C. 内容简明扼要

D. 描写生动形象 　　　　E. 记录者签全名

25. 住院期间的病历排在首页的是 （ 　 ）

A. 体温单 　　　　　　　B. 医嘱单 　　　　　　C. 病历首页

D. 住院记录 　　　　　　E. 入院评估单

26. 患者出院的病案整理后应交给 （ 　 ）

A. 住院处 　　B. 人事科 　　C. 护理部 　　D. 医教科 　　E. 病案室

27. 下列哪项**不属于**医嘱的内容 （ 　 ）

A. 护理计划 　　B. 隔离种类 　　C. 护理级别 　　D. 患者体位 　　E. 饮食种类

28. 当医嘱内容不正确或有疑问时,护士应 （ 　 ）

A. 拒绝执行 　　　　　　B. 询问护士长后执行 　　C. 咨询高年资护士后执行

D. 凭自己的经验执行 　　E. 询问开医嘱的医生经确认后执行

29. 下列哪项**不属于**护理记录的基本要求 （ 　 ）

A. 定时 　　B. 客观 　　C. 动态 　　D. 及时 　　E. 真实

30. 有效期在 24h 以上的医嘱是 （ 　 ）

A. 灌肠 st 　　　　　　　B. 血常规 　　　　　　C. 头颅 CT

D. 二级护理 　　　　　　E. 地西泮 5mg sos

31. 临时备用医嘱是 （ 　 ）

A. 低盐饮食 　　　　　　B. 测血糖 st 　　　　　C. 雾化吸入 qd

D. 索米痛 0.5g po sos 　　E. 哌替啶 50mg im q6h

32. 以下**不属于** 40～42℃之间相应的时间栏内填写的内容的是 （ 　 ）

A. 入院 　　B. 死亡 　　C. 出院 　　D. 手术 　　E. 化疗

33. 处理停止医嘱时**错误**的做法是 （ 　 ）

A. 注销相应的执行单 　　B. 用红笔写"取消"时间 　　C. 注销各种卡片

D. 注销各种治疗单 　　　E. 在停止栏内注明停止时间

34. 患者行拇外翻术后,14:00 医嘱去痛片 2 片口服 sos,此项医嘱失效时间至 （ 　 ）

A. 8:00 　　　　　　　　B. 12:00 　　　　　　C. 第二日 14:00

D. 第二日 2:00 　　　　E. 医生注明停止时间

35. 患者,男,66 岁,行胆囊手术后明日出院,此项内容属于 （ 　 ）

A. 长期医嘱 　　　　　　B. 不列入医嘱 　　　　C. 长期备用医嘱

D. 临时备用医嘱 　　　　E. 临时医嘱

36. 吴先生,灌肠前自行排便一次,灌肠后排便 2 次,正确的记录方法是 （ 　 ）

A. 1/E 　　　　B. 1-2/E 　　　　C. 3/E 　　　　D. 1/2E 　　　　E. 2/E

(二)A3/A4型题(每个病例下设若干题目,每题有 A、B、C、D、E 五个备选答案,请选择一个最佳答案)

(37～38 题共用题干)

患者,男,32 岁,急性阑尾炎穿孔,中午就诊,入院后即行急诊手术。

37.患者术后回病房,护士处理医嘱时应先执行 ( )

 A.外科护理常规   B.丁胺卡那针 0.4g im bid   C.血常规检查

 D.一级护理   E.林格氏液 500ml iv gtt st!

38.护士书写交班报告**不包括**的是 ( )

 A.入院时间和病情   B.手术的过程   C.手术的麻醉和手术名称

 D.回病房时间   E.生命体征及重点观察内容

(39～42 题共用题干)

患者,女,72 岁,慢性支气管炎急性发作入院。

39.患者的入院评估应在多少时间内完成 ( )

 A.2h 内   B.4h 内   C.8h 内   D.24h 内   E.48h 内

40.当医生检查患者后开出医嘱"吸氧 prn"属于

 A.长期医嘱   B.立即执行的医嘱   C.临时备用医嘱

 D.长期备用医嘱   E.定期执行的医嘱

41.患者治疗后情况好转出院,护士为其整理出院病历,出院病历的首页应是 ( )

 A.体温单   B.医嘱单   C.住院病历首页

 D.出院记录   E.病程记录

42.患者出院后医疗文件应保存的时间为

 A.3 年   B.5 年   C.长期保存   D.30 年   E.15 年

二、填空题

1.需要在体温单的 40～42℃之间记录的有_____、_____、_____、_____以及出院时间。

2.医嘱分为_____、_____、_____、_____四种。

3.1/E 表示_____。

4.呋塞米 20mg po bid 属于_____医嘱。

5.医嘱的处理原则包括_____、_____、_____。

6.地西泮 5mg po sos 属于_____医嘱。

7.医嘱必须经_____才有效。

三、名词解释

1.医嘱:

2.长期医嘱:

3.临时医嘱:

4.长期备用医嘱(prn):

5.临时备用医嘱(sos):

四、简答题

1.简述医嘱的处理原则。

2.简述医疗护理文件记录的意义和原则。

五、分析题

患者,女,47 岁,行子宫全切术后,于 15:00 回病房,一般情况可,18:00 口述疼痛难忍。医嘱:盐酸哌替啶针 50mg im q6h prn,22:00 又诉伤口疼痛,难以入眠。请问:

1.此医嘱属于何种医嘱,有何特点?

2.18:00 护士该如何处理?

3.22:00 护士又该如何处理?

【附　参考答案】

一、选择题

1.C　　2.D　　3.A　　4.A　　5.E　　6.C　　7.B　　8.E　　9.E　　10.B

11.A　12.D　13.B　14.D　15.E　16.B　17.C　18.B　19.C　20.C

21.C　22.A　23.A　24.D　25.A　26.E　27.A　28.E　29.A　30.D

31.D　32.E　33.B　34.D　35.E　36.B　37.E　38.B　39.D　40.D

41.C　42.C

二、填空题

1.入院时间　手术　分娩　转科

2.长期医嘱　长期备用医嘱　临时医嘱　临时备用医嘱

3.灌肠后排便 1 次

4.长期

5.先急后缓　先临时后长期　医嘱执行者在医嘱单上签全名

6.临时备用

7.有资质的医师签名后

三、名词解释

1.医嘱:是医生根据患者的需要,为达到诊治目的而拟定的书面嘱咐,医护人员共同执行。

2.长期医嘱:有效时间在 24h 以上至医嘱停止。当医生注明停止时间后医嘱失效。

3.临时医嘱:有效时间在 24h 内,应在短时间内执行,一般仅执行一次。

4.长期备用医嘱(prn):有效时间在 24h 以上,必要时用,由医生注明停止时间后方失效。

5.临时备用医嘱(sos):医生开写时起 12h 内有效,必要时用,过时尚未执行则失效。

四、简答题

1.医嘱处理原则有:

(1)先阅读核对后执行,先急后缓,先临时后长期;

(2)医嘱执行者签全名;

(3)医嘱不得涂改,需取消时用红色钢笔标注"取消"并签名;

(4)抢救、手术中的口头医嘱,护士应复述一遍,确认无误方可执行,抢救手术结束后应立即补记录。

2.医疗护理文件记录的意义:提供患者信息资料;提供质量评价的依据;提供科研和教学资料;提供法律依据。医疗护理文件记录的原则:客观、及时、准确、完整、简要。

五、分析题

1.此医嘱属于长期备用医嘱。特点是有效时间在 24h 以上,必须由医生注明停止时间后方失效。

2.18:00,当患者主诉伤口疼痛时,护士可通过病情的观察和估计后执行医嘱,给予哌替啶 50mg 肌注,并在临时医嘱栏内记录,签全名。

3.22:00,患者又诉伤口疼痛难忍,因与前次用药间隔小于 6h,故不宜再用哌替啶。护士应与值班医生商讨酌情给予其他镇静剂,并继续观察患者病情,给予适当的安慰关怀,取得患者理解与配合。

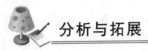 **分析与拓展**

1.医疗机构信息化技术的应用和发展

医院信息系统是指利用电子计算机和通信设备,对患者诊疗信息和医院所属各部门行政管理信息进行收集、存储、处理、提取及交换,并满足所有授权用户的功能需求。电子病历,即基于计算机的患者信息记录,是用电子设备保存、管理、传输和重现的数字化的患者医疗记录,取代手写纸张病历。目前,信息技术已经广泛应用于临床,通过护士站信息化处理系统进行医嘱处理、护理记录、治疗护理过程中的核对等,极大地提高了工作效率和准确性。

2.护理电子病历

电子病历是医院信息化建设的重要组成部分。护理病历是护士记录患者的病情变化、治疗情况和所采取的护理措施、护理效果等的文件。目前,各级综合性医院基本已经全部使用护理电子病历,通过对体温单、护理记录单、各种评估单(跌倒、坠床、压疮等)、医嘱执行单等项目的电子化处理,达到了缩短护士病历书写时间、提高日常护理工作效率、提高护理病历质量、规范护理记录等目的,同时也方便了护理病历的留档和调阅。护理电子病历也为护理质控与管理提供了极大便利,为移动护理查房奠定了基础。

(李倩茹、李爱夏)

第十八讲　护理程序

一、选择题

(一)A1/A2 型题(每题有 A、B、C、D、E 五个备选答案,请选择一个最佳答案)

1.属于主观方面的健康资料是   ( )

  A.血压 122/80mmHg　　　　　　B.头昏脑胀

  C.骶尾部皮肤破损 1cm×2cm　　　D.膝关节红肿压痛

  E.肌张力三级

2.属于主观资料的是   ( )

  A.呼吸困难　　　B.黄疸　　　　C.发绀　　　　D.心脏杂音　　　E.乏力

3. 护士与哭泣的患者交流时,以下方法**不正确**的是　　　　　　(　　)

　　A. 安慰并阻止患者哭泣　　　　　B. 待患者平静下来可主动聆听

　　C. 鼓励其将哭泣的原因说出来　　D. 不能训斥、评论患者

　　E. 陪伴患者

4. 以下可以促进有效沟通进行的行为是　　　　　　　　　　　(　　)

　　A. 及时陈述自己的观点　　　　　B. 不评论患者所谈内容

　　C. 对患者的问题及时作出回答　　D. 患者叙述过多时可及时打断

　　E. 患者担心疾病预后时可作出保证

5. 患者资料最主要的来源是　　　　　　　　　　　　　　　　(　　)

　　A. 患者本人　　　　　　B. 患者病历　　　　　　C. 患者家属

　　D. 患者营养师　　　　　E. 患者的主管医师

6. 护士记录患者资料**不符合**要求的是　　　　　　　　　　　(　　)

　　A. 收集资料后需及时记录　　　　B. 描述资料的词语应确切

　　C. 内容要正确反映患者的问题　　D. 客观资料应尽量用患者的语言

　　E. 避免护士的主观判断和结论

7. 以下关于护士收集健康资料的目的中,**错误**的是　　　　　　(　　)

　　A. 为了解患者的隐私,确立护理诊断提供依据

　　B. 为寻找病因,制订护理措施提供依据

　　C. 为了解病情变化,制订治疗方案提供依据

　　D. 为了解患者的心理特征,选择护理实施方法提供依据

　　E. 为了解治疗反应,评估护理行为提供依据

8. 通过交谈法收集患者资料时,下列做法**不正确**的是　　　　　(　　)

　　A. 引导患者抓住交谈的主题

　　B. 告知交谈的目的和交谈所需的时间

　　C. 耐心地倾听,及时给患者反馈

　　D. 选择适宜的交谈环境

　　E. 患者叙述时,可以打断或提出新的话题

9. 下列哪项**不是**护理诊断　　　　　　　　　　　　　　　　(　　)

　　A. 焦虑　　　　　　　　B. 营养失调　　　　　　C. 体液不足

　　D. 体温过高　　　　　　E. 急性胃肠炎

10. 在护理程序中,指导护理活动的核心思想是　　　　　　　　(　　)

　　A. 以完成的护理工作内容为中心　B. 以医院管理的重点任务为中心

　　C. 以维护医护人员的利益为中心　D. 以执行医嘱为中心

　　E. 以护理的服务对象的健康为中心

11. 护士收集某心绞痛患者资料时,属于客观资料的是　　　　　(　　)

　　A. 乏力疲劳　　　　　　B. 胸闷　　　　　　　　C. 胸骨后不适

　　D. 体温 37.2℃　　　　　E. 腰痛

12. 以下哪项**不是**护理程序中的五个步骤　　　　　　　　　(　　)

　　A. 评估　　　　B. 诊断　　　　C. 治疗　　　　D. 实施　　　E. 评价

13. 张先生,72 岁,昏迷,应优先解决的问题是　　　　　　　　　　　　　（　　）

    A. 便秘　　　　　　　　　B. 语言沟通障碍　　　　　　　C. 清理呼吸道无效

    D. 皮肤完整性受损　　　　E. 营养失调:低于机体需要量

14. 护理工作中,护士观察患者病情的最佳方法是　　　　　　　　　　　（　　）

    A. 观察法　　　　　　　　　　　B. 经常与患者交谈,了解患者需要

    C. 翻阅病例　　　　　　　　　　D. 查看会诊记录

    E. 稀释痰液,促进排出

15. 某患儿因"新生儿硬肿症"入院,家长可能出现的心理反应中**不包括**　　（　　）

    A. 焦虑不安　　　　　　　B. 否认疾病　　　　　　　C. 角色紊乱

    D. 害怕担忧　　　　　　　E. 自我责怪

16. 属于客观资料的是　　　　　　　　　　　　　　　　　　　　　　（　　）

    A. 感到恶心　　　　　　　B. 常有咳嗽　　　　　　　C. 头痛 2d

    D. 不易入睡　　　　　　　E. 体温 39.1℃

17. 属于健康性护理诊断的是　　　　　　　　　　　　　　　　　　　（　　）

    A. 语言沟通障碍　　　　　B. 清理呼吸道无效　　　　C. 有窒息的危险

    D. 母乳喂养有效　　　　　E. 活动无耐力

18. 在高原长期居住的人不发生高原缺氧反应,这属于哪一层次的适应　　（　　）

    A. 生理层次　　　　　　　B. 心理层次　　　　　　　C. 社会文化层次

    D. 技术层次　　　　　　　E. 专业层次

19. 根据患者健康问题的轻重缓急,将多个护理诊断按紧迫性的次序进行排序,可依据

    　　　　　　　　　　　　　　　　　　　　　　　　　　　　（　　）

    A. 一般系统论　　　　　　B. 需要层次理论　　　　　C. 沟通理论

    D. 信息论　　　　　　　　E. 解决问题论

20. 慢性肺心病患者的心理社会状况评估**不包括**　　　　　　　　　　（　　）

    A. 家庭角色和家庭关系的变化　　　　B. 经济问题

    C. 社会孤立　　　　　　　　　　　　D. 失业问题

    E. 治疗方案

21. 制定护理目标的要求**不包括**　　　　　　　　　　　　　　　　　（　　）

    A. 目标应现实可行　　　　　　　　　B. 目标可被观察和测量

    C. 一个诊断只有一个目标　　　　　　D. 属于护理工作范围之内

    E. 应让患者参与目标的制定

22. 对于"护理程序"概念的解释,下列说法**不正确**的是　　　　　　　（　　）

    A. 是指导护士工作及解决问题的工作方法

    B. 其目标是增进或恢复服务对象的健康

    C. 是以系统论为理论框架

    D. 是有计划、有决策与反馈功能的过程

    E. 是由评估、诊断、计划、实施四个步骤组成的

23. 对患者进行心理社会评估采用的最主要方法是　　　　　　　　　　（　　）

    A. 使用疼痛评估工具　　　B. 交谈和观察　　　　　　C. 阅读相关资料

D.心理社会测试　　　E.体格检查

24.下列护理目标,属于长期目标的是　　　　　　　　　　　　　　（　　）

A.2h 内,患者腹痛缓解

B.2d 内,患者能掌握口腔保洁的方法

C.5d 内,患者能说出促进功能恢复的 4 项措施

D.7d 内,患者能下地行走

E.住院期间患者不发生感染

25.护理记录单采用 PIO 方式记录,其中 O 代表　　　　　　　　　（　　）

A.问题　　　　B.原因　　　　　C.症状　　　　D.措施　　　E.结果

26.患者因焦虑症入院,每天晚上总是躺在床上翻来覆去睡不着觉,患者的表现属于睡眠障碍中的哪一种　　　　　　　　　　　　　　　　　　　　　　　（　　）

A.入睡困难　　　　　　B.时醒时睡　　　　　　C.睡眠规律倒置

D.彻夜不眠　　　　　　E.浅睡眠

27.丧失亲人后,从悲痛中解脱出来,开始新的生活,这属于　　　　　（　　）

A.生理层次　　　　　　B.心理层次　　　　　　C.社会文化层次

D.技术层次　　　　　　E.专业层次

28.当患儿同时存在几个护理诊断时,护士应首先考虑的是　　　　　（　　）

A.自我实现的需要　　　B.尊重与自尊的需要　　C.爱与归属的需要

D.安全的需要　　　　　E.生理的需要

29.患者,男,70 岁,因糖尿病、阿尔茨海默症入院治疗。今晨进食油条、豆浆时突然面色发绀,继而倒地、抽搐,意识丧失。护理评估时,重点评估的内容是　（　　）

A.诱发因素　　　　　　B.痴呆程度　　　　　　C.肢体功能

D.心理状况　　　　　　E.自主呼吸功能

30.患者,男,28 岁,患支气管哮喘,经常入睡后发作,白天没有精力工作,每到晚上就害怕病情发作,甚至危及生命,惶惶不可终日。该患者最主要的心理反应是　（　　）

A.依赖　　　　B.恐惧　　　　　C.悲观　　　　D.焦虑　　　E.抑郁

31.患者,女,30 岁,患急性支气管炎,咳嗽剧烈,咳脓性痰,量较多,黏稠。查体:T 37.8℃,P 98 次/min。目前该患者最主要的护理问题是　　　　　　　　　　（　　）

A.清理呼吸道无效　　　B.疼痛　　　　　　　　C.气体交换受损

D.体温过高　　　　　　E.知识缺乏

32.李先生,自感全身不适前来就诊。门诊护士巡视时发现他面色苍白,出冷汗,呼吸急促,主诉腹痛剧烈。急诊医生处理后,李先生留住急诊观察室。在评估患者时,下述哪项是客观资料　　　　　　　　　　　　　　　　　　　　　　　　　　（　　）

A.腹痛难忍　　　　　　B.感到恶心　　　　　　C.睡眠不佳

D.心慌不适　　　　　　E.面色苍白

33.初产妇,34 岁,孕 39 周,入院待产。护士进行围产监护时进行资料收集。下列有关资料收集的叙述,**错误**的是　　　　　　　　　　　　　　　　　　（　　）

A.资料分为主观资料和客观资料

B.客观资料是通过观察和体检等获得的资料

  C. 主观资料只能由患者本人提供

  D. 要客观记录患者的主诉

  E. 资料的记录不应带有主观结论

34. 患者,男,35 岁,在高温下持续工作 10h,现意识不清入院。患者皮肤湿冷,血压 70/50mmHg,脉搏细速,体温 37.2℃,心率 116 次/min。此时首要的护理诊断是　　　　（　　）

  A. 知识缺乏   B. 清理呼吸道无效   C. 有感染的危险

  D. 体温过高   E. 体液不足

35. 张女士,38 岁,因急性肺炎发生中毒性休克。下列收集资料的方法**不属于**观察法 的是　　　　　　　　　　　　　　　　　　　　　　　　　　　　　　　　　（　　）

  A. 测量患者的脉搏   B. 听右下肺有无湿啰音   C. 触摸皮肤温度、湿度

  D. 阅读患者查体记录   E. 查看患者尿液的颜色与性状

36. 患儿,男,月龄 2 月,因"小儿支气管肺炎"入院。家长可能出现的心理反应中**不包括**

                           　（　　）

  A. 焦虑不安   B. 否认疾病   C. 角色紊乱

  D. 害怕担忧   E. 自我责怪

37. 陈女士,33 岁,因夜间阵发性呼吸困难 5d 入院,入院后诊断为二尖瓣狭窄,入院评估 时发现患者呈"二尖瓣面容"。收集上述资料的方法属于　　　　　　　　　　　（　　）

  A. 视觉观察法   B. 触觉观察法   C. 听觉观察法

  D. 嗅觉观察法   E. 味觉观察法

38. 患者,男,60 岁,患肝硬化 3 年,1h 前呕血 750ml,患者诉心慌乏力。体检:精神萎 靡,皮肤干燥,体温 36℃,脉搏 115 次/min,呼吸 24 次/min,血压 80/86mmHg。下列资料中 属于主观资料的是　　　　　　　　　　　　　　　　　　　　　　　　　　　　（　　）

  A. 皮肤干燥   B. 呼吸 24 次/min   C. 脉搏 115 次/min

  D. 心慌乏力   E. 体温 36℃

39. 张女士,因头痛、头晕入院,护士为其进行评估收到下列资料,其中属于客观资料 的是　　　　　　　　　　　　　　　　　　　　　　　　　　　　　　　　　　（　　）

  A. 头痛   B. 咽部充血   C. 头晕

  D. 睡眠不好、多梦   E. 感到恶心

40. 下列患者资料中,可应用触觉观察法收集的是　　　　　　　　　　　　　　（　　）

  A. 舌苔厚腻   B. 口唇发绀   C. 咖啡色胃液

  D. 脉搏 98 次/min   E. 呕吐物呈血性

41. 某一外伤患者有休克、昏迷、脾破裂、开放性气胸、开放性胫腓骨骨折等危急情况,抢 救时首先应　　　　　　　　　　　　　　　　　　　　　　　　　　　　　　　（　　）

  A. 用升压药物   B. 输血、输液   C. 手术止血

  D. 骨折固定   E. 封闭胸壁伤口

42. 早产儿,出生后 3h 出现呼吸困难,拒乳,口唇青紫,三凹征明显,两肺闻及湿啰音,X 线胸片透亮度减低。护士制订的护理计划中最主要的护理诊断是　　　　　　　　（　　）

  A. 营养不足   B. 活动无耐力   C. 有感染的危险

  D. 气体交换受损   E. 有皮肤受损的危险

43. 患者,女,30 岁,因淋雨受凉 2d 后出现咽痛,畏寒,体温 39℃,伴头痛,乏力,食欲减退,体重下降,近两日来体重减少 2kg。根据以上资料判断,该患者目前**不存在**的护理问题是 ( )

    A. 疼痛:头痛咽痛,与鼻、咽、喉感染有关

    B. 体液过多:与体循环淤血有关

    C. 营养失调:低于机体需要量,与食欲减退有关

    D. 体温过高:与病毒或细菌感染有关

    E. 潜在并发症:支气管炎

44. 患者,男,40 岁,汉族,教师,以"心慌、气短、疲乏"为主诉入院。护士入院评估:P 120 次/min,BP 70/46mmHg,脉搏细弱,口唇发绀,呼吸急促,自制力差,便秘。此外还收集了患者的既往病史、家庭关系、排泄等资料。应该优先解决的问题是 ( )

    A. 低效性呼吸型态:发绀、呼吸急促   B. 语言沟通障碍

    C. 便秘   D. 营养失调

    E. 潜在并发症:心律不齐

(二)A3/A4 型题(每个病例下设若干题目,每题有 A、B、C、D、E 五个备选答案,请选择一个最佳答案)

(45～47 题共用题干)

刘某,女,32 岁,因卵巢肿瘤住院手术,整日愁眉不展,不思饮食。护士通过交谈,为患者进行心理护理。

45. 为交谈做准备,以下哪项资料**不需**收集 ( )

    A. 家人对患者的态度   B. 家人对工作的态度

    C. 家人对疾病的认识   D. 患者的文化背景

    E. 家庭经济状况

46. 交谈开始,护士用下列哪一种提问较合适 ( )

    A. 看来您有心事,能与我谈谈吗   B. 您知道患什么病吗

    C. 您为什么经常流泪   D. 您情绪不好,是害怕手术吗

    E. 您近来心情不愉快,是吗

47. 在交谈过程中,刘某因担忧病情而伤心地哭泣,此时护士应采取何种沟通方式以表示对患者的尊重和理解 ( )

    A. 目光注视患者   B. 暂离开,让患者情绪平静

    C. 陪伴患者,沉默片刻   D. 鼓励患者尽快说出悲伤的其他原因

    E. 安慰患者,阻止其悲伤

(48～49 题共用题干)

患者,女,67 岁,慢性肺源性心脏病,表现为呼吸困难,痰液不易咳出。

48. 此患者目前存在的首要护理问题是 ( )

    A. 清理呼吸道无效   B. 皮肤完整性受损   C. 语言沟通障碍

    D. 活动无耐力   E. 便秘

49. 除解决上述问题外,护士还应注意满足患者 ( )

    A. 生理的需要   B. 安全的需要   C. 爱与归属的需要

D. 尊重与自尊的需要　　　E. 自我实现的需要

（50～51 题共用选项）

A. 便秘：腹胀，与长期卧床、活动减少有关

B. 清理呼吸道无效

C. 潜在并发症：心律失常

D. 低效性呼吸型态

E. 体温升高

50. 属于合作性问题的是　　　　　　　　　　　　　　　　　　　（　　）

51. 符合护理诊断 PSE 公式描述的是　　　　　　　　　　　　　（　　）

（52～54 题共用选项）

A. 患者的现病史　　　　　　B. 患者的既往史　　　　　　C. 症状体征

D. 患者的健康问题　　　　　E. 相关因素

52. 护理诊断 PSE 公式中的 P 代表　　　　　　　　　　　　　　（　　）

53. 护理诊断 PSE 公式中的 S 代表　　　　　　　　　　　　　　（　　）

54. 护理诊断 PSE 公式中的 E 代表　　　　　　　　　　　　　　（　　）

（55～56 题共用题干）

患者，男，43 岁，因腹痛伴发热、恶心呕吐，以"急性胃肠炎"收住入院。入院时患者呈急性面容，精神萎靡，体温 38.1℃，粪便呈水样。

55. 属于主观资料的是　　　　　　　　　　　　　　　　　　　　（　　）

A. 水样粪便　　　　　　　B. 恶心呕吐　　　　　　C. 体温 38.1℃

D. 腹痛　　　　　　　　　E. 急性面容

56. 对该患者首先应解决的护理问题是　　　　　　　　　　　　　（　　）

A. 精神萎靡　　　　　　　B. 疼痛　　　　　　　　C. 焦虑

D. 发热：体温 38.1℃　　　　E. 体液不足

（57～58 题共用题干）

患者，女，68 岁，2 型糖尿病史 15 年，皮下注射胰岛素控制血糖。入院时大汗淋漓，高热，呼出气体呈烂苹果味。住院治疗 1 周，血糖控制在正常范围。

57. 患者"呼出气体呈烂苹果味"，收集此资料的方法属于　　　　　（　　）

A. 视觉观察法　　　　　　B. 触觉观察法　　　　　　C. 听觉观察法

D. 嗅觉观察法　　　　　　E. 味觉观察法

58. 患者认为出院后不需监测血糖，此时患者的主要护理问题是　　（　　）

A. 潜在的血糖升高　　　　B. 感染的危险　　　　　　C. 知识缺乏

D. 食欲下降　　　　　　　E. 不合作

（59～60 题共用题干）

患者，男，45 岁，因车祸受伤送医院就诊。诊断：左下肢胫腓骨骨折，收住入院。查体：左下肢疼痛，肿胀，功能障碍。

59. 以下哪项**不是**针对该患者病情所做的护理诊断　　　　　　　（　　）

A. 疼痛　　　　　　　　　　　　B. 焦虑

C. 活动无耐力　　　　　　　　　D. 有皮肤完整性受损的危险

　　E. 躯体移动障碍

60.以下哪项**不是**根据该患者相关护理诊断制定的护理措施　　　　　　（　　）

　　A.介绍有关骨折的相关知识　　　　B.保持床单位的干燥、平整

　　C.保持环境安静,限制探视　　　　D.给予必要的生活护理

　　E.提供减轻疼痛的非药物方法

二、填空题

1.护理程序由_____、_____、_____、_____、_____五个步骤组成。

2."护理程序"一词最早由美国人_____提出。

3.收集资料的方法有_____、_____、_____、_____。

4.交谈分_____和_____。

5.NANDA 确定的护理诊断是由_____、_____、_____、_____四部分组成的。

6.护理诊断的三部分陈述方式包括_____、_____、_____。

7.按优先顺序将护理诊断分为_____、_____、_____。

8.护理目标的种类有_____、_____。

9.护理措施的类型有_____、_____、_____、_____。

10.评价的种类有_____、_____、_____。

11.评价预期目标实现情况时有三种情况:_____、_____、_____。

12.合作性问题的陈述方式是_____。

13.PIO 记录法中 P 为_____、I 为_____、O 为_____。

14.系统的特征是_____、_____、_____、_____、_____。

15.护理质量评价包括_____、_____。

三、名词解释

1.护理程序:

2.护理诊断:

3.护理评估:

4.合作性问题:

5.主观资料:

四、简答题

1.简述护理诊断的排序原则。

2.简述护理诊断的组成部分。

3.简述护理评估中收集资料的方法。

【附　参考答案】

一、选择题

1.E　　2.A　　3.A　　4.C　　5.A　　6.D　　7.A　　8.E　　9.E　　10.E

11.D　　12.C　　13.C　　14.B　　15.C　　16.E　　17.D　　18.A　　19.B　　20.E

21. C　22. E　23. B　24. E　25. E　26. A　27. B　28. E　29. E　30. B
31. A　32. E　33. D　34. E　35. D　36. C　37. A　38. D　39. B　40. D
41. E　42. D　43. B　44. A　45. B　46. A　47. C　48. A　49. A　50. A
51. A　52. D　53. C　54. E　55. B　56. E　57. D　58. C　59. B　60. E

二、填空题

1. 评估　诊断　计划　实施　评价

2. 莉迪亚·海尔

3. 交谈法　观察法　身体评估　查阅资料

4. 正式交谈　非正式交谈

5. 诊断名称　定义　诊断标准　相关因素

6. 健康问题(P)　原因(E)　症状和体征(S)

7. 首优问题　中优问题　次优问题

8. 短期目标　长期目标

9. 依赖性护理措施　独立性护理措施　协作性护理措施

10. 组织管理评价　护理程序评价　护理效果评价

11. 目标完全实现　目标部分实现　目标未实现

12. P、C

13. 健康问题　护理结果　护理措施

14. 整体性　相关性　动态性　目的性　层次性

15. 护理专业水平评价　目标实现程度评价

三、名词解释

1. 护理程序:是护理人员在为护理对象提供服务时所应用的工作程序,是一种系统的、科学的解决问题的方法。

2. 护理诊断:是关于个人、家庭、社区对现存的或潜在的健康问题或生命过程的反应的临床判断,是护士为达到预期目标选择护理措施的基础,这些目标是由护士负责的。

3. 护理评估:是指有组织、系统地收集有关患者健康状况的资料,并对资料的价值进行判断的过程。

4. 合作性问题:是指需要护士和其他健康保健人员共同合作解决的问题。

5. 主观资料:是护理对象的主观感觉,是护理对象对自己健康问题的体验和认识。

四、简答题

1. 护理诊断的排序原则有以下四个方面:

(1)优先解决危及生命的问题。

(2)按需要层次理论先解决低层次需要问题,后解决高层次需要问题。

(3)在与治疗、护理原则无冲突的情况下,可优先解决患者主观上迫切需要解决的问题。

(4)潜在性问题,根据性质决定其序列。

2. 护理诊断的组成如下:

(1)名称:是对护理对象的健康问题或疾病反应的概括性描述。

(2)定义:是对护理诊断的一种清晰、精确的描述,并以此与其他护理诊断相区别。

（3）诊断依据：是作出该诊断的临床判断标准，是一组症状、体征或有关病史，也可以是高危因素。

（4）相关因素：是指促成护理诊断形成和成立的原因或情景。

3.护理评估中收集资料的方法如下：

（1）观察：是指运用感官获得有关患者、患者家属、患者所处环境的信息，并对信息的价值作出判断，狭义的观察是指看，但护士收集资料时则往往采用广义的观察，包括利用视、触、嗅、听等多种感觉器官。

（2）交谈：

1）正式交谈：指事先通知患者，有目的、有计划地交谈，如采集病史。

2）非正式交谈：日常查房或进行护理操作时与患者随便的交谈。

（3）体检：望、触、叩、听。

（4）阅读：病例、其他记录、文献等。

（曹　蕾）

第十九讲　护理沟通和护理伦理

一、选择题

（一）A1/A2 型题（每题有 A、B、C、D、E 五个备选答案，请选择一个最佳答案）

1.在工作中要保持微笑的面部表情。微笑在护理工作中的作用是　　　（　　）

　　A.传达情意　　　　　　　　B.改善关系　　　　　　　　C.优化形象

　　D.促进沟通　　　　　　　　E.以上都是

2.倾听过程中，下列哪项做法**不妥**　　　　　　　　　　　　　　（　　）

　　A.要全神贯注　　　　　　　B.集中精力　　　　　　　　C.注意听讲

　　D.保持适当距离　　　　　　E.使患者处于仰视位

3.倾听是语言交流技巧之一，其正确方法是　　　　　　　　　　　（　　）

　　A.患者叙述时，护士要思考问题　　　　B.避免眼神的接触

　　C.用心倾听，表示对所谈话题有兴趣　　　D.避免看清对方表情

　　E.说话声音宜大，避免听不清楚

4.下列信息交流的技巧哪一项最重要　　　　　　　　　　　　　　（　　）

　　A.触摸的方式　　　　　　　B.核实情况　　　　　　　　C.同情的表达

　　D.用心倾听　　　　　　　　E.沉默的运用

5.何种方法可以提供护患双方思考和调试的机会　　　　　　　　　（　　）

　　A.微笑　　　　　B.抚摸　　　　　C.倾听　　　　　D.沉默　　　　　E.照顾

6.一位护士在与患者的交谈中，希望了解更多患者对其疾病的真实感受和治疗的看法，最适合的交谈技巧为　　　　　　　　　　　　　　　　　　　　　（　　）

　　A.认真倾听　　　　　　　　B.仔细核实　　　　　　　　C.及时鼓励

　　D.封闭式提问　　　　　　　E.开放式提问

7.下列对护士行为的描述**不正确**的是　　　　　　　　　　　　　（　　）

　　A.护士的语调要求适中

B. 护士的言语要清晰、温和,措辞要准确

C. 护士可以用沉默的态度表示对患者的关心

D. 护士的言语要求规范性、情感性和保密性

E. 人与人之间的交往约有35%需要运用非语言性沟通技巧

8. 与患者沟通时**不符合**护理用语要求的是　　　　　　　　　　　　　　(　　)

    A. 内容严谨　　　　　　B. 措辞要准确　　　　　　C. 语言要温和

    D. 用专业术语　　　　　E. 语调要适中

9. 下列哪项**不是**护士的义务　　　　　　　　　　　　　　　　　　(　　)

    A. 尊重患者自主决定的义务　　　　　　B. 知情告知的义务

    C. 为患者解除痛苦的义务　　　　　　　D. 监督患者权利实现的义务

    E. 为患者保密隐私的义务

10. 做好ICU护理工作的基础是　　　　　　　　　　　　　　　　　(　　)

    A. 高度负责的责任感　　　　　　　　　B. 舒适的生活护理

    C. 做好心理防护工作　　　　　　　　　D. 护理人员的专业素质与能力

    E. 护理人员的美学修养

11. 公益思想属于　　　　　　　　　　　　　　　　　　　　　　　(　　)

    A. 美德论范畴　　　　　　B. 义务论范畴　　　　　　C. 效果论范畴

    D. 动机论范畴　　　　　　E. 结果论范畴

12. 下列权利中最能体现患者的自主权利的是　　　　　　　　　　　(　　)

    A. 生命健康权　　　　　　　　　　　　B. 知情同意权和知情选择权

    C. 隐私保护权　　　　　　　　　　　　D. 监督医疗护理权

    E. 采取何种治疗方案的权利

13. 在医疗护理沟通实践中最为关键的是　　　　　　　　　　　　　(　　)

    A. 护理人员的内在伦理理念　　　　　　B. 护理人员的个人道德修养

    C. 护理人员的耐心倾听　　　　　　　　D. 护理人员的安慰艺术

    E. 护理人员的仪表

14. 既是护理领域的鼻祖,也是护理伦理的先驱的是　　　　　　　　(　　)

    A. 希波克拉底　　　　　　B. 南丁格尔　　　　　　C. 妙闻

    D. 孙思邈　　　　　　　　E. 张仲景

15. 属于老年病科护理工作特点的是　　　　　　　　　　　　　　　(　　)

    A. 护理工作紧迫

    B. 护理与保健并重

    C. 护理工作任务重,心理护理要求高

    D. 特殊护患关系

    E. 护理安全问题突出

16. 护士小李刚参加工作,在与患者交谈时以下**不正确**的倾听技巧是　　(　　)

    A. 注意力集中,认真听讲　　　　　B. 适当保持眼神的接触

    C. 轻声说话也能听到为宜　　　　　D. 双方的距离以能看清对方的表情为宜

    E. 使患者处于仰视位

17. 患者,男,58岁,因胃部疼痛、大便颜色发黑被收入院。责任护士为其做入院评估时常采用的沟通技巧是　　　　　　　　　　　　　　　　　　　　　　（　　）

    A. 沉默　　　　B. 倾听　　　　C. 抚摸　　　　D. 开放自我　　　E. 用词

18. 某护士在老年病房工作三年了,经常遇到听力障碍的患者,下列哪一项沟通方式对听力障碍的患者**不合适**　　　　　　　　　　　　　　　　　　　　　（　　）

    A. 听完要审核清楚

    B. 倾听时身体位置与患者同高

    C. 可用手势和面部表情加强信息传递

    D. 在患者未看你之前说话声音要大些

    E. 患者无应对时不可着急

19. 张先生,67岁,在体检时被诊断为肺癌晚期,护士小吴与张先生交谈时的正确方法是　　　　　　　　　　　　　　　　　　　　　　　　　　　　　　（　　）

    A. 对病情避而不谈　　　　　　B. 将病情如实告知患者

    C. 婉转说明并安慰患者　　　　D. 举例说明肺癌的危险后果

    E. 承诺患者康复出院的日期

20. 患者,女,50岁,患冠心病入院,护士在与她沟通中难以取得信任,其原因是　（　　）

    A. 护士与患者充分的沟通　　　B. 护士处事从容、沉着

    C. 护士用手势加强信息传递　　D. 护士有针对性地给予解释

    E. 护士沟通中表情紧张

21. 小陈是患者颜某的责任护士,但第1次交流就失败,造成其失败的原因是　（　　）

    A. 表情沉着、从容　　　　　　B. 在患者吃饭前进行交谈

    C. 热情介绍自己　　　　　　　D. 选择一个安静环境进行交谈

    E. 仪表大方整洁

22. 患者,女,51岁,发热、头痛1d。医生要为她做腰穿检查,患者有恐惧感。从伦理要求考虑,临床医生应向患者做的主要工作是　　　　　　　　　　　　　　（　　）

    A. 要得到患者知情同意　　　　B. 告知做腰穿的必要性,嘱患者配合

    C. 告知做腰穿时应注意的事项　D. 因诊断需要,先动员,后检查

    E. 动员家属做患者思想工作

23. 一足部患有严重溃疡的糖尿病患者,经治疗病情未减轻,且有发生败血症的危险,此时为保证患者的生命而需要对患者截肢。这里包含的冲突是　　　　　　　（　　）

    A. 行善原则与公正原则的冲突　　B. 行善原则与尊重原则的冲突

    C. 不伤害原则与行善原则的冲突　D. 不伤害原则与公正原则的冲突

    E. 不伤害原则与尊重原则的冲突

24. 某年轻女患者因患左侧乳腺癌而需住院行根治术。术中同时为右侧乳房一个不明显硬节也做了常规的冰冻病理切片,结果提示:右乳房小肿块部分癌变。此时,医生的最佳伦理选择是

    A. 依人道原则,立即行右乳大部分切除术　　　　　　　　　　　　　（　　）

    B. 依救死扶伤原则,立即行右乳大部分切除术

    C. 依有利原则,立即行右乳根治术

D. 依知情同意原则,立即行右乳根治术

E. 依知情同意原则,立即行右乳大部分切除术

25. 一因车祸受重伤的男子被送去医院急救,因没带押金,医生拒绝为患者办理住院手续,当患者家属拿来钱时,已错过了抢救最佳时机,患者死亡。本案例违背了患者的　　(　　)

　　A. 享有自主权　　　　　　B. 享有知情同意权　　　　C. 享有保密和隐私权

　　D. 享有基本的医疗权　　　E. 享有参与治疗权

(二)A3/A4 型题(每个病例下设若干题目,每题有 A、B、C、D、E 五个备选答案,请选择一个最佳答案)

(26～27 题共用题干)

王某,男,50 岁,农民,因上消化道出血急诊入院,入院后禁食,生活不能自理,护士为王某进行口腔护理。

26. 以下沟通哪项更为妥当　　　　　　　　　　　　　　　　　　　　(　　)

　　A. 我来帮您漱漱口、洗洗牙,好吗　　B. 王先生,您昨晚睡得好吗

　　C. 现在你还感到头晕吗　　　　　　　D. 您不要紧张,我为您做口腔护理好吗

　　E. 王先生,您是昨晚住院的对吗

27. 护士在与患者交流时询问患者:"您现在胃还疼吗?"这运用了以下哪种沟通技巧

　　　　　　　　　　　　　　　　　　　　　　　　　　　　　　　　(　　)

　　A. 参与　　　　　　　　　　　　　B. 倾听

　　C. 核对　　　　　　　　　　　　　D. 提出开放式问题引导谈话

　　E. 提出闭合式问题引导谈话

(28～30 题共用题干)

患者,男,65 岁,教授,因冠心病心肌梗死发作 48h 后入院,病情基本稳定,护士欲与其进行治疗性沟通。

28. 在沟通开始阶段,护士应采取的措施是　　　　　　　　　　　　　(　　)

　　A. 直呼患者姓名　　　　　　　　　B. 直接交流正题

　　C. 对患者表示感谢　　　　　　　　D. 说明交谈的目的和所需时间

　　E. 不必介绍自己

29. 在沟通进行阶段,下列哪项护士行为**不妥**　　　　　　　　　　　(　　)

　　A. 提问时采用开放式问题

　　B. 交流时不断核实自己获得的信息

　　C. 询问患者:"您以前有过心肌梗死发作吗? 您对心肌梗死的认识有多少?"

　　D. 护士应以患者为中心

　　E. 护士应鼓励患者交谈

30. 在沟通结束阶段,下列哪项行为**不妥**　　　　　　　　　　　　　(　　)

　　A. 核实记录的准确性　　　　　　　B. 简单总结交流内容

　　C. 对患者的合作表示感谢　　　　　D. 预约下次交流的时间

　　E. 问患者:"关于疾病,您还有什么希望了解的吗?"

二、填空题

1. 人际关系中的心理方位包含两种状态,即_____和_____。

2.人际关系的选择原则中的调衡原则指在人际关系中要善于_____及_____。

3.医护关系的模式有_____型和_____型。

4.当护理人员收集患者健康资料时,护理人员可以通过使用_____的方法来证实信息。

5.以语言为传递信息的工具,即说出的话,包括交谈、演讲、汇报、电话、讨论等形式,属于_____。

6._____是护患沟通中非常重要的内容,也是促进护患关系向纵深发展的一个重要条件。

7.搞好护患关系的关键是_____、_____。

8.护患之间语言沟通的五个要素是_____、_____、_____、_____、_____。

9.在护患沟通时要注意语言的_____、_____、_____、_____和_____。

10.护患冲突的处置技巧有_____、_____、_____、_____、_____。

三、名词解释

1.心理方位:

2.人际沟通:

3.倾听:

四、简答题

1.简述人际关系的个体功能。

2.简述促进有效沟通的原则。

五、分析题

根据下面的对话,用沟通双方的 PAC 应对模式来判断其沟通的类型。

1.经理:小张,这是我们公司今年的营销计划,您看看怎么样?下属:我不用看了,您计划上怎么说我怎么做就行了。请问:经理与下属之间的沟通方式属于哪一种类型?

2.护士:刘先生,医生要给您做一个尿常规检查,请您明天早上留尿在这个小尿杯里,然后交给我。患者:好吧,您放心,我会按照您的吩咐去做的。请问:护士与患者间的沟通方式属于哪一种类型?

【附　参考答案】

一、选择题

1.E	2.E	3.C	4.D	5.D	6.E	7.E	8.D	9.D	10.D
11.C	12.B	13.A	14.B	15.C	16.E	17.B	18.D	19.C	20.E
21.B	22.A	23.C	24.E	25.D	26.A	27.E	28.D	29.C	30.E

二、填空题

1.心理等位关系　心理差位关系

2.协调　平衡

3.主导-从属　独立-协作

4.给予反馈

5.口头语言

6.情感交流

7.熟练的业务技术　良好的道德修养

8.多听　掌握　留意　避免　注意

9.规范性　礼貌性　情感性　保密性　针对性　灵活性

10.深呼吸法　换位思考　转移法　冷处理法　选择性耳聋　协助法

三、名词解释

1.心理方位:是人际交往的双方在互动过程中产生的心理上的主导性及权威性的过程,是评价及衡量人际关系的基本指标之一。

2.人际沟通:又称人际交往,是指个体利用语言符号或动作、表情等非语言符号传递信息和交流思想、情感等。有效的沟通取决于双方对交往信息的一致理解、及时的信息反馈、适当的传播通道及交往技能和愿望等多种条件,是人际关系建立与发展的基础。

3.倾听:是信息接收者集中注意力将信息发出者所传递的所有信息(包括语言和非语言信息)进行分类、整理、评价和证实以使信息接收者能够较好地了解信息发出者所说的话的真正含义。

四、简答题

1.人际关系的个体功能:发展健全的自我意识、促进个人社会化、增进身心健康、促进行为改变、有效地参与社会活动以及社会劳动、与他人的交流沟通中发挥自己的个体能力、在社会交往中实现人际的发展以促进更好的心理及生理健全。

2.促进有效沟通的原则:真诚的态度、尊重他人、人性化、给予患者温暖、保守服务对象的秘密、明确的目的性、善于理解患者。

五、分析题

1.沟通交错型

特点:交错型沟通是沟通圈里的所有人之间都可以进行信息交换,这是最不具层次结构性的沟通形式,沟通的方向很活跃。

2.沟通互补型

特点:沟通互补型是将得到的不同信息进行互相沟通得到不一样的沟通结果,能理解到对方的不足和优势,以达到自我补充的目的,也是一种多向性的沟通方式。

(曹　蕾)

第二篇　护理技能操作考评表

铺备用床(暂空床)操作考评表

班级＿＿＿＿　学号＿＿＿＿　姓名＿＿＿＿　考核成绩＿＿＿＿分　考核者＿＿＿＿

操作流程		技术要求	关键点	结果(扣分)
操作准备		• 环境:整洁、明亮,病室内无人进餐和治疗中(口述)		
		• 护士:衣、帽、鞋穿戴整齐,六步洗手,戴口罩		
		• 用物:床、床垫(床褥)、大单、被套、被芯、枕套、枕芯	大单或被套折叠错误(5分)	
铺麻醉床	移开桌椅	• 检查床单位,移床旁桌距床头 20cm 左右,床旁椅距床尾 15cm 左右,动作轻巧、位置合适		
	铺大单	• 检查床垫:有无破损、潮湿、凹陷,如需翻转则注意动作轻稳		
		• 大单放至床垫上,对齐中线,打开大单	大单位置错误(5分)	
		• 按序包好床角,包角手法正确,四角紧、美观	手法不正确或四角不紧(5分)	
		• 大单中线正,床基平整,无皱褶		
	套被套	• 被套放置位置合理,打开方法、步骤正确,打开被套开口端	放置不合理、方法错误(5分)	
		• 被芯"S"形折叠正确,有序打开		
		• 被芯与被套对合正确,头端无虚边	被芯与被套之间有虚边(5分)	
		• 封好被尾		
		• 按序折好被筒	被筒折叠错误(5分)	
	套枕套	• 方法正确,拍松枕芯		
		• 两角拉出,充实,中线正		
		• 平放于床头,开口背门		
	移回桌椅	• 移回床旁桌、椅		
洗手		• 洗手,取下口罩		

续表

操作流程	技术要求	关键点	结果（扣分）
整体要求	• 动作轻、稳、有条不紊 • 注意节力原则，无虚动作 • 时间：5min		

注：1.关键点未完成一项即扣 5～10 分，其他每项 2 分。
　　2.80 分及格，补考者最后分数均为 80 分。

（夏雅雄）

铺麻醉床操作考评表

班级＿＿＿＿　学号＿＿＿＿　姓名＿＿＿＿　考核成绩＿＿＿＿分　考核者＿＿＿＿

操作流程		技术要求	关键点	结果（扣分）
操作准备		• 环境：整洁、明亮，病室内无人进餐和治疗中（口述）		
		• 护士：衣、帽、鞋穿戴整齐，六步洗手，戴口罩		
		• 用物：床、床垫（床褥）、大单、被套、被芯、一次性中单、枕套、枕芯、麻醉护理盘	大单或被套折叠错误（5分）	
铺麻醉床	移开桌椅	• 检查床单位，移床旁桌距床头 20cm 左右，床旁椅距床尾 15cm 左右，动作轻巧，位置合适		
	铺大单	• 检查床垫：有无破损、潮湿、凹陷，如需翻转则注意动作轻稳		
		• 大单放至床垫上，对齐中线，打开大单	大单位置错误（5分）	
		• 按序包好床角，包角手法正确，四角紧、美观	手法不正确或四角不紧（5分）	
		• 大单中线正，床基平整，无皱褶		
		• 中单上下距离合适，铺设方法正确，平整无皱褶	中单位置错误（5分）	
	套被套	• 被套放置位置合理，打开方法、步骤正确，打开被套开口端	放置不合理、方法错误（5分）	
		• 被芯"S"形折叠正确，有序打开		
		• 被芯与被套对合正确，头端无虚边	被芯与被套之间有虚边（5分）	
		• 封好被尾		
		• 将盖被扇形三折折叠于床的一侧，开口向门	位置错误（5分）	
	套枕套	• 方法正确，拍松枕芯		
		• 两角拉出，充实，中线正		
		• 横立于床头，开口背门		
	移回桌椅	移回床旁桌，椅子放于折叠被同侧，放置麻醉护理盘于床旁桌上		

续表

操作流程	技术要求	关键点	结果（扣分）
洗手	• 洗手，取下口罩		
整体要求	• 动作轻、稳、有条不紊		
	• 注意节力原则，无虚动作		
	• 时间：6min		

注：1. 关键点未完成一项即扣 5～10 分，其他每项 2 分。

2.80 分及格，补考者最后分数均为 80 分。

（夏雅雄）

无菌技术操作考评表

班级_____ 学号_____ 姓名_____ 考核成绩_____分 考核者_____

操作流程		技术要求	关键点	结果（扣分）
操作准备		• 环境：符合无菌操作要求		
		• 护士：衣、帽、鞋穿戴整齐，规范洗手，戴口罩		
		• 用物：根据操作项目准备齐全		
无菌操作	无菌包	• 检查：名称、有效期、包装质量、化学指示胶带		
		• 位置放置合理，打开无菌包，取出所需物品	无菌物品污染、跨越（5分）	
		• 原折痕包好无菌包，记录开包日期、时间并签名，口述 24h 内有效	未标出开包时间和口述（5分）	
	无菌盘	• 打开无菌治疗巾，上层无菌治疗巾扇形三折于对侧，无菌面朝上、开口端向外	无菌治疗巾内面污染、跨越（5分）	
		• 无菌物品放置合理，盖上无菌治疗巾并正确折叠	无菌物品污染、打翻（5分）	
		• 记录铺盘名称、日期、时间并签名，口述 4h 内有效		
	无菌持物钳	• 检查：浸泡桶名称、有效期、化学指示胶带有无变色		
		• 开盖，无菌持物钳钳端闭合取出，勿触碰到液面以上桶内壁	持物钳污染（5分）	
		• 正确夹取无菌物品	无菌物品掉落、损坏（10分）	
		• 使用后钳端闭合放回浸泡桶	持物钳污染（5分）	

续表

操作流程			技术要求	关键点	结果（扣分）
无菌操作	无菌容器		• 检查：容器包装、名称、有效期、化学指示胶带		
			• 正确打开盖子，放置合理，取无菌物品放入无菌区	无菌物品污染、跨越（5分）	
			• 及时盖回（关闭）无菌容器，注明开启时间，口述24h内有效	未标出开启时间和口述（5分）	
	无菌溶液	检查	• 溶液标签：名称、浓度、有效期	不到位（5分）	
			• 溶液质量：包装质量，剂量，"Z"字检查	不到位（5分）	
			• 标签向着手心打开瓶盖，冲洗瓶口		
			• 距7～10cm高度倒无菌溶液于无菌碗中		
			• 盖瓶盖，记录开瓶日期、时间并签名，口述24h内有效	未标出开瓶时间和口述（5分）	
戴、脱无菌手套			• 检查：无菌手套型号、有效期、外包装		
			• 打开、取出、戴上，检查手套有无破损	手套污染（10分）未检查（5分）	
			• 无菌操作完毕，脱下手套，放置医疗垃圾桶（袋）内		
整体要求			• 程序正确，操作规范，动作熟练流畅		
			• 无菌观念强		
			• 注意安全和职业防护，垃圾规范分类、处理正确		

注：1. 关键点未完成一项即扣5～10分，其他每项2分。
2. 80分及格，补考者最后分数均为80分。

（王丽芳、李爱夏）

穿脱隔离衣操作考评表

班级＿＿＿＿＿ 学号＿＿＿＿＿ 姓名＿＿＿＿＿ 考核成绩＿＿＿＿＿分 考核者＿＿＿＿＿

操作流程	技术要求	关键点	结果（扣分）
操作准备	• 用物：根据病情、治疗、护理及隔离种类、隔离措施需要，准备用物齐全		
	• 操作者：衣、帽、鞋穿戴整齐，取下手表，卷袖过肘，洗手，戴帽子、口罩	污染（5分）	

续表

操作流程			技术要求	关键点	结果（扣分）
穿隔离衣	取衣		• 检查：隔离衣大小合适、无破损、无潮湿		
			• 手持衣领，取下隔离衣，将隔离衣清洁面朝自己，污染面朝外（保护性隔离时隔离衣外面为清洁面）	概念不清（5分）	
			• 衣领两端向外折齐，对齐肩缝，露出肩袖内口		
	穿衣袖		• 一手持衣领，另一手穿入袖内，举起手臂，露出手，将衣袖穿上。同法穿好另一衣袖	（5分）	
	系颈带		• 两手持衣领，由前向后理顺领边，系上颈带，污染的袖口不可触及衣领、帽子、面部	衣袖勿触及衣领、帽子、面部（5分）	
	扎袖口		• 系上袖带，扎紧袖口		
	系腰带	捏住	• 从腰部一侧将隔离衣由后向前拉（腰下5cm），见到衣服后片距离边缘约5cm处捏住。同法捏住另一边	触碰衣服内面（5分）	
		对齐	• 两手在背后将边缘内面相对对齐，向一侧折叠并以一手按住	未按住折叠处（5分）	
		交叉	• 另一手将同侧腰带拉至背后压住折叠处，换手拉另一侧腰带，双手将腰带在背后交叉，再回到前面打一活结	穿隔离衣进清洁区（5分）	
脱隔离衣	解腰带		• 解开腰带，在前面打一活结		
	解袖口		• 解开袖口，在肘部将部分衣袖塞入工作衣或袖祥内	污染的手触及手臂及隔离衣内面（5分）	
	消毒手		• 消毒双手，不能沾湿隔离衣，不能污染水池		
	解颈带		• 解开颈带	衣袖触及衣领、头面部（5分）	
	脱隔离衣		• 清洁的手伸入另一清洁面袖口内，将衣袖拉过手。再用衣袖遮住的手捏紧另一衣袖的外面，将袖子拉下，两手在衣袖内，分别拉对侧衣袖外面，将双手退至衣肩，两手相对对齐衣肩		
	手持衣领		• 根据区域整理隔离衣，双手持衣领正确悬挂。若是一次性使用的隔离衣，则内面朝外卷起，弃于医疗垃圾桶（袋）		
整体要求			• 程序正确，概念清晰，操作规范，动作熟练流畅		
			• 注意安全和职业防护，垃圾规范分类、处理正确		

注：1. 关键点未完成一项即扣5～10分，其他每项2分。

2. 80分及格，补考者最后分数均为80分。

（王丽芳、李爱夏）

口腔护理操作考评表

班级_____ 学号_____ 姓名_____ 考核成绩_____分 考核者_____

操作流程	技术要求	关键点	结果（扣分）
操作准备	• 环境:安静、整洁、舒适		
	• 护士:衣、帽、鞋穿戴整齐,规范洗手,戴口罩		
	• 用物:用物和漱口液符合患者具体情况,准备齐全	漱口液选择不当(5分)	
核对评估	核对患者床号、姓名、住院号,评估患者病情、口腔卫生状况、自理能力等	未评估或不到位(5)	
核对解释	• 核对患者床号、姓名、住院号	未核对或不到位(5分)	
	• 解释操作目的,取得合作		
口腔护理	• 协助患者侧卧或仰卧,头偏向一侧,面向护士		
	• 铺治疗巾于患者颌下,置弯盘于患者口角旁		
	• 湿润口唇,指导并协助漱口(昏迷患者禁忌漱口,口述)	给昏迷患者漱口(5分)	
	• 观察口腔情况,取下活动性义齿(口述)		
	• 正确擦洗口腔,原则:对侧—近侧,外面—内面—咬合面,上牙—下牙	擦洗方法不当或擦洗顺序混乱(10分)	
	• 清点棉球数量(擦洗前后两次清点)	昏迷患者未清点(5分)	
	• 协助漱口(昏迷患者除外)并擦干口唇面颊,检查口腔情况	给昏迷患者漱口(5分)	
	• 根据口腔情况,酌情使用外用药(口述)		
安置整理	• 撤去弯盘及治疗巾		
	• 协助患者取舒适卧位,整理床单位		
	• 询问感受和需求,呼叫铃放易取处		
	• 整理用物,分类放置,规范处理		
洗手记录	• 洗手,取下口罩		
	• 记录口腔护理时间、口腔情况等		
整体要求	• 程序正确,操作规范		
	• 动作轻、稳、有条不紊		
护患沟通	• 态度和蔼,关心患者,沟通有效,充分体现人文关怀		

注:1.关键点未完成一项即扣5～10分,其他每项2分。

2.80分及格,补考者最后分数均为80分。

（李爱夏、李倩茹）

卧有患者床单位更换操作考评表

班级_____　学号_____　姓名_____　考核成绩_____分　考核者_____

操作流程		技术要求	关键点	结果（扣分）
操作准备		• 环境：病室内无人进餐和治疗中（口述）		
		• 护士：衣、帽、鞋穿戴整齐，洗手，戴口罩		
		• 用物：大单、被套、一次性中单、枕套		
操作过程	更换大单中单	• 核对、解释，询问需求（大小便），取得配合		
		• 移开床旁桌、椅，轻巧，位置合适		
		• 松被尾、移枕、移动患者方法正确	翻身动作粗暴（5分）	
		• 松开大单（中单），上面向内卷起，塞进患者身下		
		• 扫床褥，铺干净大单，位置放置合理		
		• 大单平整，床基四角包紧，上下距离合适（包括中单）	手法不正确或四角不紧（5分）	
		• 中单上下距离合适，铺设方法正确，平整无皱褶		
	更换被套	• 被套放置位置合理，打开方法、步骤正确	放置不合理、方法错误（5分）	
		• 外观平整		
		• 被芯"S"形折叠正确，合理放置，有序打开		
		• 被芯与被套对合正确，头端无虚边		
		• 封好被尾		
		• 被筒对称，两侧齐床沿，被尾整齐		
	更换枕套	• 协助患者取出枕头，退出枕套	在患者头上方退枕套（5分）	
		• 套干净枕套方法正确，两角拉出，拍松枕芯		
		• 轻稳协助垫回枕头		
	移回桌椅	• 移回床旁桌、椅		
洗手		• 洗手，取下口罩		
整体要求		• 动作轻、稳、有条不紊		
		• 安全意识强，关爱患者，操作过程中与患者沟通良好		
		• 垃圾分类放置，用物处理正确		

注：1.关键点未完成一项即扣5～10分，其他每项2分。

2.80分及格，补考者最后分数均为80分。

（李爱夏、李倩茹）

生命体征测量操作考评表

班级_____　学号_____　姓名_____　考核成绩_____分　考核者_____

操作流程	技术要求	关键点	结果（扣分）
操作准备	• 环境：安静、明亮		
	• 护士：衣、帽、鞋穿戴整洁，六步洗手，戴口罩		
	• 用物：准备齐全，检查性能完好		
核对解释	• 携用物至患者床旁，核对床号、姓名、住院号	未核对或未落到实处（5分）	
	• 评估患者肢体活动度，有无影响生命体征测量的因素（进食、活动、情绪波动等）		
	• 解释操作目的，取得合作		
测体温	• 检查体温计（无破损、水银柱在 35℃ 以下）		
	• 根据患者情况选择合适的部位放置体温计	放置部位不正确（5分）	
	• 测量时间正确		
	• 读表方法正确（手不接触水银端）		
	• 甩水银体温计方法正确		
	• 体温表用后放置妥善		
测脉搏	• 测量部位、方法正确	部位、方法不正确（5分）	
	• 测量时间、结果正确	时间、结果不正确（5分）	
测呼吸	• 测量方法、时间正确	方法、时间不正确（5分）	
	• 测量结果正确		
测血压	• 血压计放置合理，打开水银槽开关		
	• 正确缠绑袖带，符合要求：位置、松紧合适	未正确缠袖带（5分）	
	• 听诊器放置位置正确，使用方法正确		
	• 关气门，充气，平稳放气	充过猛、过快，充气不足或充气过度，放气太快（5分）	
	• 报告测量结果	谎报测量结果（10分）	
	• 协助患者整理衣袖		
	• 向右倾斜 30°～45°，关水银槽开关		
	• 平稳折叠、整理血压计袖带，充气球放置位置正确，整理、关闭血压计		

续表

操作流程	技术要求	关键点	结果（扣分）
整理记录	• 告知患者测量值，安置舒适体位，放呼叫器于易取处		
	• 整理床单位及用物		
	• 六步洗手，取下口罩		
	• 正确记录：项目名称、数值、单位		
整体要求	• 程序正确，操作规范，动作轻稳、熟练流畅		
	• 态度和蔼，自然真切，沟通有效，充分体现人文关怀		

注：1. 关键点未完成一项即扣 5～10 分，其他每项 2 分。
2. 80 分及格，补考者最后分数均为 80 分。

（吴佳莹）

肌内注射操作考评表

班级_____　学号_____　姓名_____　考核成绩_____分　考核者_____

操作流程	技术要求	关键点	结果（扣分）
核对准备	• 核对医嘱、执行单（口述两人核对）		
	• 六步洗手，戴口罩		
	• 检查药液，检查注射器	未核对（5 分）	
	• 正确抽取药液并再次核对，放置合理		
解释评估	• 携用物至患者床旁，核对患者床号、姓名、住院号	未核对或核对不到位（5 分）	
	• 向患者解释并取得合作		
正确注射	• 确定注射部位（十字法或连线法）	定位错误（10 分）	
	• 评估患者臀部皮肤	未评估（5 分）	
	• 协助患者取正确体位（上腿伸直、下腿弯曲）		
	• 消毒皮肤（直径大于 5cm；2 次消毒）		
	• 再次排气		
	• 再次核对	未核对（5 分）	
	• 绷紧局部皮肤，正确角度、深度进针	进针角度、深度、手法错误（10 分）	
	• 回抽确认无回血，注药速度适宜	未抽回血（10 分）	
	• 拔针、按压方法正确，嘱咐注意事项		
	• 操作后核对	未核对（5 分）	

续表

操作流程	技术要求	关键点	结果（扣分）
整理记录	• 分离针头入锐器盒,针筒入黄色垃圾袋(桶)	未分类处理(5分)	
	• 安置患者于舒适体位,整理床单位及用物		
	• 询问需要,放呼叫器于易取处		
	• 六步洗手,取下口罩		
	• 记录注射时间及患者情况等	未记录(5分)	
整体要求	• 遵守无菌操作原则,程序正确,操作规范,动作熟练		
	• 注意保护患者安全、隐私和职业防护	未做到职业防护(5分)	
	• 态度和蔼,自然真切,沟通有效,充分体现人文关怀		

注：1.关键点未完成一项即扣5~10分,其他每项2分。

2.80分及格,补考者最后分数均为80分。

（苏吉儿）

皮内注射操作考评表

班级_____　学号_____　姓名_____　考核成绩_____分　考核者_____

操作流程	技术要求	关键点	结果（扣分）
核对准备	• 核对医嘱、执行单(口述两人核对)为合法有效		
	• 六步洗手,戴口罩		
	• 检查药液,检查注射器	未核对(5分)	
	• 正确抽取药液并再次核对,放置合理	剂量抽吸未准确(10分)	
解释评估	• 携用物至患者床旁,核对患者床号、姓名、住院号,询问家族史、过敏史、用药史	未核对或核对不到位(5分)	
	• 向患者解释并取得合作		
正确注射	• 确定注射部位,评估患者前臂掌侧下段皮肤	定位错误(5分),未评估(5分)	
	• 协助患者取舒适体位		
	• 消毒皮肤(酒精消毒)		
	• 再次排气,注意排气高度,不浪费药液		
	• 再次核对	未核对(5分)	
	• 绷紧局部皮肤,进针角度、深度正确	进针角度、深度、手法错误(10分)	
	• 不抽回血,注射剂量准确,皮丘符合要求	注射剂量、皮丘大小错误(10分)	
	• 拔针后不按压局部,嘱咐注意事项		
	• 操作后核对患者	未核对(5分)	

续表

操作流程	技术要求	关键点	结果（扣分）
整理记录	• 分离针头入锐器盒，针筒入黄色垃圾袋（桶）		
	• 安置患者于舒适体位，整理床单位及用物		
	• 询问需要，放呼叫器于易取处		
	• 六步洗手，取下口罩		
	• 记录注射时间及患者情况等，准确、适时观察皮试结果	未记录、未观察（10分）	
整体要求	• 遵守无菌操作原则，程序正确，操作规范，动作熟练		
	• 注意保护患者安全、隐私和职业防护	未做到职业防护（5分）	
	• 态度和蔼，自然真切，沟通有效，充分体现人文关怀		

注：1. 关键点未完成一项即扣 5～10 分，其他每项 2 分。

2. 80 分及格，补考者最后分数均为 80 分。

（曹　蕾）

皮下注射操作考评表

班级_____　学号_____　姓名_____　考核成绩_____分　考核者_____

操作流程	技术要求	关键点	结果（扣分）
核对准备	• 核对医嘱、执行单（口述两人核对）为合法有效		
	• 六步洗手，戴口罩		
	• 检查药液，检查注射器	未核对（5分）	
	• 正确抽取药液并再次核对，放置合理		
解释评估	• 携用物至患者床旁，核对患者床号、姓名、住院号	未核对或核对不到位（5分）	
	• 向患者解释并取得合作		
正确注射	• 确定注射部位（上臂三角肌下缘、两侧腹壁、后背、大腿前侧和外侧）	定位错误（10分）	
	• 评估患者肢体活动情况和注射部位情况	未评估（5分）	
	• 协助患者取正确体位		
	• 消毒皮肤（直径大于 5cm；2 次消毒）		
	• 再次排气，注意排气高度，不浪费药液		
	• 再次核对	未核对（5分）	
	• 绷紧局部皮肤，正确角度进针	进针角度、深度、手法错误（10分）	

续表

操作流程	技术要求	关键点	结果（扣分）
正确注射	• 回抽确认无回血，注药速度适宜	未抽回血（10分）	
	• 拔针、按压方法正确，嘱咐注意事项		
	• 操作后核对患者	未核对（5分）	
整理记录	• 分离针头入锐器盒，针筒入黄色垃圾袋（桶）	未分类处理（5分）	
	• 安置患者于舒适体位，整理床单位及用物		
	• 询问需要，放呼叫器于易取处		
	• 六步洗手，取下口罩		
	• 记录注射时间及患者情况等	未记录（5分）	
整体要求	• 遵守无菌操作原则，程序正确，操作规范，动作熟练		
	• 注意保护患者安全、隐私和职业防护	未做到职业防护（5分）	
	• 态度和蔼，自然真切，沟通有效，充分体现人文关怀		

注：1. 关键点未完成一项即扣5～10分，其他每项2分。
2. 80分及格，补考者最后分数均为80分。

（曹　蕾）

周围静脉输液（头皮针）操作考评表

班级_____　学号_____　姓名_____　考核成绩_____分　考核者_____

操作流程	技术要求	关键点	结果（扣分）
解释准备	• 接到医嘱，核对、确认合法有效		
	• 向患者解释，告知或协助做好准备，取得合作		
	• 评估患者皮肤、血管情况		
	• 六步洗手，戴口罩		
核对检查	• 核对医嘱、输液卡和瓶贴	未核对（10分）	
	• 核对药液标签，检查药液质量，贴瓶贴	未核查（各5分）	
准备药液	• 启瓶盖，瓶塞处不污染（两次消毒瓶塞至瓶颈）	污染不处理（10分）	
	• 检查输液器包装、有效期与质量	未检查（5分）	
	• 将输液器针头插入瓶塞	针头污染（10分）	
核对解释	• 携用物至患者床旁，核对床号、姓名、住院号（或生日）	未核对（5分）	

续表

操作流程	技术要求	关键点	结果（扣分）
初步排气	• 关调节器，旋紧头皮针连接处，挂好输液瓶		
	• 排气（首次排气到乳头）并检查有无气泡	有气泡不处理（10 分）	
皮肤消毒	• 协助患者取舒适体位；垫小垫枕与治疗巾		
	• 选择静脉，扎止血带（距穿刺点上方 6～10cm）	止血带位置不正确（5 分）	
	• 消毒皮肤（直径大于 5cm；2 次消毒）	消毒不规范（5 分）	
静脉穿刺	• 再次核对后，再次排气至有少量药液滴出		
	• 确认无气泡，取下护针帽，检查针头，固定血管，进针	穿刺失败（10 分）	
	• 见回血后再将针头沿血管方向潜行少许		
固定针头	• 穿刺成功后"三松"	顺序不正确（5 分）	
	• 待液体滴入通畅后用输液贴固定		
调节滴速	• 根据患者的年龄、病情和药物性质调节滴速（至少15s），报告滴速		
	• 操作后核对患者并告知注意事项		
整理记录	• 安置舒适体位，整理床单位，放呼叫器于易取处		
	• 六步洗手，脱口罩		
	• 记录输液执行记录卡，15～30min 巡视病房一次（口述）		
整体要求	• 遵守无菌操作原则，程序正确，操作规范，动作熟练		
	• 注意保护患者隐私和职业防护		
	• 态度和蔼，自然真切，沟通有效，体现人文关怀		

注：1. 关键点未完成一项即扣 5～10 分，其他每项 2 分。
2. 80 分及格，补考者最后分数均为 80 分。

（李爱夏、孙群南）

鼻饲操作考评表

班级_____　学号_____　姓名_____　考核成绩_____分　考核者_____

操作流程	技术要求	关键点	结果（扣分）
准备工作	• 环境安静、整洁		
	• 用物准备齐全		
	• 护士衣、帽、鞋穿戴整齐，六步洗手，戴口罩		

续表

操作流程	技术要求	关键点	结果（扣分）
核对评估	• 确认医嘱,核对患者床号、姓名、住院号	未核对或不到位(5分)	
	• 评估意识、生命体征、心理状态、有无插管禁忌证、合作程度等		
	• 解释鼻饲的目的、实施大致过程,告知配合方法		
插入胃管	• 取合适体位,铺治疗巾于患者颌下		
	• 清洁鼻腔		
	• 检查胃管,确认通畅,用液体石蜡润滑胃管前段		
	• 测量患者发际至剑突长度,记住刻度	未测量(5分)	
	• 左手托住胃管,右手持胃管前端将胃管自一侧鼻孔缓慢插入,至咽部时(约15cm),嘱患者做吞咽动作,并顺势推进胃管进入食管,直至胃内。口述:正确处理插管过程中出现的情况	插管时未做沟通(5分)	
	• 正确判断胃管在胃内:抽到胃液。口述另外两种方法	未检查判断或检查判断方法不正确(10分)	
	• 正确固定胃管		
灌饲操作	• 正确灌饲流质、药物等	灌食前未测试温度、未确认胃管在胃内、未检查和询问胃排空情况(10分)	
	• 灌毕,正确处理、固定胃管		
	• 正确安置患者体位、整理床单位		
	• 用物处理、洗手、记录		
拔管操作	• 核对、解释		
	• 拔管方法正确		
	• 漱口、安置患者、整理床单位		
	• 用物处理、洗手、记录		
规范熟练	• 程序正确,操作规范,动作熟练		
	• 态度和蔼,自然真切,沟通有效,充分体现人文关怀		

注:1.关键点未完成一项即扣5~10分,其他每项2分。

2.80分及格,补考者最后分数均为80分。

（苏吉儿）

女患者留置导尿操作考评表

班级_____ 学号_____ 姓名_____ 考核成绩_____分 考核者_____

操作流程	技术要求	关键点	结果（扣分）
解释准备	• 评估患者意识、排尿问题		
	• 向患者解释并取得合作		
	• 六步洗手，戴口罩		
	• 备齐用物携至床旁，核对患者床号、姓名、住院号		
正确导尿	• 取正确体位，注意保暖，保护隐私		
	• 打开导尿包外包装，取垫巾铺于患者臀下，左手戴手套		
	• 自上而下、由外到内擦拭会阴	顺序错误（5分）	
	• 打开导尿包内包布，确保包内物品不污染		
	• 戴无菌手套	手套污染（10分）	
	• 铺洞巾	污染洞巾（10分）	
	• 整理导尿包内物品，合理放置	污染物品（10分）	
	• 检查导尿管通畅性，润滑导尿管前端，检查尿袋，并与导尿管连接，旋紧尿袋底部排液阀，打开调节开关	导尿管污染（10分）	
	• 消毒：自上而下消毒尿道口—小阴唇—尿道口	顺序错（5分）	
	• 轻稳插入导尿管 4～6cm，见尿液后继续插入 3～5cm	误插入阴道后未更换导尿管（5分）	
	• 气囊内注入生理盐水约 10ml，轻轻外拉至有阻力，妥善固定放置管道、集尿袋		
整理记录	• 整理患者衣裤、床单位及用物		
	• 安置患者于舒适体位，放呼叫器于易取处		
	• 洗手，记录导尿时间，观察尿液的颜色、性质、量		
拔管	• 核对解释、保护隐私、注意保暖		
	• 抽尽气囊内的生理盐水，拔管，擦净外阴	未抽出气囊内生理盐水即予拔管（10分）	
安置整理	• 协助患者取舒适体位，询问需要		
	• 清理治疗用物，分类放置		
洗手记录	• 六步洗手，取下口罩		
	• 记录拔管时间及患者反应		

续表

操作流程	技术要求	关键点	结果（扣分）
整体要求	• 遵守无菌操作原则，程序正确，操作规范，动作熟练		
	• 注意保护患者隐私和职业防护		
	• 态度和蔼，自然真切，沟通有效，体现人文关怀		

注：1. 关键点未完成一项即扣5～10分，其他每项2分。

　2. 80分及格，补考者最后分数均为80分。

（王　凤）

大量不保留灌肠操作考评表

班级_____　学号_____　姓名_____　考核成绩_____分　考核者_____

操作流程	技术要求	关键点	结果（扣分）
解释准备	• 评估患者意识、自理能力、合作程度等		
	• 向患者解释并取得合作		
	• 六步洗手，戴口罩		
	• 备齐用物携至床旁，核对患者床号、姓名、住院号		
正确灌肠	• 取正确体位，注意保暖，保护隐私		
	• 臀下垫一次性治疗巾，置弯盘于巾上		
	• 灌肠桶（袋）挂于输液架上，正确调节液面高度		
	• 润滑肛管前端7～10cm，排气		
	• 取手纸，左手用纸分开两臀，露出肛门		
	• 右手持肛管轻轻插入肛门7～10cm，固定肛管，松开调节夹，使溶液缓慢流入	灌肠液漏出，污染衣被（5分）	
	• 观察灌肠液液面下降情况和患者反应	未口述灌肠过程中碰到的问题的处理（5分）	
	• 灌毕，关闭调节器，用手纸包裹肛管拔出		
	• 将垃圾置于医疗垃圾桶，撤弯盘及一次性垫巾		
	• 协助患者穿好裤子，平卧		
	• 嘱患者保留5～10min	未嘱保留时间（5分）	
	• 再次核对		

续表

操作流程	技术要求	关键点	结果 (扣分)
整理记录	• 整理患者床单位及用物		
	• 询问患者,放呼叫器于易取处		
	• 洗手,记录灌肠时间及患者的反应		
整体要求	• 程序正确,操作规范,动作熟练		
	• 注意保护患者隐私和职业防护		
	• 态度和蔼,自然真切,沟通有效,体现人文关怀		

注:1. 关键点未完成一项即扣 5~10 分,其他每项 2 分。

2. 80 分及格,补考者最后分数均为 80 分。

（王　凤）

吸氧操作考评表

班级_____ 学号_____ 姓名_____ 考核成绩_____分 考核者_____

操作流程	技术要求	关键点	结果 (扣分)
评估解释	• 评估患者皮肤、口唇颜色和呼吸情况		
	• 向患者解释并取得合作		
	• 六步洗手,戴口罩		
核对告知	• 备齐用物携至床旁,核对床号、姓名、住院号。筒式供氧时告知患者冲气时声音较响,以免惊吓		
	• 评估患者鼻腔,清洁鼻腔		
装氧气表	• 打开总开关,冲尘,装氧气表		
	• 确认小开关处于关闭状态,打开总开关		
	• 检查装置是否漏气,连接吸氧鼻导管	有漏气不报告处理(5分)	
插管	• 正确调节氧气流量(包括中途调节)	方法错(10分)	
	• 测试确认通畅后,轻稳放置鼻导管于患者鼻前庭		
	• 妥善固定导管		
	• 再次评估患者,告知注意事项	未说明或不全面(5分)	
整理记录	• 安置患者于舒适体位,放呼叫器于易取处		
	• 六步洗手		
	• 记录用氧时间、流量及患者反应	未记录(5分)	
	• 整理床单位及用物		

续表

操作流程	技术要求	关键点	结果（扣分）
停氧	• 核对、解释	未核对或核对不到位（10分）	
	• 取下鼻导管,顺势清洁患者鼻部、面部	未先取下鼻导管（10分）	
	• 关总开关,放余气后关闭小开关		
	• 取下氧气管置于医疗垃圾桶内,卸下湿化瓶、通气管、流量表		
安置整理	• 协助患者取舒适卧位,询问需要		
	• 清理用物,分类放置		
洗手记录	• 六步洗手,取下口罩		
	• 记录停氧时间及患者反应		
规范熟练	• 程序正确,操作规范,动作娴熟、高效		
	• 注意保护患者安全和职业防护		
	• 态度和蔼,自然真切,沟通有效,体现人文关怀		

注:1. 关键点未完成一项即扣 5～10 分,其他每项 2 分。

2. 80 分及格,补考者最后分数均为 80 分。

（王　凤）

气管切开吸痰操作考评表

班级＿＿＿＿　学号＿＿＿＿　姓名＿＿＿＿　考核成绩＿＿＿＿分　考核者＿＿＿＿

操作流程	技术要求	关键点	结果（扣分）
评估解释	核对患者		
	评估患者病情、意识、生命体征、SpO_2、痰鸣音		
	向患者解释并取得合作		
吸痰准备	洗手、戴口罩,准备用物		
	检查并开启吸引器,调节压力 （成人:300～400mmHg;儿童:250～300mmHg）	负压调节错误（10分）	
	打开无菌治疗碗		
	检查无菌生理盐水质量		
	打开生理盐水,瓶签向手心,冲洗瓶口,从原处倒出		

续表

操作流程	技术要求	关键点	结果（扣分）
吸痰操作	检查吸痰管,打开吸痰管外包装,露出吸痰管连接头,合理放置,保证不污染		
	戴手套,轻稳取下患者气切套管上的人工鼻,放置稳妥		
	右手戴无菌手套,正确连接吸痰管	手套或吸痰管污染(10分)	
	开启负压(左手大拇指摁住吸痰管负压调节孔),试吸生理盐水,确认痰管通畅		
	阻断负压(左手大拇指移开吸痰管负压调节孔),无吸力状态下将吸痰管轻稳插入气管内约12cm,当患者出现咳嗽反射,或吸痰管遇阻力无法深入时,上提1~2cm	插管未阻断负压(5分)	
	左手大拇指迅速摁住吸痰管负压调节孔,同时右手大拇指、食指、中指将吸痰管呈360°捻搓,自下而上边吸边提,遇到痰液可稍停留	吸痰方法错误或污染(10分)	
	每次吸痰<15s	吸痰时间>15s(10分)	
	用生理盐水冲洗吸痰管		
	在吸痰过程中密切观察患者生命体征、SpO$_2$、痰液情况	未口述(10分)	
	痰液黏稠的处理方法正确		
	分离吸痰管,将吸痰管与手套弃于医疗垃圾桶内		
	关闭吸引器,将连接管放置妥当		
皮肤消毒	清洁气管套管局部		
	套管口连接人工鼻		
评价效果	观察患者生命体征、SpO$_2$ 变化	未做(5分)	
	肺部听诊评估患者吸痰效果		
整理记录	协助患者取舒适卧位,放呼叫器于易取处		
	整理床单位及用物		
	告知注意事项		
洗手记录	洗手,取下口罩		
	记录痰液量、颜色、性状、黏稠度		
规范熟练	程序正确,操作规范,动作熟练		
	注意保护患者安全和职业防护,无菌观念强		
	用物准备齐全		
	垃圾分类处理正确		
	态度和蔼,自然真切,沟通有效,充分体现人文关怀		

注:1.关键点未完成一项即扣5~10分,其他每项2分。
2.80分及格,补考者最后分数均为80分。

（王　凤）

第三篇 综合模拟测试

基础护理(一)综合模拟测试 1

一、选择题

(一)A1/A2 型题(每题有 A、B、C、D、E 五个备选答案,请选择一个最佳答案)

1. 世界上第一所护士学校创办于 （　）
   A. 1820 年英国妇女医院　　　　　B. 1840 年英国圣托马斯医院
   C. 1854 年克里米亚战争前线医院　 D. 1860 年英国圣托马斯医院
   E. 1860 年英国妇女医院

2. 护理创始人南丁格尔女士认为护理工作 （　）
   A. 是一门最精细的艺术　　　　　B. 是健康与科学的结合
   C. 是爱心与艺术的结合　　　　　D. 是医学与艺术的结合
   E. 是技术与关爱的结合

3. 下列关于人的概念**错误**的是 （　）
   A. 人是一个统一的整体　　　　　B. 人是一个开放的系统
   C. 人有基本需要　　　　　　　　D. 人是一个自然系统
   E. 人的自我概念不包括自身形象

4. 纽曼提出的护理模式是 （　）
   A. 系统理论　　　　　B. 自理模式　　　　　C. 适应模式
   D. 健康照顾系统模式　 E. 人际间关系模式

5. 下列哪项理论为护理程序的最基本框架 （　）
   A. 系统理论　　　　　B. 人的需要层次理论　　C. 压力与适应理论
   D. 信息交流理论　　　 E. 成长与发展理论

6. 疟疾患者常见的热型是 （　）
   A. 弛张热　　　 B. 稽留热　　　 C. 间歇热　　　 D. 异常热　　 E. 不规则热

7. 血压可能偏高的情况是 （　）
   A. 高温环境下　　　　 B. 袖带过紧时　　　　 C. 袖带过松时
   D. 水银不足时　　　　 E. 输气球漏气时

8. 健康教育的目的是 （　）
   A. 提高患者自我保健能力　　　　B. 提高患者自我护理能力
   C. 帮助患者学习健康知识　　　　D. 提高住院适应能力
   E. 养成良好的卫生行为和生活方式

9. 为了确保煮沸消毒的效果,下列注意事项哪一项是正确的 （　）

A. 浸入水中部分应达物品 3/4 以上   B. 玻璃制品应在水沸后放入

C. 橡胶制品应冷水时放入   D. 消毒时间应从水沸后算起

E. 相同大小的碗罐要叠在一起

10. 适用于口腔有溃烂、坏死组织的漱口液是   (   )

A. 2%～3%硼酸溶液   B. 生理盐水

C. 0.02%呋喃西林溶液   D. 1%～3%过氧化氢溶液

E. 1%～4%碳酸氢钠溶液

11. 下列患者中,需要特别护理的是   (   )

A. 年老体弱者   B. 高热患者

C. 瘫痪患者   D. 需严格卧床休息,生活不能自理者

E. 肾移植手术后的脑出血患者

12. 符合患者休养需要的环境是   (   )

A. 中暑患者,室温保持在 30℃

B. 儿科患者,室温宜 23℃

C. 气管切开患者,室内相对湿度为 40%左右

D. 产妇病室,应保温,不可开窗

E. 病区噪声不应超过 60dB

13. 肌内注射时,下列哪项**错误**   (   )

A. 注射前做好解释   B. 侧卧位时大腿应弯曲   C. 执笔式进针

D. 注射油剂,针头宜粗长   E. 刺激性强的药液后注射

14. 为昏迷患者做口腔护理时哪种说法**不正确**   (   )

A. 浸泡义齿的水应每天更换   B. 从门齿处放入开口器

C. 禁止漱口   D. 清点棉球个数

E. 操作前将患者的活动义齿取下浸入冷开水中

15. 大量输血时出现手足抽搐、出血和血压下降,可遵医嘱给予的药物是   (   )

A. 5%碳酸氢钠溶液   B. 0.9%氯化钠溶液   C. 10%葡萄糖酸钙注射液

D. 10%氯化钾注射液   E. 11.2%乳酸钠溶液

16. 患者,女,70 岁,患糖尿病。护士在为其注射胰岛素时,下列哪项是**错误**的 (   )

A. 严格执行查对制度   B. 严格遵守无菌操作原则   C. 见回血后再注入药液

D. 进针"两快一慢"   E. 注射后用棉签按压

17. 腰穿后 6h 内去枕平卧位的目的是   (   )

A. 预防低血压性头痛   B. 预防颅内压升高   C. 预防脑缺血

D. 预防脑部感染   E. 有利于脑部血液循环

18. 患者,李某,因上消化道出血急诊入院。患者烦躁不安,面色苍白,四肢厥冷,血压 80/50mmHg,脉搏 110 次/min。入院护理的首选措施是   (   )

A. 询问病史,填写入院护理评估单

B. 准备急救物品,等待医生到来

C. 置休克卧位,测体温、脉搏、呼吸、血压,建立静脉通路

D. 热情接待,给患者留下良好印象

E. 填写各种卡片,做入院指导

19. 静脉输液补钾治疗,溶液中氯化钾浓度最高不超过　　　　　　　　　　（　　）
　　A. 0.15%　　　　B. 1%　　　　C. 3%　　　　D. 0.3%　　　　E. 1.5%

20. 张女士,32岁,因畏寒、发热、厌油、恶心呕吐、食欲不振、乏力就诊,诊断为甲型肝炎,收住入院治疗。该患者应采用哪种隔离　　　　　　　　　　　　　　　（　　）
　　A. 严密隔离　　　　　　B. 消化道隔离　　　　　　C. 呼吸道隔离
　　D. 接触性隔离　　　　　E. 保护性隔离

21. 刘先生,55岁,脑血管意外,长期卧床,无自理能力,根据奥瑞姆的自理模式,护士应提供何种补偿系统的护理　　　　　　　　　　　　　　　　　　　　　　（　　）
　　A. 全补偿系统　　　　　B. 部分补偿系统　　　　　C. 支持系统
　　D. 教育系统　　　　　　E. 辅助系统

22. 患者,李女士,36岁,因支原体肺炎入院,予以红霉素静脉滴注,用药3d后,注射部位沿静脉走向出现条索状红线,伴红、肿、热、痛,下列护理措施不妥的是　　　　（　　）
　　A. 抬高患肢　　　　　　B. 局部理疗　　　　　　C. 硫酸镁热敷
　　D. 增加患肢活动　　　　E. 更换注射部位

23. 患者,女,25岁,诊断为血小板减少性紫癜,检查唇和口腔有散在瘀点,轻触牙龈出血,口腔护理时应特别注意　　　　　　　　　　　　　　　　　　　　　　（　　）
　　A. 动作轻稳,勿损伤黏膜　　　　B. 夹紧棉球防止遗留在口腔
　　C. 棉球蘸水不可过湿,以防呛咳　　D. 先取下义齿,避免操作中脱落
　　E. 擦拭时勿触咽部以免恶心

24. 患者,男,72岁,意识不清,左侧肢体偏瘫,测量血压、体温的方法正确的是　（　　）
　　A. 测口温,测左上肢血压　　　　B. 测口温,测右上肢血压
　　C. 测腋下温,测右上肢血压　　　D. 测腋下温,测左上肢血压
　　E. 测直肠温,测左上肢血压

25. 护生小张练习戴无菌手套的操作,下列程序中哪项是错误的　　　　　　（　　）
　　A. 戴手套前先洗手,戴口罩和工作帽
　　B. 戴好手套的双手置腰部水平以上空间
　　C. 核对手套型号及灭菌日期
　　D. 脱手套时,手套外面勿触及手
　　E. 戴上手套的右手持另一手套的内面戴上左手

26. 王某,65岁,因风湿性心脏病、心力衰竭住院。护士为该患者准备床位时应　（　　）
　　A. 将其安排在观察室　　　　　B. 随意选择床位
　　C. 将其安排在患者多的病室　　　D. 将其安排在隔离室
　　E. 将其安排在靠近护理站的危重病室

27. 李某因细菌性痢疾住院,治愈后出院,用紫外线灯消毒病室,下列哪项错误　（　　）
　　A. 使用后应记录使用时间　　　B. 适宜的室温为20～40℃
　　C. 照射30min　　　　　　　　D. 灯亮开始计时
　　E. 用酒精擦净灯管表面灰尘

28. 王某,男,62岁,因心房纤颤住院治疗,心率114次/min,心音强弱不等,心律不规

则,脉搏细弱,且极不规则。此时护士应如何准确观察脉搏与心率 （ ）

    A. 先测心率,后测脉率

    B. 先测脉率,后测心率

    C. 两人分别测脉率和心率

    D. 两人分别测脉率和心率,但应同时起、止

    E. 一人测心率,一人测脉率

29. 患者输液过程中主诉注射部位疼痛,局部肿胀,抽之无回血。你认为是 （ ）

    A. 针头阻塞   B. 针头滑出血管外   C. 针头一半在血管内

    D. 静脉痉挛   E. 药液黏稠度大

30. 李某,心力衰竭,服用洋地黄类药物。护士在每次发药时应特别注意 （ ）

    A. 核对患者的床号、姓名   B. 叮嘱患者在饭后服药

    C. 备足够量的温开水   D. 服药前仔细测量患者的脉搏

    E. 注意发药到口

(二)A3/A4 型题(每个病例下设若干题目,每题有 A、B、C、D、E 五个备选答案,请选择一个最佳答案)

(31~34 题共用题干)

马大爷,67 岁,几天来出现腹痛、频繁腹泻、排黏液脓血便、里急后重,体温高达 41℃,初步诊断为细菌性痢疾,收入传染病区。

31. 对马大爷采取的隔离措施,**不正确**的是 （ ）

    A. 与甲型肝炎患者同住一室   B. 病室应有防蝇设备

    C. 病床应加隔离标志   D. 患者之间不能互换物品

    E. 可以共用便器

32. 护士小张为马大爷静脉输液,她用过的隔离衣清洁面应是 （ ）

    A. 衣的内面和衣领   B. 衣的肩部   C. 腰以上部分

    D. 腰以下部分   E. 背部

33. 护士小赵去护理与马大爷同室的孙先生,恰遇马大爷的手表掉落在地上,小赵想使用避污纸帮马大爷捡起手表,她怎样使用避污纸才正确 （ ）

    A. 掀页撕取   B. 经他人传递   C. 从页面抓取

    D. 用镊子夹取   E. 戴手套后拿取

34. 马大爷病愈出院,护士小赵为其做终末消毒处理,以下操作**错误**的是 （ ）

    A. 病室用 1% 过氧乙酸溶液熏蒸

    B. 地面用 2000mg/L 含氯消毒剂喷洒

    C. 床及桌椅用 0.2% 过氧乙酸溶液擦拭

    D. 被服类消毒后送洗衣房清洗

    E. 血压计及听诊器用微波消毒法消毒

(35~38 题共用题干)

小李,皮肤被铁钉扎伤来院就诊,遵医嘱予破伤风抗毒素皮试。

35. 配制破伤风抗毒素试验液,每毫升含破伤风抗毒素多少国际单位 （ ）

    A. 100 IU   B. 150 IU   C. 200 IU   D. 250 IU   E. 500 IU

36. 小李皮试结果阳性,此时应采取何种措施   (   )
   A. 按常规注射 TAT
   B. 将 TAT 稀释分两次注射
   C. 按常规注射 TAT 并注射肾上腺素
   D. 将 TAT 稀释分三次注射
   E. 将 TAT 稀释分四次注射

37. 小李皮试结果阳性,将 TAT 稀释分次注射时,每次间隔时间是   (   )
   A. 5min   B. 10min   C. 15min   D. 20min   E. 40min

38. TAT 稀释后分次注射达到脱敏目的是消耗   (   )
   A. IgA   B. IgM   C. IgG   D. IgE   E. IgD

(39～42 题共用题干)

患者,女,34 岁,因宫外孕大出血收住入院。检查:血压 70/45mmHg,脉率 110 次/min,脉搏细弱,面色苍白,尿少。遵医嘱输血 400ml,患者输血 15min 后,出现头胀痛、四肢麻木、腰背部剧痛、胸闷气促、尿液呈酱油色。

39. 该患者出现了何种反应   (   )
   A. 发热反应   B. 过敏反应   C. 溶血反应
   D. 急性肺水肿   E. 枸橼酸中毒反应

40. 应立即采取的措施是   (   )
   A. 与医生联系   B. 停止输血   C. 口服生理盐水
   D. 碱化尿液   E. 重做血型鉴定和交叉配血试验

41. 患者腰背部剧痛,是何原因   (   )
   A. 红细胞凝集成团,阻塞部分小血管
   B. 红细胞溶解,大量血红蛋白释放到血浆中
   C. 血红蛋白变成结晶体,阻塞肾小管
   D. 肾小管内皮细胞缺血、缺氧而坏死脱落
   E. 红细胞破坏,释放凝血物质

42. 患者腰背部剧痛,可缓解该症状的措施是   (   )
   A. 热敷双肾区   B. 酸化尿液   C. 大量饮水
   D. 大量输液   E. 吸氧

(43～44 题共用题干)

陈某,男,76 岁,患脑血栓致左侧偏瘫。住院 2d 后,护士发现其骶尾部皮肤发红,并伴有肿、热、痛,皮肤未破损。

43. 此患者右侧骶尾部的压疮为哪一期   (   )
   A. 淤血红润期   B. 炎性浸润期   C. 浅度溃疡期
   D. 坏死溃疡期   E. 深度溃疡期

44. 因处理不当,患者骶尾部皮肤呈紫红色,有硬结和小水疱,下列措施不妥的是(   )
   A. 局部按外科换药处理   B. 减少摩擦,让其自行吸收
   C. 剪去表皮,涂以消毒液   D. 改善局部血液循环
   E. 加强营养,增强机体抵抗力

（45～46题共用题干）

刘刚,男,77岁,肥胖,有烟酒嗜好,高血脂,今因心绞痛收住入院,入院时患者神志清,精神软,胸闷痛,呼吸稍促。

45.患者刚入院时需要满足哪一层次需要　　　　　　　　　　　　　（　　）

　　A.生理的需要　　　　　B.安全的需要　　　　　　C.爱与归属的需要

　　D.尊重与自尊的需要　　E.自我实现的需要

46.根据适应理论,该患者的主要刺激是　　　　　　　　　　　　　（　　）

　　A.心肌缺血缺氧　　　　B.年龄　　　　　　　　　C.高血脂

　　D.体重　　　　　　　　E.烟酒嗜好

（47～48题共用题干）

患者,孙女士,正在静脉输液,突然主诉胸部异常不适并出现呼吸困难、发绀,心前区闻及一个响亮持续的"水泡音"。

47.根据患者情况应考虑该患者发生了　　　　　　　　　　　　　　（　　）

　　A.过敏反应　　　　　　B.发热反应　　　　　　　C.肺水肿

　　D.空气栓塞　　　　　　E.右心衰竭

48.该患者最适宜的卧位是　　　　　　　　　　　　　　　　　　　（　　）

　　A.仰卧位　　　　　　　B.左侧卧位　　　　　　　C.右侧卧位

　　D.左侧头低足高位　　　E.右侧头低足高位

（49～50题共用题干）

患儿,3岁,支气管炎,医嘱:小儿百服宁 1/4 片 q6h prn,小儿止咳糖浆 5ml tid。

49.医嘱小儿百服宁 1/4 片 q6h prn,其中 q6h 和 prn 的意思是　　　　　（　　）

　　A.每次间隔不少于 6h,长期备用　　B.每次间隔不少于 6h,临时备用

　　C.每 6h 1 次,长期备用　　　　　　D.每 6h 1 次,临时备用

　　E.每 6h 1 次,饭前服用

50.口服小儿止咳糖浆正确的方法是　　　　　　　　　　　　　　　（　　）

　　A.饭前服用,服后多饮水　　　　　　B.饭后服用,服后多饮水

　　C.睡前服用,服后多饮水　　　　　　D.咳嗽时服用,服后不饮水

　　E.在所有的药物后服用,服后不饮水

二、填空题

1.开启后的无菌溶液有效期为_____,铺好的无菌盘有效期为_____。

2.高压蒸汽灭菌效果监测方法最可靠的是_____,最常用的是_____。

3.患者口腔绿脓杆菌感染时应选择_____溶液漱口。

4.监测患者血压变化时应做到"四定",即_____、_____、_____、_____。

5.入院时间应用红笔纵行填写于体温单_____相应时间栏内。

三、名词解释

1.健康:

2.无菌技术:

3.稽留热:

4.十字法：

四、简答题

1.如何对发热患者进行护理？

2.简述给药原则。

五、分析题

患者,女性,65岁,有慢性肺源性心脏病病史5年,近几日因感冒引起肺部感染,在进行输液治疗过程中,患者突然出现呼吸困难,胸闷,咳嗽,咳粉红色泡沫痰。请问：

1.该患者发生了何种问题？

2.发生该种问题的原因是什么？

3.对此患者如何处理？

【附　参考答案】

一、选择题

1.D	2.A	3.E	4.D	5.A	6.C	7.C	8.E	9.D	10.D
11.E	12.B	13.B	14.B	15.C	16.C	17.A	18.C	19.C	20.B
21.A	22.D	23.A	24.C	25.E	26.E	27.D	28.D	29.B	30.D
31.E	32.A	33.C	34.E	35.B	36.E	37.D	38.D	39.C	40.B
41.A	42.A	43.A	44.C	45.A	46.A	47.D	48.D	49.A	50.E

二、填空题

1.24h　4h

2.生物监测法　化学监测法

3.0.1%醋酸

4.定时间　定部位　定体位　定血压计

5.40～42℃

三、名词解释

1.健康：不但是没有疾病和身体缺陷,还要有完整的心理状态和良好的社会适应能力。

2.无菌技术：在医疗、护理操作中,防止一切微生物侵入人体和防止无菌物品、无菌区域被污染的操作技术。

3.稽留热：体温持续在39～40℃,达数日或数周,24h波动范围不超过1℃,常见于肺炎球菌性肺炎、伤寒等。

4.十字法：从臀裂顶点向左侧或右侧画一水平线,从髂嵴最高点作一垂线,将一侧臀部分为4个象限,其外上象限并避开内角即为注射区。

四、简答题

1.对发热患者进行如下护理：

(1)降温：根据患者情况采用物理降温法。

(2)病情观察：定时测量体温,同时观察患者面色、呼吸、脉搏、血压、发热热型及伴随症状。

（3）补充营养和水分：鼓励患者多喝水，给予高热量、高蛋白、高维生素、易消化食物。

（4）口腔护理：协助患者漱口或为患者进行口腔护理，保持口腔清洁卫生。

（5）皮肤护理：及时为患者擦干汗液，更换衣被，保持皮肤清洁干燥。

（6）安全护理：高热患者会有躁动不安、谵妄，应防止坠床、舌咬伤，必要时使用保护具保护患者。

（7）保证充足休息与睡眠：保持休息环境安静，置舒适体位，确保患者充足的休息与睡眠。

（8）心理护理：护士应经常巡视病房，对高热患者进行有针对性的心理护理，以缓解其紧张、焦虑情绪。

2.给药原则如下：

（1）根据医嘱给药。护士应严格根据医嘱给药，对有疑问的医嘱，应及时向医生提出，不可盲目执行，也不得擅自更改医嘱。

（2）严格执行"三查七对"制度。三查：操作前、操作中、操作后；七对：对床号、姓名、药名、浓度、剂量、方法、时间。

（3）安全正确给药。合理掌握给药次数和时间；掌握正确的给药方法与技术。

（4）密切观察反应。给药后观察药物的治疗作用和不良反应。

（5）指导患者合理用药。

五、分析题

1.出现的问题：输液反应中的循环负荷过重（急性肺水肿或急性左心衰竭都可得分）。

2.原因：

（1）短时间内输入的液体量过大，输液速度过快。

（2）患者原有心肺功能不良。

3.护理：

（1）输液过程中应注意控制滴注速度和输液量，尤其对老人、儿童、心肺功能不良的患者要特别慎重。

（2）出现症状，立即停止输液并通知医生，进行紧急处理。如病情允许，可让患者端坐，双腿下垂，以减少下肢静脉回流，减轻心脏负担。

（3）给予高流量氧气吸入，使肺泡内压力增高，减少肺泡内毛细血管渗出液的产生，20%～30%乙醇湿化给氧。

（4）遵医嘱给予镇定剂，平喘、强心、利尿和扩血管药物，以舒张周围血管，加速体液排出，减少回心血量，减轻心脏负荷。

（5）必要时进行四肢轮扎。

（陈双琴）

基础护理(一)综合模拟测试 2

一、选择题

(一)A1/A2 型题(每题有 A、B、C、D、E 五个备选答案,请选择一个最佳答案)

1. 护士工作的对象是 （　）
   - A. 有病的人
   - B. 生物的人
   - C. 住院治疗的人
   - D. 心理障碍的人
   - E. 生物、心理、社会的人

2. 现代医学模式为 （　）
   - A. 生物-心理医学模式
   - B. 生物-心理-社会医学模式
   - C. 心理医学模式
   - D. 生物医学模式
   - E. 社会医学模式

3. 我国第一所护士学校创建于 （　）
   - A. 1888 年福州
   - B. 1887 年上海
   - C. 1921 年嘉兴
   - D. 1948 年延安
   - E. 1937 年北京

4. 以患者为中心的护理特点是 （　）
   - A. 护理从属于医疗
   - B. 护士是医生的助手
   - C. 忽视人的整体性
   - D. 对患者实施整体护理
   - E. 人人享有卫生保健

5. 体温升高至 39℃以上,持续数日,日差不超过 1℃,可见于 （　）
   - A. 伤寒
   - B. 疟疾
   - C. 流感
   - D. 败血症
   - E. 风湿热

6. 护理四个基本概念的核心是 （　）
   - A. 护理
   - B. 健康
   - C. 疾病
   - D. 环境
   - E. 人

7. 马斯洛的人的需要层次理论中,下列**不属于**生理需要的是 （　）
   - A. 空气
   - B. 食物和水
   - C. 良好的环境
   - D. 适宜的温度
   - E. 排泄

8. 对芽孢无杀灭作用的消毒剂是 （　）
   - A. 甲醛
   - B. 高浓度漂白粉
   - C. 乙醇
   - D. 10%福尔马林
   - E. 过氧乙酸

9. 罗伊提出的护理模式是 （　）
   - A. 适应性模式
   - B. 自理模式
   - C. 行为系统模式
   - D. 生命过程模式
   - E. 系统模式

10. 个体通过完好的皮肤抵抗细菌入侵,属于哪种防卫机制 （　）
    - A. 生理应对
    - B. 心理应对
    - C. 自力救助
    - D. 专业辅助
    - E. 技术适应

11. 氧气雾化吸入时,其氧流量应调至 （　）
    - A. 1～2L/min
    - B. 2～4L/min
    - C. 6～8L/min
    - D. 8～12L/min
    - E. 12～16L/min

12. 为全麻术后患者铺麻醉床,以下操作**错误**的是 （　）
    - A. 换铺清洁床单

B. 床中部的中单及橡胶中单距床头 45～50cm

C. 枕头横立于床头开口朝向门

D. 麻醉护理盘放于床旁桌上,输液架放于床尾

E. 将另一中单及橡胶中单按需要铺于床头

13. 患者术后入住病室,主诉感到口干舌燥、咽痛,以下原因最可能的是　　　　　（　　）

A. 湿度过低　　　　　　B. 温度过高　　　　　　C. 湿度过高

D. 温度过低　　　　　　E. 房间不通风

14. 代谢性酸中毒患者的呼吸异常表现为　　　　　　　　　　　　　　　　（　　）

A. 吸气呼吸困难　　　　B. 呼吸间断　　　　　　C. 呼吸深大

D. 呼吸浅快　　　　　　E. 呼吸不规则

15. 血压的生理性变化,下列哪一项是**错误**的　　　　　　　　　　　　（　　）

A. 睡眠不佳时,血压可稍升高　　　　B. 傍晚血压高于清晨

C. 寒冷环境中血压上升　　　　　　　D. 高温环境中血压上升

E. 45 岁前的成年人中,男性血压要比女性高

16. 患者,女,70 岁,患糖尿病。护士在为其注射胰岛素时,遵循的注射原则下列哪项是**错误**的　　　　　　　　　　　　　　　　　　　　　　　　　　　　　（　　）

A. 严格执行查对制度　　　　　　　　B. 严格遵守无菌操作原则

C. 注射见回血后再注入药液　　　　　D. 进针"两快一慢"

E. 注射后用棉签按压

17. 患者,男,65 岁,诊断为脑出血,现昏迷,在护理工作中应对其采用　（　　）

A. 整体护理　　　　　　B. 个案护理　　　　　　C. 功能制护理

D. 小组制护理　　　　　E. 系统化护理

18. 患者,男,73 岁,心肌梗死,行冠脉搭桥术后出院,护士对床单位进行终末消毒,使用紫外线灯管的操作正确的是　　　　　　　　　　　　　　　　　　（　　）

A. 照射可随时开始　　　　　　　　　B. 物品距灯管 100～150cm

C. 灯管去尘用无水酒精纱布擦拭　　　D. 灯亮开始计时

E. 关灯后冷却 1～2min 再开

19. 下列输液患者中输液速度可加快的是　　　　　　　　　　　　　　（　　）

A. 婴幼儿　　　　　　　　　B. 补钾患者

C. 风湿性心脏病患者　　　　D. 急性胃肠炎、严重脱水患者

E. 老年性慢性支气管炎患者

20. 针对服用洋地黄类药物的患者,护士在每次发药时特别要注意的是　（　　）

A. 核对患者床号、姓名　　　　B. 叮嘱患者在饭后服药

C. 服药前仔细测量患者的脉搏　　D. 备足够量的温开水

E. 注意发药到口

21. 患者,女,18 岁,诊断为带状疱疹,遵医嘱给予抗病毒药物静脉滴注,输液过程中患者自诉疼痛,检查无回血,手背局部肿胀,其可能原因是　　　　　　　　（　　）

A. 针头未刺入血管　　　　　　B. 针头斜面紧贴血管壁

C. 针头斜面部分在血管外　　　D. 针头斜面穿透对侧血管壁

E. 静脉痉挛

22. 患者,男,因结核性脑膜炎需肌内注射链霉素。患者取侧卧位时,正确的体位是 ( )

    A. 下腿伸直,上腿稍弯曲   B. 上腿伸直,下腿稍弯曲

    C. 双膝向腹部弯曲   D. 两腿弯曲

    E. 两腿伸直

23. 患者,男,35岁,上消化道出血急诊入院。患者烦躁不安,面色苍白,四肢厥冷,血压70/55mmHg,脉搏110次/min。入院护理的首选步骤是 ( )

    A. 询问病史,填写入院护理评估单 B. 准备急救物品,等待医生到来

    C. 置休克卧位,测生命体征   D. 热情接待,给患者留下良好印象

    E. 填写各种卡片,做入院指导

24. 患者刚出院,下列处理床单位的方法**不妥**的是 ( )

    A. 撤下被服送洗   B. 床垫、棉胎日光暴晒6h

    C. 痰杯、便盆浸泡消毒   D. 床单位用消毒液擦拭

    E. 立即铺好暂空床

25. 患者口腔出现绿脓杆菌感染,应选用哪种漱口液 ( )

    A. 0.1%醋酸溶液   B. 2%～3%硼酸溶液   C. 1%～4%碳酸氢钠溶液

    D. 1%～3%过氧化氢溶液   E. 生理盐水

26. 一患者不慎咬破体温计,吞下水银,应立即采取的措施是 ( )

    A. 清除口腔内玻璃碎屑   B. 催吐

    C. 口服大量牛奶   D. 服用大量韭菜

    E. 洗胃

27. 为昏迷患者做口腔护理时哪种说法**不正确** ( )

    A. 清点棉球个数   B. 从门齿处放入开口器

    C. 禁止漱口   D. 浸泡义齿的水应每天更换

    E. 取下活动义齿浸入冷开水中

28. 静脉输液时不慎发生空气栓塞,致死的原因在于空气阻塞了 ( )

    A. 主动脉入口   B. 上腔静脉入口   C. 下腔静脉入口

    D. 右心房室口   E. 肺动脉入口

29. 患者,女,40岁,结肠息肉择期手术。入院第一天,因地滑不慎在洗手间滑倒,肘部表皮擦伤。上述情况属于 ( )

    A. 医源性损伤   B. 机械性损伤   C. 化学性损伤

    D. 物理性损伤   E. 生物性损伤

30. 患者,男,35岁,诊断为急性肠炎,按医嘱予静脉输液1000ml,计划4h滴完(点滴系数为20),护士应调节输液速度约为 ( )

    A. 42滴/min   B. 63滴/min   C. 83滴/min

    D. 90滴/min   E. 95滴/min

（二）A3/A4 型题（每个病例下设若干题目，每题有 A、B、C、D、E 五个备选答案，请选择一个最佳答案）

（31～32 题共用题干）

患者，男，72 岁，因脑出血入院，已昏迷数日。

31. 压疮的预防下列哪项**不正确**　　　　　　　　　　　　　　　（　　）
　　A. 经常变换卧位　　　　　　　　B. 保护骨隆突处皮肤
　　C. 床铺清洁、干燥、平整　　　　　D. 受压部位用 75％酒精按摩
　　E. 增进患者的营养

32. 患者长期取仰卧位最易发生压疮的部位是　　　　　　　　　　（　　）
　　A. 坐骨结节处　　　　　B. 骶尾部　　　　　　　C. 大转子处
　　D. 肩胛骨　　　　　　　E. 第 7 颈椎

（33～34 题共用题干）

患者，女，因急性病毒性肝炎入院，用煮沸消毒法对患者的餐具进行消毒。

33. 为了确保煮沸消毒的效果，下列注意事项哪一项是正确的　　　　（　　）
　　A. 浸入水中部分应达物品 3/4 以上　　B. 玻璃制品应在水沸后放入
　　C. 橡胶制品应冷水时放入　　　　　　D. 消毒时间应从水沸后算起
　　E. 相同大小的碗罐要叠在一起

34. 煮沸灭菌时水中加入何种药物可将沸点提高到 105℃　　　　　（　　）
　　A. 碳酸氢钾　　　　　B. 碳酸氢钠　　　　　　C. 碳酸钙
　　D. 亚硝酸钠　　　　　E. 氢氧化钠

（35～36 题共用题干）

患者，男，65 岁，左下肢膝关节置换术后，护士给其擦浴。

35. 床上擦浴适宜的水温是　　　　　　　　　　　　　　　　　　（　　）
　　A. 36～40℃　　　　　B. 40～45℃　　　　　　C. 45～48℃
　　D. 44～50℃　　　　　E. 50～55℃

36. 擦浴程序**错误**的是　　　　　　　　　　　　　　　　　　　（　　）
　　A. 关好门窗，调节室温　　　　　B. 先擦上身再擦下身
　　C. 脱衣时，先健侧再患侧　　　　D. 穿衣时，先健侧再患侧
　　E. 保护自尊，注意遮挡

（37～38 题共用题干）

患者，男，70 岁，股骨颈骨折，医嘱定于明天手术，所用的手术用物使用高压蒸汽灭菌。

37. 以下关于高压蒸汽灭菌的叙述，**不正确**的是　　　　　　　　（　　）
　　A. 无菌包不宜过大　　　　　　　B. 灭菌后物品即刻取出备用
　　C. 布类物品放在搪瓷物品之上　　D. 高压锅内物品不能装得太多
　　E. 放置时各包之间要有空隙

38. 对高压蒸汽灭菌效果的监测，最可靠的方法是　　　　　　　　（　　）
　　A. 化学指示卡法　　　　　B. 化学指示胶带法　　　　C. 培养法
　　D. 器皿法　　　　　　　　E. 微生物测试法

(39～40 题共用题干)

患者,女,42 岁,因急性胃肠炎入院,医嘱予静脉输液补充电解质及营养。

39.静脉输液时,止血带应结扎在穿刺点上方　　　　　　　　　　　　　　　( )
　　A. 2cm　　　　　B. 4cm　　　　　C. 6cm　　　　　D. 8cm　　　　　E. 9cm

40.莫菲氏滴管内液面自行下降时应考虑　　　　　　　　　　　　　　　　　( )
　　A. 患者肢体位置不当　　　　　　　　B. 莫菲氏滴管有裂隙
　　C. 输液的液面受压力过大　　　　　　D. 输液胶管太粗,滴速过快
　　E. 针头处漏水

(41～42 题共用题干)

患者,女,50 岁,化脓性胆管炎手术后 5d,需伤口换药,护士准备无菌换药盘。

41.下列哪项**不符合**无菌操作原则　　　　　　　　　　　　　　　　　　( )
　　A. 环境清洁、干燥　　　　　　　　　B. 无菌物品与非无菌物品分别放置
　　C. 取无菌物品要用无菌持物钳　　　　D. 一份无菌物品未用完可供他人使用
　　E. 操作中手臂保持在腰部水平以上

42.准备换药物品时无菌包被无菌等渗盐水浸湿,护士应　　　　　　　　　　( )
　　A. 立即使用完　　　　　B. 4h 内用完　　　　　C. 24h 内用完
　　D. 烘干后使用　　　　　E. 重新灭菌

(43～44 题共用题干)

患者,女,66 岁,肺炎,输液肢体沿静脉走行出现了一条红线,局部发红有热感、疼痛。

43.请问患者出现了什么情况　　　　　　　　　　　　　　　　　　　　　　( )
　　A. 发热反应　　　　　B. 过敏反应　　　　　C. 肺水肿
　　D. 静脉炎　　　　　　E. 空气栓塞

44.下列对该患者的护理措施**错误**的是　　　　　　　　　　　　　　　　　( )
　　A. 患肢制动　　　　　B. 用红外线照射　　　　　C. 50％硫酸镁湿热敷
　　D. 使用抗生素　　　　E. 局部按摩

(45～46 题共用题干)

患者,男,72 岁,脑出血,意识不清,左侧肢体偏瘫,需要为该患者测量血压、体温。

45.下列操作正确的是　　　　　　　　　　　　　　　　　　　　　　　　　( )
　　A. 测口温,测左上肢血压　　　　　　B. 测口温,测右上肢血压
　　C. 测腋温,测右上肢血压　　　　　　D. 测腋温,测左上肢血压
　　E. 测直肠温,测左上肢血压

46.下列测量血压的方法哪一项**错误**　　　　　　　　　　　　　　　　　　( )
　　A. 血压计与患者肱动脉、心脏处同一水平
　　B. 袖带松紧以能放入一指为宜
　　C. 袖带下缘应距肘窝 2～3cm
　　D. 听诊器胸件置于肘窝距动脉 2cm
　　E. 以每秒 4mmHg 的速度放气使汞柱缓慢下降

(47～50 题共用题干)

患者,女,23 岁,患化脓性扁桃体炎,遵医嘱行青霉素过敏试验。

47. 青霉素皮试液皮内注射剂量为 （ ）

    A. 5U   B. 50U   C. 100U   D. 200U   E. 500U

48. 青霉素皮试液应现用现配,其最主要的目的是 （ ）

    A. 防止失效   B. 防止污染   C. 防止效价降低

    D. 减少抗体产生   E. 减少青霉噻唑蛋白的产生

49. 青霉素过敏反应系抗原抗体在致敏细胞上相互作用而引起的。青霉素可刺激机体产生何种抗体 （ ）

    A. IgA   B. IgM   C. IgG   D. IgE   E. IgD

50. 患者接受青霉素治疗后的第 10 天,自觉皮肤瘙痒,腹痛。体检:T 37.8℃,膝关节肿痛,全身淋巴结肿大。患者可能发生 （ ）

    A. 皮肤过敏反应   B. 消化道过敏反应   C. 血清病型反应

    D. 关节炎   E. 过敏性休克

二、填空题

1. 监测患者血压变化时应做到"四定",即_____、_____、_____、_____。

2. 一般病室室温应保持在_____为宜,相对湿度保持在_____为宜。

3. 请写出以下传染病的隔离种类:流脑_____,甲型肝炎_____,疟疾_____。

4. 入院时间应用红笔竖写于体温单_____相应时间栏内。

三、名词解释

1. 分级护理:

2. 潮式呼吸:

3. 适应:

4. 连线法:

四、简答题

1. 如何预防青霉素过敏反应的发生?

2. 张某,女,60 岁,骶尾部皮肤呈紫红色,有水疱,局部硬结。请问:患者发生的骶尾部压疮是哪一期? 应如何处理?

五、分析题

患者,男,48 岁,因急性上消化道出血而入院治疗,医嘱予输血 400ml,在输血 10min 后出现了剧烈的头痛、四肢麻木、腰背部酸痛等症状。请问:

1. 此患者可能出现了何种输血反应?

2. 请分析可能的原因。

3. 应如何处理?

【附 参考答案】

一、选择题

1. E   2. B   3. A   4. D   5. A   6. E   7. C   8. C   9. A   10. A

11. C   12. C   13. A   14. C   15. D   16. C   17. B   18. C   19. D   20. C

21. A　22. B　23. C　24. E　25. A　26. A　27. B　28. E　29. D　30. C

31. D　32. B　33. D　34. B　35. B　36. D　37. B　38. E　39. C　40. B

41. D　42. E　43. D　44. E　45. C　46. D　47. B　48. E　49. D　50. C

二、填空题

1. 定时间　定部位　定体位　定血压计

2. 18～22℃　50%～60%

3. 呼吸道隔离　消化道隔离　昆虫隔离

4. 40～42℃

三、名词解释

1. 分级护理：是根据患者的病情轻重确定护理级别及相应的护理要求。护理级别分为特级护理及一、二、三级护理。

2. 潮式呼吸：是一种周期性呼吸困难，特点是：开始呼吸浅慢，以后逐渐深快，再由深快转为浅慢，暂停5～10s之后又出现上述状态的呼吸，如此周而复始，呼吸运动如潮水般起伏变化。

3. 适应：是生物体调整自己以适应环境的能力，或促使生物体更适应生存的一个过程。

4. 连线法：取髂前上棘和尾骨连线的外上1/3处为注射部位。

四、简答题

1. 预防青霉素过敏反应的工作要点：

(1)用药前详细询问用药史、过敏史和家族史，对有青霉素过敏史者禁止做过敏试验。对已接受青霉素治疗的患者，停药3d后再用此药，或中途更换药物批号须重新做过敏试验。

(2)正确实施药物过敏试验：准确配制青霉素皮试液，溶媒不可交叉使用，现用现配，正确进行皮内注射，严密观察患者反应，正确判断皮试结果。

(3)皮试结果阴性方可给药，阳性者禁用青霉素，并在医嘱单、体温单、病历卡、床头卡、注射卡等医疗文件上醒目注明青霉素皮试阳性反应，并告知患者及家属。

(4)护士加强责任心，严格执行"三查七对"制度，注射前做好急救准备工作。患者注射完毕后必须观察30min以上方可离开，以防迟缓反应的发生。

2. (1)是压疮第二期，即炎性浸润期。

(2)炎性浸润期的处理措施如下：①去除致病因素，防止继续受压受潮等。②对未破的小水疱要减少摩擦，防止破裂感染，应让其自行吸收。③若有大水疱，则用无菌注射器抽出疱内液体，表面涂上消毒液，再用无菌敷料包扎。

五、分析题

1. 溶血反应。

2. 输入异型血；输入变质血；Rh因子不合。

3. 处理措施如下：

(1)立即停止输血，保留余血和患者血标本重新鉴定，并通知医生。

(2)血压下降者静脉输液供给升压药和其他药物。

(3)静注碳酸氢钠，碱化尿液。

(4)双侧腰部封闭，热敷肾区，保护肾脏。

(5)严密观察生命体征和尿量。

(6)抗休克:若出现休克,配合医生抗休克治疗。

(陈双琴)

基础护理(二)综合模拟测试 1

一、选择题

(一)A1/A2 型题(每题有 A、B、C、D、E 五个备选答案,请选择一个最佳答案)

1. 中凹卧位适用于下列哪种患者　　　　　　　　　　　　　　　　　　　　　(　　)

 A. 呼吸困难　　　　　　　 B. 腹部检查　　　　　　 C. 妇科检查

 D. 休克　　　　　　　　　 E. 脊髓腔穿刺后

2. 长期卧床患者痰不易咳出可诱发　　　　　　　　　　　　　　　　　　　　(　　)

 A. 感染性休克　　　　　　 B. 支气管肺炎　　　　　 C. 坠积性肺炎

 D. 肺脓肿　　　　　　　　 E. 支气管扩张

3. 下列协助患者翻身的操作方法中,哪项不妥　　　　　　　　　　　　　　　(　　)

 A. 颈椎和颅骨牵引患者翻身时应先放松牵引

 B. 翻身时不可拖拉

 C. 伤口较大的患者翻身时要防止伤口受压

 D. 颅脑术后患者只能翻向健侧或平卧

 E. 发现伤口敷料脱落应先更换敷料再翻身

4. 执行医嘱的原则哪项错误　　　　　　　　　　　　　　　　　　　　　　　(　　)

 A. 执行中必须认真核对　　　　　　 B. 医嘱必须有医生签名

 C. 护士执行医嘱后签全名　　　　　 D. 医嘱均需即刻执行

 E. 如有疑问的医嘱,必须查清再执行

5. 临时备用医嘱,从医生开写起有效时间为　　　　　　　　　　　　　　　　(　　)

 A. 12h　　　　　 B. 16h　　　　　 C. 18h　　　　　 D. 20h　　　　　 E. 22h

6. 护理记录单正确的记录方法是　　　　　　　　　　　　　　　　　　　　　(　　)

 A. 眉栏填写用铅笔　　　　　　　　 B. 眉栏填写用红笔

 C. 病情记录用红笔　　　　　　　　 D. 护理记录单不入病案

 E. 总结 24h 出入量后记录于体温单上

7. 同时抽取几个项目的血标本,应先采集的是　　　　　　　　　　　　　　　(　　)

 A. 肝功能　　　 B. 血糖　　　　 C. 血培养　　　 D. 血电解质　　 E. 血常规

8. 测定 17-酮类固醇的尿标本中应加入的防腐剂是　　　　　　　　　　　　　(　　)

 A. 浓盐酸　　　 B. 甲苯　　　　 C. 甲醛　　　　 D. 乙醇　　　　 E. 稀盐酸

9. 不属于护理诊断的是　　　　　　　　　　　　　　　　　　　　　　　　　(　　)

 A. 潜在的感染　　　　　　　　　　 B. 皮肤完整性受损

 C. 发热待查　　　　　　　　　　　 D. 恐惧

 E. 排便模式改变

10. 患者吸氧过程中需调节氧流量时,正确的做法是　　　　　　　　　　　　　(　　)

A. 关总开关后调节流量　　　　　B. 拔出鼻导管后调节流量

C. 关流量表后调节流量　　　　　D. 谨慎地直接调节流量

E. 先分离接管,再调流量

11. 严重外伤患者的观察重点**不包括**　　　　　　　　　　　　（　　）

　　A. 神志　　　　B. 瞳孔　　　　C. 生命体征　　　　D. 发育与营养　　　　E. 尿量

12. 洗胃的禁忌证**不包括**　　　　　　　　　　　　　　　　　（　　）

　　A. 强酸强碱中毒　　　　B. 食管静脉曲张　　　　C. 消化性溃疡

　　D. 胃癌　　　　E. 昏迷

13. 昏迷患者眼睑不能闭合应　　　　　　　　　　　　　　　　　（　　）

　　A. 滴眼药水　　　　　　　　　B. 用湿棉球擦拭眼睑

　　C. 按摩眼睑　　　　　　　　　D. 盖凡士林纱布

　　E. 用生理盐水冲洗眼球

14. 双侧瞳孔散大常见于　　　　　　　　　　　　　　　　　　　（　　）

　　A. 有机磷中毒　　　　B. 吗啡类中毒　　　　C. 巴比妥类中毒

　　D. 颠茄类中毒　　　　E. 脑疝早期

15. 重度高血压患者宜采取　　　　　　　　　　　　　　　　　　（　　）

　　A. 高蛋白饮食　　　　B. 低蛋白饮食　　　　C. 高热量饮食

　　D. 低盐饮食　　　　E. 少渣饮食

16. 低盐饮食每日食用盐量**不超过**　　　　　　　　　　　　　（　　）

　　A. 2g　　　　B. 4g　　　　C. 5g　　　　D. 6g　　　　E. 10g

17. 下列哪项属于试验饮食　　　　　　　　　　　　　　　　　　（　　）

　　A. 要素饮食　　　　B. 高蛋白饮食　　　　C. 低胆固醇饮食

　　D. 流质饮食　　　　E. 忌碘饮食

18. 长时间吸氧的患者宜采用　　　　　　　　　　　　　　　　　（　　）

　　A. 头帐法　　　　B. 口罩法　　　　C. 面罩法　　　　D. 鼻塞法　　　　E. 漏斗法

19. 临终患者经历的心理反应第四期是　　　　　　　　　　　　　（　　）

　　A. 愤怒期　　　　B. 否认期　　　　C. 忧郁期　　　　D. 协议期　　　　E. 接受期

20. 目前医学界主张的死亡诊断依据是　　　　　　　　　　　　　（　　）

　　A. 脑死亡　　　　B. 心跳停止　　　　C. 呼吸停止　　　　D. 反射消失　　　　E. 瞳孔散大

21. 面部危险三角区感染时禁忌用热,其原因是防止　　　　　　　（　　）

　　A. 加重患者的疼痛　　　　B. 加重局部出血　　　　C. 掩盖病情

　　D. 造成面部烫伤　　　　E. 导致颅内感染

22. 红外线照射结束后,需嘱患者休息 15min 后再离开病室,目的是　（　　）

　　A. 观察疗效　　　　B. 促进炎症局限　　　　C. 减轻疼痛

　　D. 防止晕倒　　　　E. 预防感冒

23. 做肛管排气合适的插管深度和置管时间是　　　　　　　　　　（　　）

　　A. 7～10cm,50min 左右　　B. 10～12cm,40min 左右　　C. 12～15cm,30min 左右

　　D. 15～18cm,20min 左右　　E. 18～22cm,10min 左右

24. 护理危重病患者时**不必要**的措施是　　　　　　　　　　　（　　）

A. 确保患者安全   B. 密切观察病情变化   C. 保持呼吸道通畅

D. 加强引流管护理   E. 按接触隔离原则处理

25. 阿米巴痢疾患者留取粪便标本的容器是 （ ）

A. 硬纸盒   B. 玻璃瓶   C. 蜡纸盒

D. 无菌容器   E. 加温的容器

26. 吸痰时，当痰液黏稠不易吸出时，下列哪项操作**不妥** （ ）

A. 叩背   B. 变换吸痰部位   C. 延长吸痰时间

D. 滴入生理盐水少许   E. 滴入 0.5% 糜蛋白酶

27. 流质饮食**不宜**长期单独采用的原因是 （ ）

A. 影响患者的消化吸收   B. 所含热量及营养不足

C. 次数太多   D. 每次量太少

E. 影响患者食欲

28. 执行口头医嘱**不妥**的是 （ ）

A. 一般情况下不执行   B. 抢救、手术时可执行

C. 若执行后无异常不必补写   D. 双方确认无误后执行

E. 执行时，护士应向医生复诵一遍

29. 进行气管内吸痰正确的方法是 （ ）

A. 左右旋转由下向上提吸   B. 上下移动导管进行抽吸

C. 自下而上反复抽吸   D. 自上而下抽吸

E. 固定于一处抽吸

（二）A3/A4 型题（每个病例下设若干题目，每题有 A、B、C、D、E 五个备选答案，请选择一个最佳答案）

（30～31 题共用题干）

患者，男，50 岁，主诉头痛，乏力，全身酸痛，恶心。检查：面色潮红，体温 38.5℃。

30. 下列属于客观资料的信息是 （ ）

A. 头痛   B. 体温 38.5℃   C. 乏力   D. 全身酸痛   E. 恶心

31. 此患者的主要资料内容是 （ ）

A. 患者的文化程度和职业   B. 患者的既往病史和家庭史

C. 此次发病的诱因和症状   D. 患者的生活状况和自理程度

E. 心理和社会状况

（32～35 题共用题干）

患者，女，56 岁，行卵巢癌术后，第二天拔除尿管后 5h 未能自行排尿。主诉有尿意，但排不出。查体示耻骨联合上膨隆，考虑尿潴留。

32. 为患者提供的护理措施中，维护其自尊的是 （ ）

A. 教育其养成良好的排尿习惯   B. 耐心解释并提供隐蔽的排尿环境

C. 调整体位以协助排尿   D. 按摩其下腹部，使尿液排出

E. 用温水冲洗会阴以诱导排尿

33. 为患者实施导尿时，第 2 次消毒的顺序是 （ ）

A. 自上而下，由外向内   B. 自下而上，由外向内

C. 自下而上,由内向外　　　　　D. 自上而下,由内向外

E. 自上而下,由内向外再向内

34. 导尿后首次放出尿液**不应**超过　　　　　　　　　　　　　　　　（　　）

A. 1000ml　　　　B. 1200ml　　　　C. 1500ml　　　　D. 1700ml　　　　E. 2000ml

35. 如果首次放尿过多,可能会发生　　　　　　　　　　　　　　　　（　　）

A. 膀胱挛缩　　　　　　　B. 加重不舒适感　　　　　C. 血尿和虚脱

D. 诱发膀胱感染　　　　　E. 膀胱反射功能恢复减慢

（36～37 题共用题干）

患者,男,50 岁,慢性细菌性痢疾,医嘱予相应抗生素灌肠。

36. 下述针对患者的灌肠哪项**不妥**　　　　　　　　　　　　　　　（　　）

A. 晚上临睡前灌入　　　　B. 药量小于 200ml　　　　C. 患者取右侧卧位

D. 肛管插入 12cm　　　　E. 臀部抬高 10cm

37. 保留灌肠的高度**不宜**超过　　　　　　　　　　　　　　　　（　　）

A. 60cm　　　　B. 40cm　　　　C. 30cm　　　　D. 50cm　　　　E. 20cm

（38～40 题共用题干）

患者,男,66 岁,因慢性阻塞性肺疾病收住入院,患者主诉胸闷气急,咳嗽、咳痰频繁,痰液量多,黏稠,不易咳出,测体温 38℃,脉搏 110 次/min,呼吸 26 次/min,口唇发绀,上下肢凹陷性水肿,患者情绪不稳定。血气分析提示：PaO_2 60mmHg,$PaCO_2$ 64mmHg。

38. 排在首位的护理诊断是　　　　　　　　　　　　　　　　　　　（　　）

A. 焦虑　　　　　　　　　B. 体温过高　　　　　　　C. 知识缺乏

D. 气体交换功能受损　　　E. 体液过多

39. 给患者氧疗方法是　　　　　　　　　　　　　　　　　　　　　（　　）

A. 低流量吸氧　　　　　　　　　B. 低浓度吸氧

C. 高流量吸氧　　　　　　　　　D. 低流量、低浓度持续吸氧

E. 高浓度吸氧

40. 患者咳嗽、咳痰频繁,痰液量多,突然窒息,保持呼吸道通畅的紧急措施是　（　　）

A. 半卧位　　　　B. 深呼吸　　　　C. 叩背　　　　D. 雾化　　　　E. 吸痰

（41～44 题共用题干）

患者,男,35 岁,车祸致颅内血肿,脑挫裂伤。在全麻下行颅内血肿清除术。

41. 患者术后返回病房,正确的体位是　　　　　　　　　　　　　　　（　　）

A. 侧卧位　　　　　　　　　　　B. 去枕仰卧位,可将头偏向健侧

C. 中凹卧位　　　　　　　　　　D. 头低足高位

E. 左右侧卧位交替使用

42. 术后第二天,患者应采取的体位是　　　　　　　　　　　　　　　（　　）

A. 头高足低位　　　　　　B. 半卧位　　　　　　　　C. 头低足高位

D. 中凹卧位　　　　　　　E. 俯卧位

43. 术后第二天采取此卧位的目的是　　　　　　　　　　　　　　　（　　）

A. 促进排痰　　　　　　　B. 利于呼吸　　　　　　　C. 便于观察瞳孔

D. 促进引流　　　　　　　E. 预防脑水肿

44.若患者出现躁动,需要使用约束带时护士需重点观察 （   ）

    A.呼吸情况   B.血压情况   C.约束时间

    D.末梢循环   E.伤口渗血

（45～47题共用题干）

    患者,女,55岁,发热6d,体温波动在37.5～39℃,伴有乏力、盗汗,为明确诊断需做血沉、血清酶检测及进行血培养。

45.做血沉抽血量为 （   ）

    A.1.8ml   B.2.5m   C.3ml   D.2.6ml   E.3.6ml

46.血清酶标本应选用 （   ）

    A.干燥试管   B.血培养瓶   C.抗凝试管

    D.液体石蜡试管   E.促凝试管

47.血培养标本采集的最佳时间应在 （   ）

    A.发热前,用抗生素前   B.发热前,用抗生素后

    C.发热时,用抗生素后   D.发热后,用抗生素后

    E.发热时,用抗生素前

（48～50题共用题干）

患者,男,32岁,腹部外伤致脾破裂,急诊手术后回到病室。

48.患者回到病室后,哪项医嘱应该先执行 （   ）

    A.输血300ml st   B.青霉素80万U im bid   C.尿常规检查

    D.一级护理   E.外科护理常规

49.当天护士书写交班报告的时候,应将该患者作为下述哪类患者进行交班 （   ）

    A.危重病患者   B.手术后患者   C.新入院患者

    D.转出患者   E.预手术患者

50.护士书写交班报告时,可**不必**详细书写该患者的哪些内容 （   ）

    A.入院时间和状态   B.麻醉和手术经过

    C.手术伤口出血情况   D.重点观察项目及注意事项

    E.回病室及清醒时间、生命体征等情况

二、填空题

1.腰肌劳损可用_____疗法,牙龈出血用_____疗法,踝关节急性扭伤12h内用_____疗法。

2.上消化道出血时粪便可呈_____;下消化道出血粪便可呈_____。

3.为幽门梗阻患者洗胃,宜在_____或_____时进行。

4.护理诊断的陈述包括三个要素,即_____、_____、_____。

三、名词解释

1.护理程序:

2.便秘:

3.临终护理:

4.治疗饮食:

四、简答题

1.简述冷疗法的禁忌部位及原因。

2.证实胃管在胃内的方法有哪些？为昏迷患者插胃管时如何提高成功率？

五、分析题

患者,女,32岁,因咽喉疼痛伴发热(38～39℃)2d,诊断为化脓性扁桃体炎,医嘱予青霉素640万 U ＋NS 250ml ivgtt q12h。皮试结果经两名护士观察判断为阴性,配制好青霉素后给患者输液,输液约10min后,患者自诉突然感胸闷,气上不来,皮肤瘙痒,同时面色苍白,脉搏细速,血压80/50mmHg,考虑患者发生了青霉素过敏性休克,立即进行相应的紧急救护。请问:

1.该患者合适的给氧方式是哪种？氧流量是多少？

2.给氧过程中的注意事项有哪些？

【附　参考答案】

一、选择题

1.D   2.C   3.A   4.D   5.A   6.E   7.C   8.A   9.C   10.E

11.D   12.E   13.D   14.D   15.D   16.A   17.E   18.D   19.C   20.A

21.E   22.E   23.D   24.E   25.E   26.C   27.B   28.C   29.A   30.B

31.C   32.B   33.E   34.A   35.C   36.C   37.C   38.D   39.D   40.E

41.B   42.A   43.E   44.D   45.A   46.A   47.E   48.A   49.B   50.A

二、填空题

1.热　冷　冷

2.柏油样　暗红色

3.饭后 4～6h　空腹

4.问题　症状体征　相关因素

三、名词解释

1.护理程序:是以促进和恢复患者的健康为目标所进行的一系列有目的、有计划的护理活动,是一个综合的、动态的、具有决策和反馈功能的过程,对护理对象进行主动、全面的整体护理,使其达到最佳健康状态。

2.便秘:指正常排便型态改变,排便次数减少,排出过干过硬的粪便,且排便不畅、困难。

3.临终护理:向临终患者及其家属提供的一种全面的照料,包括生理、心理、社会等方面,使临终患者的生命得到尊重,症状得到控制,生命质量得到提高,家属的身心健康得到维护和增强,使患者在临终时能够无痛苦、安宁、舒适地走完人生的最后旅程。

4.治疗饮食:是指在基本饮食的基础上,适当调整总热量和某种营养素,以适应病情需要,从而达到治疗目的的一类饮食。

四、简答题

1.冷疗法的禁忌部位及原因包括:

(1)枕后、耳廓、阴囊:易引起冻伤。

(2)心前区:易引起反射性心率减慢、心房纤颤及房室传导阻滞。

(3)腹部:易引起腹痛、腹泻。

(4)足底:易引起反射性末梢血管收缩或一过性冠状动脉收缩。

(5)水肿部位:冷疗可使局部血管收缩,血流减少,循环减慢,影响组织间液的吸收。

2.(1)证实胃管在胃内的方法有 3 种:①接注射器抽吸,能吸出胃液。②将胃管末端放入盛水碗内,无气体逸出。③置听诊器于胃部,用注射器快速从胃管注入 10ml 空气,能听到气过水声。

(2)为昏迷患者插胃管时提高成功率的方法:插管前先协助患者去枕、头向后仰,插至 15cm 时,一手将患者头部托起,使下颌靠近胸骨柄,再继续插至预定长度。

五、分析题

1.方式:面罩给氧,氧流量为 6~8L/min(或者 6L/min 以上)。

2.注意用氧安全,做到"四防":防火、防油、防热、防震。

(1)保持导管通畅,每天更换鼻导管、湿化瓶、通气管、蒸馏水等。

(2)注意观察患者病情变化,缺氧症状有无改善。

(3)正确进行用氧、改变流量、停氧的操作。

(4)压强<0.5MPa 时不可再用。

(5)对未用或用空的氧气筒,应分别注明"满"或"空"的标记。

(陈双琴)

基础护理(二)综合模拟测试 2

一、选择题

(一)A1/A2 型题(每题有 A、B、C、D、E 五个备选答案,请选择一个最佳答案)

1.下列哪种患者**禁用**冷疗   (   )

  A.急性踝关节扭伤　　　　B.牙痛　　　　　　　C.麻疹高热

  D.扁桃体术后　　　　　　E.鼻出血

2.下述预期目标中**错误**的是   (   )

  A.患者在 7d 内学会给自己注射胰岛素

  B.患者 2 周内体重增加 0.5kg

  C.患者在保健指导后能复述便秘的防治方法

  D.出院前教会患者进行下肢功能锻炼

  E.患者 2 周后可以拄着拐杖走路

3.下列哪种患者可以热水坐浴   (   )

  A.急性盆腔炎　　　　　　B.妊娠后期　　　　　　C.女性经期

  D.肛裂感染　　　　　　　E.产后 1 周

4.宜采用低蛋白饮食的患者是   (   )

  A.烧伤患者　　　　　　　B.肝昏迷患者　　　　　C.贫血患者

  D.肺结核患者　　　　　　E.冠心病患者

5. 头高足低位适用于　　　　　　　　　　　　　　　　　　　　　（　　）
　　A. 十二指肠引流者　　　　　　　　　　B. 休克患者
　　C. 妊娠时胎膜早破患者　　　　　　　　D. 跟骨牵引或胫骨结节牵引者
　　E. 颈椎骨折进行牵引者

6. 为幽门梗阻患者洗胃时宜采取　　　　　　　　　　　　　　　　（　　）
　　A. 口服催吐洗胃法　　　　　　　　　　B. 漏斗胃管洗胃法
　　C. 电动吸引器洗胃法　　　　　　　　　D. 注洗器胃管洗胃法
　　E. 自动洗胃机洗胃法

7. 属于护理体检获得的资料是　　　　　　　　　　　　　　　　　（　　）
　　A. 患者发病情况　　　　　　　　　　　B. 患者患病史
　　C. 患者意识、瞳孔　　　　　　　　　　D. 患者对疾病的认识和态度
　　E. 饮食、睡眠方式

8. 患者，男，78 岁，前列腺肥大，膀胱充盈明显，给予导尿的主要目的是　（　　）
　　A. 采集患者尿标本做细菌培养　　　　　B. 解除尿潴留，减轻患者痛苦
　　C. 准确记录尿量　　　　　　　　　　　D. 保持局部皮肤干燥、清洁
　　E. 测定膀胱容量、压力及残余尿量

9. 采集静脉全血标本时应将抽取的血液注入　　　　　　　　　　　（　　）
　　A. 干燥试管　　　　　　B. 抗凝试管　　　　　　C. 培养瓶
　　D. 无菌试管　　　　　　E. 液体石蜡瓶

10. 保留灌肠应保留灌肠液的时间为　　　　　　　　　　　　　　　（　　）
　　A. 5～10min　　B. 20min　　　　C. 30min　　　　D. 1h 以上　　　E. 4h 以上

11. 执行口头医嘱**不妥**的是　　　　　　　　　　　　　　　　　（　　）
　　A. 一般不执行　　　　　　　　　　　　B. 抢救、手术时可执行
　　C. 双方确认无误后执行　　　　　　　　D. 护士向医生复述确认后执行
　　E. 执行后无异常，不必补写医嘱

12. 成人插胃管时，测量长度的正确方法为　　　　　　　　　　　　（　　）
　　A. 从眉心到剑突　　　　　B. 从鼻尖到剑突　　　　C. 从口到剑突
　　D. 从耳垂到剑突　　　　　E. 从发际到剑突

13. 患者右下肺有炎性分泌物需要引流，应采取的正确卧位是　　　　（　　）
　　A. 侧卧　　　　　　　　　B. 头低足高　　　　　　C. 头高足低
　　D. 右侧头低足高　　　　　E. 左侧头低足高

14. 给男患者导尿时，提起阴茎与腹壁成 60°角的目的是　　　　　　（　　）
　　A. 耻骨下弯消失　　　　　B. 耻骨前弯消失　　　　C. 耻骨下弯扩大
　　D. 耻骨前弯扩大　　　　　E. 膀胱颈部肌肉松弛

15. 给危重病患者喂食时，下列哪项**不妥**　　　　　　　　　　　（　　）
　　A. 卧床患者头转向一侧
　　B. 食物的温度应适宜
　　C. 为防止食物变冷，喂食动作应敏捷迅速
　　D. 固态及液态食物交替喂食

E.进流质者可用吸管或水壶吸吮

16.用吸痰管进行气管内吸痰的方法是　　　　　　　　　　　　（　　）

A.自上而下抽吸　　　　　　　　B.自下而上反复抽吸

C.左右旋转由下向上提吸　　　　D.上下移动导管进行抽吸

E.固定于一处抽吸

17.红外线灯照射做局部热疗时,合适的时间和距离是　　　　　（　　）

A.5～10min,10～20cm　　　　　B.5～10min,30～50cm

C.5～10min,60～80cm　　　　　D.20～30min,30～50cm

E.20～30min,60～80cm

18.成人每24h尿量300ml属于　　　　　　　　　　　　　　　（　　）

A.尿闭　　　　B.少尿　　　　　C.无尿　　　　　D.多尿　　　　E.排尿困难

19.收集痰培养标本应用　　　　　　　　　　　　　　　　　　（　　）

A.无菌容器　　　　　　B.消毒后的容器　　　　　C.清洁的痰杯

D.加95%酒精的容器　　E.加防腐剂的容器

20.鼻饲法适用于　　　　　　　　　　　　　　　　　　　　　（　　）

A.吞咽能力较弱的早产儿　　　　B.足月小婴儿

C.低出生体重儿　　　　　　　　D.足月新生儿

E.早产儿

21.目前医学界主张的死亡诊断依据是　　　　　　　　　　　　（　　）

A.心跳停止　　　　B.呼吸停止　　　C.脑死亡　　　D.反射消失　　E.瞳孔散大

22.下列关于治疗饮食的叙述哪项**不对**　　　　　　　　　　　（　　）

A.高热量饮食可用于产妇

B.高蛋白质饮食可用于癌症患者

C.低蛋白质饮食可用于尿毒症患者

D.低脂肪饮食可用于胰腺疾病患者

E.高膳食纤维饮食可用于伤寒患者

23.粪便性状异常的描述哪项**错误**　　　　　　　　　　　　　（　　）

A.消化道出血——柏油样便　　　B.完全性胆道阻塞——酱油色便

C.消化不良——粪便酸臭味　　　D.痢疾患者——黏液血便

E.肠套叠患者——果酱样便

24.做艾迪计数时在尿标本中加甲醛的作用是　　　　　　　　　（　　）

A.防止尿液改变颜色　　　　　　B.固定尿中有机成分

C.保持尿液化学成分不变　　　　D.防止尿中激素被氧化

E.避免尿液被污染变质

25.头罩法吸氧主要适用于　　　　　　　　　　　　　　　　　（　　）

A.烧伤患者　　　B.小儿　　　C.危重病患者　　　D.昏迷患者　　E.手术患者

26.住院期间病历排列顺序正确的是　　　　　　　　　　　　　（　　）

A.体温单—医嘱单—入院记录—病史体格检查等

B.医嘱单—体温单—入院记录—病史体格检查等

C. 入院记录—体温单—医嘱单—病史体格检查等

D. 体温单—医嘱单—护理记录单—病史体格检查等

E. 体温单—医嘱单—入院护理评估单—病史体格检查等

27. 大脑出现不可逆变化的阶段是　　　　　　　　　　　　　　　　　　　　（　　）

  A. 濒死期　　　　　　　　　B. 临床死亡期　　　　　　　　C. 生物学死亡期

  D. 临终状态　　　　　　　　E. 以上都不是

28. 预防脑水肿,减轻颅内压的患者应采取的卧位是　　　　　　　　　　　　　（　　）

  A. 膝胸卧位　　　　　　　　B. 去枕仰卧位　　　　　　　　C. 头低足高位

  D. 头高足低位　　　　　　　E. 端坐位

29. 一位患者突然腹痛难忍、面色苍白、大汗淋漓,值班护士**不应**采取的措施是　（　　）

  A. 立即通知医生　　　　　　　　　B. 询问病史

  C. 即刻腹部置热水袋缓解疼痛　　　D. 测生命体征

  E. 安慰患者

30. 赵先生,36 岁,因头部外伤急诊入院,患者呈睡眠状态,可以被唤醒随后入睡,询问
患者问题时可以回答,但反应迟钝,请判断患者的意识状态是　　　　　　　　（　　）

  A. 浅昏迷　　　　B. 昏厥　　　　C. 嗜睡　　　　D. 意识模糊　　　E. 谵妄

31. 一位产钳助产导致会阴部撕伤的产妇,现伤口红、肿、热、痛,湿热敷时应特别注意

                       （　　）

  A. 床单上铺橡胶单　　　B. 每 5min 更换敷布 1 次　　　C. 水温调节适度

  D. 注意无菌操作　　　　E. 伤口周围涂凡士林

32. COPD 患者吸氧的合适流量是　　　　　　　　　　　　　　　　　　　　（　　）

  A. 9～10L/min　　　　　　　B. 7～8L/min　　　　　　　　C. 5～6L/min

  D. 3～4L/min　　　　　　　　E. 1～2L/min

33. 胎膜早破应采取的卧位是　　　　　　　　　　　　　　　　　　　　　　（　　）

  A. 头高足底位　　　　　　　B. 去枕平卧位　　　　　　　　C. 头低足高位

  D. 仰卧屈膝位　　　　　　　E. 膝胸卧位

34. 一胃癌晚期患者,常抱怨家属照顾不周,脾气急躁,拒绝治疗。此心理反应属于

                       （　　）

  A. 否认期　　　　B. 愤怒期　　　　C. 协议期　　　　D. 忧郁期　　　E. 接受期

**(二)A3/A4 型题(每个病例下设若干题目,每题有 A、B、C、D、E 五个备选答案,请选择
一个最佳答案)**

(35~36 题共用题干)

许某,59 岁,近来大便发黑,怀疑有消化道出血,医嘱行大便隐血试验。

35. 为提高检查结果的准确性,患者**不宜**食用的食物是　　　　　　　　　　（　　）

  A. 米饭　　　　B. 豆腐　　　　C. 红薯　　　　D. 猪血　　　　E. 蛋类

36. 该患者应在试验前几天控制禁吃的饮食　　　　　　　　　　　　　　　　（　　）

  A. 1d　　　　B. 2d　　　　C. 3d　　　　D. 4d　　　　E. 5d

(37~39 题共用题干)

患者,男,72 岁,肺心病,近日时有神志不清、躁动,有周围静脉留置针输液。

37. 为确保患者的治疗顺利下列哪项**不妥**　　　　　　　　　　　（　　）

　　A. 专人守护　　　　　　　B. 加强巡视观察　　　　　C. 适当使用约束带

　　D. 加床档保护　　　　　　E. 使用中、强度镇静剂

38. 使用约束带时以下护理措施**错误**的是　　　　　　　　　　　（　　）

　　A. 保持患者自尊　　　　　B. 制动只能短期使用　　　C. 肢体处于功能位置

　　D. 每 6h 松解一次　　　　E. 注意被约束肢体的皮肤颜色

39. 使用约束带时应保持患者肢体处于　　　　　　　　　　　　　　（　　）

　　A. 治疗的强迫位置　　　　B. 常易变换的位置　　　　C. 患者喜欢的位置

　　D. 功能位置　　　　　　　E. 生理运动位置

（40～42 题共用题干）

吴先生,46 岁,中暑后体温持续 40.5℃ 以上,医嘱给予生理盐水大量不保留灌肠。

40. 以下灌肠操作步骤哪项**错误**　　　　　　　　　　　　　　　（　　）

　　A. 为患者置侧卧位　　　　　　　　B. 灌肠液 800ml,液温 28℃

　　C. 插管深度 7～10cm　　　　　　　D. 液面距肛门 50cm

　　E. 嘱患者 10min 后排出液体

41. 灌肠过程中患者感觉腹胀有便意,处理方法是　　　　　　　　（　　）

　　A. 拔出肛管停止灌肠　　　　　　　B. 减慢灌液并嘱患者深呼吸

　　C. 稍移动肛管,观察流速　　　　　D. 加快灌液

　　E. 挤捏肛管,嘱患者忍耐片刻

42. 灌肠后,保留时间和排便后测体温时间分别为　　　　　　　　（　　）

　　A. 5～10min,10～20min　　　　　　B. 5～10min,30min

　　C. 10～20min,30min　　　　　　　　D. 30min,30min

　　E. 30min,1h 以上

（43～44 题共用题干）

患者,女,22 岁,服 1059 农药中毒,来院急诊抢救,立即洗胃清除毒物。

43. 该患者应**禁用**哪种洗胃液　　　　　　　　　　　　　　　　（　　）

　　A. 温开水　　　　　　　　B. 2%～4%碳酸氢钠溶液　　　C. 1%盐水

　　D. 生理盐水　　　　　　　E. 1:15000～1:20000 高锰酸钾溶液

44. 给患者洗胃时哪项操作**不正确**　　　　　　　　　　　　　　（　　）

　　A. 每次灌入量应控制在 500～1000ml

　　B. 灌入量与引出量应平衡

　　C. 如果患者清醒,可用口服催吐法

　　D. 密切观察呼吸、脉搏和抽出液的性质

　　E. 洗胃液温度为 35℃ 左右

（45～48 题共用题干）

患者,男,40 岁,发热原因待查,现体温 39.8℃,拟行乙醇擦浴降温。

45. 乙醇擦浴降温法常用的乙醇浓度为　　　　　　　　　　　　　（　　）

　　A. 10%～20%　　　　　　B. 25%～35%　　　　　　C. 40%～50%

　　D. 55%～65%　　　　　　E. 70%～80%

46.乙醇擦浴正确的做法是　　　　　　　　　　　　　　　　　　　　（　　）

　　A.头部放热水袋,足底放冰袋　　　　B.乙醇温度为30℃

　　C.擦浴时摩擦皮肤以利散热　　　　　D.胸腹、足心应延长擦浴时间

　　E.患者发生寒战时应加快操作

47.观察降温效果,为患者测体温应在擦浴后　　　　　　　　　　　　（　　）

　　A.10min　　　　B.15min　　　　C.20min　　　　D.30min　　　E.1h

48.乙醇擦浴时,禁忌拍拭的部位是　　　　　　　　　　　　　　　　（　　）

　　A.头部和四肢　　　　　B.手掌和肘窝　　　　　C.腋窝和腹股沟

　　D.前胸和腹部　　　　　E.两侧肾区

(49~50题共用题干)

患者,女,45岁,主诉头痛、乏力、全身酸痛、恶心,面色潮红、发烫,体温39℃。

49.属于客观资料的信息是　　　　　　　　　　　　　　　　　　　　（　　）

　　A.头痛　　　　B.体温39℃　　　C.乏力　　　　D.全身酸痛　　E.恶心

50.此患者的主要资料内容是　　　　　　　　　　　　　　　　　　　（　　）

　　A.文化程度和职业　　　　　B.既往病史和家庭史

　　C.此次发病的诱因和症状　　D.患者的生活状况和自理能力

　　E.心理和社会状况

二、填空题

1.为伤寒患者进行不保留灌肠时液量不应超过＿＿＿＿＿＿＿,液面距患者肛门不应超过＿＿＿＿＿＿＿。

2.双侧瞳孔缩小常见于＿＿＿＿＿＿＿＿＿＿＿＿＿＿＿＿＿＿＿＿＿＿＿,双侧瞳孔散大常见于＿＿＿＿＿＿＿＿＿＿＿＿＿＿＿＿＿＿＿＿＿＿＿＿。

3.医嘱分为＿＿＿＿＿＿＿＿＿、＿＿＿＿＿＿＿＿＿、＿＿＿＿＿＿＿、＿＿＿＿＿＿＿＿四种。

4.安眠药中毒者洗胃时应选用＿＿＿＿＿＿来洗胃,禁忌用＿＿＿＿＿＿洗胃。

三、名词解释

1.要素饮食:

2.继发效应:

3.尿潴留:

4.临终关怀:

四、简答题

1.半坐卧位适用于哪些患者? 为什么?

2.如何防止留置导尿管患者发生泌尿系统的逆行感染?

五、分析题

患者,女,18岁,服安眠药1瓶,被家人送至急诊科时意识不清,血压80/60mmHg,脉搏60次/min,呼吸14次/min。你在急诊值班时应:

1.做哪种抢救的准备工作?

2.选用何种有针对性的洗胃液?

3.在洗胃中如何防止并发症的发生?

【附 参考答案】

一、选择题

1. C   2. D   3. D   4. B   5. E   6. D   7. C   8. B   9. B   10. D
11. E   12. E   13. E   14. B   15. C   16. C   17. D   18. B   19. A   20. A
21. C   22. E   23. B   24. B   25. B   26. A   27. C   28. D   29. C   30. C
31. D   32. E   33. C   34. B   35. D   36. C   37. E   38. D   39. D   40. E
41. B   42. D   43. E   44. A   45. B   46. B   47. D   48. D   49. B   50. C

二、填空题

1. 500ml   30cm

2. 有机磷农药中毒或氯丙嗪、吗啡中毒   阿托品中毒或颅内高压、颅脑损伤、濒死状态、颠茄类药物中毒

3. 长期医嘱   临时医嘱   长期备用医嘱   临时备用医嘱

4. 高锰酸钾   硫酸镁

三、名词解释

1. 要素饮食：又称元素膳食，由人工配制的、符合机体生理需要的各种营养素合成，不需消化，可被肠道直接吸收的无渣饮食。

2. 继发效应：用冷或热超过一定时间将产生与生理效应相反的作用，是机体避免长期用热或冷对组织的损伤而引起的防御反应。

3. 尿潴留：尿液大量存留在膀胱内而不能自主排出。

4. 临终关怀：向临终患者及其家属提供一种全面的照料，包括生理、心理、社会等方面，使临终患者的生命得到尊重，症状得到控制，生命质量得到提高，家属的身心健康得到维护和增强，使患者在临终时能够无痛苦、安宁、舒适地走完人生的最后旅程。

四、简答题

1. 半坐卧位适用的患者和原因：

(1)急性左心衰竭患者。半坐卧位可利用重力作用，使部分血液滞留在下肢和盆腔，减少回心血量，从而减轻肺淤血和心脏负担。

(2)心肺疾病所致呼吸困难的患者。半坐卧位时，由于重力作用，使膈肌位置下降，胸腔容量扩大，同时腹腔内脏器对心肺的压力也减轻，使呼吸困难得到改善。

(3)腹腔、盆腔手术后或有炎症的患者。采取半坐卧位可使腹腔渗出液流入盆腔，促使感染局限；因盆腔腹膜抗感染性较强，而吸收性能较弱，这样可达到减少炎症扩散和毒素吸收的作用，减轻中毒反应；同时又可防止感染向上蔓延引起膈下脓肿。

(4)腹部手术后患者。半坐卧位可减轻腹部切口缝合处的张力，缓解疼痛，促进舒适，有利于伤口愈合。

(5)某些面部及颈部手术后患者。半坐卧位可减少局部出血。

(6)疾病恢复期体质虚弱的患者。半坐卧位可使其逐渐适应体位改变，有利于向站立过渡。

2. 防止留置导尿管患者发生泌尿系统逆行感染的护理措施如下：

(1)保持尿道口清洁,每日护理会阴一次。

(2)每日更换尿袋、每周更换尿管;及时排空尿袋。

(3)多饮水,适当活动。

(4)引流袋不可高于膀胱。

五、分析题

1.抢救准备工作:洗胃。

2.针对性洗胃液:1∶15000 高锰酸钾溶液。

3.防范措施如下:

(1)根据毒物性质正确选择洗胃液。

(2)洗胃液量不超过 300～500ml。

(3)洗胃过程中密切观察患者。

(4)电动吸引器洗胃时,负压保持在 13.3kPa 左右。

(陈双琴)

基础护理综合模拟测试 1

一、选择题

(一)A1/A2 型题(每题有 A、B、C、D、E 五个备选答案,请选择一个最佳答案)

1.世界上第一所护士学校创办于　　　　　　　　　　　　　　　( )

　　A.1820 年英国妇女医院　　　　　B.1840 年英国圣托马斯医院

　　C.1860 年英国圣托马斯医院　　　D.1854 年英国前线医院

　　E.1860 年英国妇女医院

2.当前护士的群众性学术团体是　　　　　　　　　　　　　　( )

　　A.中华护士会　　　　　B.中华护士协会　　　　　C.中华护理协会

　　D.中华护理学会　　　　E.中华护理会

3.南丁格尔为护理事业作出的杰出贡献,哪项**除外**　　　　　( )

　　A.首创了科学的护理事业

　　B.创立了世界上第一所护士学校

　　C.提出了需要培养脱离宗教而基于人类博爱精神的训练有素的护士

　　D.和莉迪亚共创了责任制护理工作方法

　　E.撰写的护理著作至今有指导意义

4.危重病患者入院时,住院护士首先应　　　　　　　　　　　( )

　　A.监测生命体征　　　　B.进行卫生处置　　　　　C.护送入病区

　　D.了解患病过程　　　　E.介绍住院规章制度

5.忌用燃烧灭菌法的物品是　　　　　　　　　　　　　　　　( )

　　A.换药碗　　　　　　　　B.坐浴盆

　　C.手术刀　　　　　　　　D.特殊感染患者使用的敷料

　　E.传染病患者无须保存的文件

6. 医院内的临床护理工作主要包括 （　　）

　　A. 基础护理和护理科研　　　　　　B. 基础护理和社区保健护理

　　C. 基础护理和护理管理　　　　　　D. 基础护理和专科护理

　　E. 基础护理和护理教育

7. 依据知-信-行健康相关行为改变模式,患者教育的重点应放在 （　　）

　　A. 知识改变上　　　　　B. 态度改变上　　　　　C. 观念改变上

　　D. 技能提高上　　　　　E. 行为转变上

8. 健康教育的目的是 （　　）

　　A. 提高患者自我保健能力　　　　　B. 提高患者自我护理能力

　　C. 帮助患者学习健康知识　　　　　D. 提高住院适应能力

　　E. 养成良好的卫生行为和生活方式

9. 下列关于系统的描述哪项**不正确** （　　）

　　A. 是指若干相互关联又相互作用的部分组成的一个整体

　　B. 各部分有着相同的目的和功能

　　C. 各部分共同发挥着整体功能

　　D. 几个系统可以联合为更大的系统

　　E. 系统按层次组合

10. 按照马斯洛的人的需要层次理论,生理需要满足后,应满足 （　　）

　　A. 爱与归属的需要　　　　B. 尊重与自尊的需要　　　　C. 社交的需要

　　D. 安全的需要　　　　　　E. 自我实现的需要

11. 对长期进行肌内注射的患者,护士在注射前要特别注意 （　　）

　　A. 评估患者局部组织状态　　　　　B. 针梗不可全部刺入

　　C. 询问患者有无过敏史　　　　　　D. 认真消毒患者局部皮肤

　　E. 使患者体位舒适

12. 丧失亲人后,从悲痛中解脱出来,开始新的生活,属于哪一层次的适应 （　　）

　　A. 生理层次　　　　　B. 心理层次　　　　　C. 社会文化层次

　　D. 技术层次　　　　　E. 专业层次

13. 医疗护理操作前未向患者解释而致患者紧张,此压力源属 （　　）

　　A. 不被重视　　　　　B. 丧失自尊　　　　　C. 缺少信息

　　D. 环境陌生　　　　　E. 疾病威胁

14. 下列哪项操作**违反**了无菌操作原则 （　　）

　　A. 手持无菌容器边缘　　　　　　　B. 不可接触无菌容器盖内面

　　C. 不可接触无菌溶液的瓶塞内面　　D. 取无菌溶液时,先核对瓶签

　　E. 戴手套的手不可触及另一手套的内面

15. 体温升高至 39℃ 以上,持续数日,日差不超过 1℃,见于 （　　）

　　A. 伤寒　　　　B. 疟疾　　　　C. 流感　　　　D. 败血症　　　　E. 风湿热

16. 一患者同时口服下列药物时,宜最后服用的是 （　　）

　　A. 地高辛　　　　　B. 止咳糖浆　　　　　C. 维生素 C

　　D. 维生素 B_1　　　E. 复方阿司匹林

17. 一输液患者,注射液含有氯化钾。患者诉局部疼痛,查回血好,无肿胀。正确的处理是 （　）

    A. 拔针后另选静脉穿刺   B. 将针头再插入少许

    C. 给予局部止痛   D. 提高输液袋

    E. 减慢输液速度

18. 护士小王发口服药时 3 床患者因做磁共振检查未回,她正确的处理是 （　）

    A. 交给病友   B. 暂缓发药   C. 置于病床边柜

    D. 交给患者家属   E. 将药品退回药房

19. 患者,男,70 岁,输液 1000ml,输液器点滴系数为 15,40 滴/min,输完需用 （　）

    A. 2h 15min   B. 2h 45min   C. 4h 15min

    D. 4h 45min   E. 6h 15min

20. 患者,男,35 岁,胃出血,医嘱今日输血 400ml。以下输血的做法**不正确**的是 （　）

    A. 从血库取血回来后应立即输注   B. 输注前需 2 位护士进行"三查八对"

    C. 输注前后需输入少量生理盐水   D. 输血速度应先慢后快

    E. 取血后勿剧烈震荡血液

21. 患者,女,69 岁,近日血压波动大。为该患者测血压应 （　）

    A. 定血压计、定部位、定时间、定护士

    B. 定血压计、定部位、定时间、定听诊器

    C. 定听诊器、定部位、定时间、定体位

    D. 定血压计、定部位、定时间、定体位

    E. 定护士、定部位、定时间、定体位

22. 呼吸由浅慢逐渐加深加快,达高潮后又逐渐变浅变慢,暂停数秒钟,又出现上述状态,如此周而复始的呼吸为 （　）

    A. 叹息样呼吸   B. 蝉鸣样呼吸   C. 潮式呼吸

    D. 间断呼吸   E. 点头呼吸

23. 患者,男,45 岁,上呼吸道感染未痊愈,自动要求出院,护士需做好的工作**不包括** （　）

    A. 在出院医嘱上注明"自动出院"

    B. 根据出院医嘱,通知患者和家属

    C. 征求患者及家属对医院的工作意见

    D. 教会家属静脉输液技术,以便后续治疗

    E. 指导患者出院后在饮食、服药等方面的注意事项

24. 患者,男,67 岁,脑梗死,昏迷,有活动性义齿,下列哪一项护理措施是**错误**的 （　）

    A. 每日高压消毒一次   B. 取下义齿用冷水刷洗

    C. 若不用浸于清水中保存   D. 义齿放于杯中每日换水一次

    E. 意识清醒后佩戴义齿,有助维持良好的口腔外观

25. 手术物品可使用高压蒸汽灭菌。以下关于高压蒸汽灭菌的描述,**不正确**的是（　）

    A. 无菌包不宜过大   B. 灭菌后物品即刻取出备用

    C. 布类物品放上层   D. 高压锅内物品不能装得太多

E. 放置时各包之间要有空隙

26. 处理医嘱时一般应先执行 （ ）

    A. 新开医嘱   B. 临时医嘱   C. 长期医嘱

    D. 长期备用医嘱   E. 输液的医嘱

27. 抢救物品管理的"五定"**不包括**下列哪项 （ ）

    A. 定数量品种   B. 定点放置   C. 定期更换

    D. 定期检查维修   E. 定人保管

28. 临终患者最早出现的心理反应是 （ ）

    A. 否认期   B. 愤怒期   C. 协议期   D. 忧郁期   E. 接受期

29. 患者呼吸心跳停止,各种反射消失,属于死亡过程的 （ ）

    A. 濒死期   B. 临床死亡期   C. 生物学死亡期

    D. 脑死亡期   E. 以上均不是

30. 下述预期目标中**错误**的是 （ ）

    A. 患者在 7d 内学会给自己注射胰岛素

    B. 患者 2 周内体重增加 0.5kg

    C. 患者在保健指导后能复述便秘的防治方法

    D. 患者 2 周后可以拄着拐杖走路

    E. 出院前教会患者进行下肢功能锻炼

(二)A3/A4 型题(每个病例下设若干题目,每题有 A、B、C、D、E 五个备选答案,请选择一个最佳答案)

(31~33 题共用题干)

患者,男,65 岁,冠心病史 8 年,今与人吵架后诉胸痛难忍、呼吸困难、有恐惧感。

31. 患者的首要护理问题是 （ ）

    A. 疼痛   B. 气体交换功能受损   C. 活动无耐力

    D. 知识缺乏   E. 心排血量改变

32. 下列属于合作性问题的是 （ ）

    A. 潜在并发症:心律失常   B. 气体交换功能受损

    C. 活动无耐力   D. 知识缺乏

    E. 心排血量改变

33. 下列属于依赖性护理措施的是 （ ）

    A. 皮肤护理   B. 病情观察   C. 遵医嘱予止痛剂

    D. 稳定情绪   E. 合理饮食

(34~36 题共用题干)

患者,男,55 岁,车祸致"脾破裂"急诊入院,患者烦躁不安,面色苍白,四肢厥冷。

34. 入院时应给患者取的体位是 （ ）

    A. 半坐卧位   B. 头高足低位   C. 端坐位

    D. 中凹卧位   E. 屈膝仰卧位

35. 急诊全麻手术后,患者返回病房,此时护士应为其安置 （ ）

    A. 半坐卧位   B. 头高足低位   C. 头偏向一侧

D. 膝胸卧位　　　　　　　　E. 中凹卧位

36. 术后第 3 天,生命体征平稳,患者诉伤口疼痛,护士可协助患者采取　　　　（　　）

    A. 头高足低位　　　　　　　B. 半坐卧位　　　　　　　　C. 屈膝仰卧

    D. 去枕仰卧位　　　　　　　E. 膝胸卧位

（37～38 题共用题干）

    患者,男,46 岁,胃溃疡出血,现意识清,面色苍白,血压 80/50mmHg,心跳 120 次/min,主诉腹部“难受”。

37. 患者此时可采取的合适体位是　　　　　　　　　　　　　　（　　）

    A. 中凹卧位　　　　　　　　B. 头低足高位　　　　　　　C. 端坐位

    D. 膝胸卧位　　　　　　　　E. 半坐卧位

38. 患者出血量多时,大便颜色可呈　　　　　　　　　　　　　（　　）

    A. 果酱色　　　　B. 暗红色　　　　C. 黄褐色　　　　D. 鲜红色　　　　E. 柏油样

（39～41 题共用题干）

    患者,女,60 岁,高血压,喜甜食、豆浆,喜静。现主诉腹胀、呃逆,腹部叩诊呈鼓音。

39. 该患者可能出现的是　　　　　　　　　　　　　　　　　（　　）

    A. 肠痉挛　　　　B. 肠胀气　　　　C. 肠梗阻　　　　D. 肠套叠　　　　E. 肠坏死

40. 最佳的护理措施是　　　　　　　　　　　　　　　　　　（　　）

    A. 腹部热敷　　　　　　　　B. 小量不保留灌肠　　　　　C. 清洁灌肠

    D. 保留灌肠　　　　　　　　E. 药物灌肠

41. 患者出现症状加重,并出现气急、呼吸困难时可采取的护理措施是　　　（　　）

    A. 腹部热敷　　　　　　　　B. 小量不保留灌肠　　　　　C. 清洁灌肠

    D. 保留灌肠　　　　　　　　E. 肛管排气

（42～45 题共用题干）

    患者,男,62 岁,因车祸致头部受伤入院,患者神志不清,无自主动作。急诊行开颅手术,回病房后呼吸道分泌物多。医嘱:吸痰,保持呼吸道通畅。

42. 患者入院时的意识障碍属于　　　　　　　　　　　　　　（　　）

    A. 意识模糊　　　B. 嗜睡　　　　C. 昏迷　　　　D. 谵妄　　　　E. 昏睡

43. 病房护士为患者准备术后护理用物,下列哪项**除外**　　　　　　（　　）

    A. 吸痰装置　　　B. 监护仪　　　C. 吸氧用物　　　D. 抢救车　　　E. 约束带

44. 电动吸引器吸痰每次吸引时间**不超过**　　　　　　　　　　（　　）

    A. 30s　　　　　B. 5s　　　　　C. 60s　　　　　D. 15s　　　　E. 10s

45. 气管内吸痰的正确方法是持吸痰管　　　　　　　　　　　　（　　）

    A. 自上而下抽吸　　　　　　　　B. 自下而上反复抽吸

    C. 上下移动导管进行抽吸　　　　D. 左右旋转由下向上提吸

    E. 固定于一处抽吸

（46～50 题共用题干）

    患者,男,41 岁,服不明毒物,被送入急诊室,现意识清,双侧瞳孔缩小,不配合。

46. 根据患者瞳孔变化可初步判断患者可能为何种毒物中毒　　　　　（　　）

    A. 碱性物质中毒　　　　　　B. 酸性物质中毒　　　　　　C. 颠茄类药物中毒

D.有机磷、吗啡类中毒　　　E.酒精中毒

47.洗胃时洗胃管插入的长度是　　　　　　　　　　　　　　　　　　（　）

A.30～40cm　　　　　B.40～50cm　　　　　　C.55～60cm

D.35～45cm　　　　　E.45～55cm

48.在不知毒物的名称和性质情况下护士的正确处理方法是　　　　　　（　）

A.请家属查清毒物名称后洗胃　　　B.用温水洗胃

C.鼻饲牛奶或蛋清水　　　　　　　D.用生理盐水清洁灌肠

E.暂不洗胃,待排除洗胃禁忌证后再洗

49.患者如果需要洗胃,则合适的体位是　　　　　　　　　　　　　　（　）

A.坐位　　　　B.右侧卧位　　　C.半坐位　　　D.左侧卧位　　　E.平卧位

50.为患者洗胃,每次灌入胃内液量一般不超过　　　　　　　　　　　（　）

A.500ml　　　　B.300ml　　　　C.100ml　　　　D.400ml　　　　E.200ml

二、填空题

1.输液滴速是根据患者的 _____、_____和 _____来调节的。

2.紫外线用于空气消毒有效距离不超过 _____ m,照射时间为 _____ min。

3.为了防止过敏反应的发生,献血员在采血前 4h 内不宜吃富含_____和_____食物,可用少量_____饮食或_____。

4.测血压时,袖带过窄,会使测得值_____,袖带缠得过松,会使测得的血压值_____。

5.服用洋地黄类药物的患者,给药前应测量脉率(心率),若脉率(心率)_____次/min,或_____时,应不给予药物并报告医生。

6.青霉素现用现配的目的是_____、_____。

三、名词解释

1.健康:

2.尿失禁:

3.灭菌:

4.十字法:

四、简答题

1.影响血压测得值偏高的因素有哪些?

2.简述 TAT 脱敏注射法的过程。

3.为昏迷患者进行口腔护理时应注意什么?

五、分析题

患者,女,45 岁,行胃大部切除术后 8h 未排尿,主诉:下腹部剧烈胀痛,有尿意但排尿困难。检查:耻骨联合上膨隆,可触及一囊性包块。

1.请列出护理诊断与相关因素。

2.该如何处理?

【附　参考答案】

一、选择题

1. C	2. D	3. D	4. A	5. C	6. D	7. E	8. E	9. B	10. D

11. A　12. B　13. C　14. A　15. A　16. B　17. E　18. B　19. E　20. A

21. D　22. C　23. D　24. A　25. B　26. B　27. C　28. A　29. B　30. E

31. A　32. A　33. C　34. D　35. C　36. B　37. A　38. E　39. B　40. A

41. E　42. C　43. E　44. D　45. D　46. D　47. C　48. E　49. B　50. A

二、填空题

1. 年龄　病情　药物的性质

2. 2　30～60

3. 蛋白质　高脂肪　清淡　糖水

4. 偏高　偏高

5. 少于60　节律异常

6. 避免效价降低　防止药液产生致敏物质

三、名词解释

1. 健康:不但是没有疾病和身体缺陷,还要有完整的心理状态和良好的社会适应能力。

2. 尿失禁:排尿失去意识控制或不受意识控制,尿液不由自主地流出。

3. 灭菌:用物理或化学方法杀灭物品上的全部微生物,包括致病微生物和非致病微生物,以及细菌芽孢和真菌孢子。

4. 十字法:是臀大肌肌内注射定位方法之一,从臀裂顶点向左或向右侧作一水平线,再从髂嵴最高点作一垂线,将一侧臀部划分为4个象限,其外上象限并避开内角为注射部位。

四、简答题

1. 影响血压测得值偏高的因素有:

(1)袖带过窄。

(2)袖带缠得过松或不均匀。

(3)水银柱未竖直放置。

(4)放气太慢,使静脉充血,致舒张压假性升高。

(5)被测者手臂低于心脏位置。

(6)被测者运动、进食后、吸烟、膀胱充盈时立即测量。

(7)视线低于水银柱弯月面。

2. TAT 脱敏注射法的过程如下:将 TAT 抗毒素血清分 4 次注射,每隔 20min 注射 1 次,注射后密切观察反应,有气促、发绀、荨麻疹者立即停用,并报告医生处理。

次数	抗毒血清(ml)	NS(ml)	注射法
1	0.1	0.9	肌内
2	0.2	0.8	肌内

次数	抗毒血清(ml)	NS(ml)	注射法
3	0.3	0.7	肌内
4	余量(0.4)	0.6	肌内

3.为昏迷患者进行口腔护理时应注意：

(1)昏迷患者不可漱口,以防误吸。若有活动性义齿应先取下。

(2)需用开口器时应从臼齿处放入,不可暴力使牙关紧闭者开口,以防损伤。

(3)棉球不可过湿,用血管钳夹紧,每次一个,防止棉球遗留在口腔内。

(4)擦洗动作应轻柔,以防止损伤牙龈及黏膜。

(5)对长期使用抗生素者,应注意观察口腔有无真菌感染。

(6)如果是传染病患者,应做好相应的消毒隔离措施。

五、分析题

1.护理诊断与相关因素:尿潴留,与手术用麻醉药有关。

2.处理:

(1)心理护理:针对患者的心态给予解释和安慰,以缓解其窘迫及焦虑不安。

(2)提供排尿的环境:挂床帘或用屏风遮挡,以达到视觉隐蔽;适当调整治疗时间,使患者安心排尿。

(3)调整体位和姿势:酌情为卧床患者略抬高上身或扶助患者坐起,尽量以习惯姿势排尿。对需绝对卧床或某些手术患者,应事先有计划地训练床上排尿,以免因排尿姿势改变而导致尿潴留。

(4)热敷。按摩下腹部,以放松肌肉,促进排尿。

(5)利用条件反射诱尿,如让患者听流水声或用温开水冲洗会阴部。

(6)根据医嘱给予肌内注射卡巴可,或采用针灸治疗。

(7)若经上述处理无效,根据医嘱采取导尿术。

(陈双琴)

基础护理综合模拟测试 2

一、选择题

(一)A1/A2 型题(每题有 A、B、C、D、E 五个备选答案,请选择一个最佳答案)

1.下列关于治疗饮食的叙述哪项**错误**　　　　　　　　　　　　　　　　　(　　)

  A.高热量饮食可用于产妇　　　　　　B.高蛋白质饮食可用于癌症患者

  C.低蛋白质饮食可用于尿毒症患者　　D.低脂肪饮食可用于胰腺疾病

  E.高膳食纤维饮食可用于伤寒患者

2.为女患者导尿操作时哪项**错误**　　　　　　　　　　　　　　　　　　(　　)

  A.置患者于屈膝仰卧位

  B.脱下近侧裤腿盖到对侧腿上

C. 初次外阴消毒顺序为由外向内,自上而下

D. 插入导管深度 4～6cm

E. 第一次放尿不超过 1000ml

3. 一胃溃疡患者,近日胃部疼痛,大便颜色发黑,准备做隐血试验,下列哪种食物应**禁吃**
　　　　　　　　　　　　　　　　　　　　　　　　　　　　　　　　(　)

    A. 大米稀饭　　　　B. 面包　　　　　C. 土豆　　　　　D. 瘦肉　　　　E. 豆腐

4. 患者,女,22 岁,口服 1059 农药,急救洗胃应**禁用**哪种洗胃液　　　　　(　)

    A. 温开水　　　　　　　　　　　B. 1∶15000～1∶20000 高锰酸钾溶液

    C. 2%～4%碳酸氢钠溶液　　　　D. 生理盐水

    E. 1%盐水

5. 患者,男,68 岁,脑血管意外致昏迷,长期鼻饲,在下列护理操作中,**不妥**的是　(　)

    A. 每日做口腔护理 2～3 次

    B. 每次鼻饲间隔时间不少于 2h

    C. 灌流质或药物前要检查胃管是否在胃内

    D. 所有灌注物品应每日消毒一次

    E. 胃管应每日更换,晚上拔出,次晨再由另一鼻孔插入

6. 下列对尿失禁患者的护理,哪项是**错误**的　　　　　　　　　　　　　　(　)

    A. 指导患者行盆底肌锻炼

    B. 可采取接尿器或尿壶接尿

    C. 对长期尿失禁患者可给予留置导尿管

    D. 注意皮肤护理

    E. 嘱患者少饮水,以减少尿量

7. 发生溶血反应时尿液呈酱油色,因为尿中含有　　　　　　　　　　　　　(　)

    A. 胆红素　　　　B. 红细胞　　　　C. 淋巴液　　　　D. 白细胞　　　E. 血红蛋白

8. 柏油样便常见于　　　　　　　　　　　　　　　　　　　　　　　　　　(　)

    A. 痢疾　　　　　　　　B. 溃疡性结肠炎　　　　　C. 十二指肠溃疡出血

    D. 结肠癌　　　　　　　E. 胃穿孔

9. 下列哪种患者**禁用**冷疗　　　　　　　　　　　　　　　　　　　　　(　)

    A. 急性扭伤　　　　　　B. 牙痛　　　　　　　　　C. 麻疹高热

    D. 行扁桃体术后　　　　E. 鼻出血

10. 留 12h 尿测艾迪计数应加　　　　　　　　　　　　　　　　　　　　　(　)

    A. 甲醛　　　　　B. 浓盐酸　　　　C. 甲苯　　　　　D. 浓硝酸　　　E. 95%乙醇

11. 下列何种情况**不宜**采用热水坐浴疗法　　　　　　　　　　　　　　　(　)

    A. 痔疮手术后　　　　　B. 肛门部充血　　　　　　C. 外阴炎症

    D. 肛门周围炎症　　　　E. 女性月经期

12. 患者口唇发绀,呼吸困难,食欲不振,焦虑,应首先执行的护理措施是　　(　)

    A. 与其交谈解除焦虑　　　B. 调节饮食结构促进食欲　　C. 通知家属探望

    D. 进行口腔护理　　　　　E. 吸氧缓解呼吸困难

13. 患者需用平车搬运至 CT 室检查,**不正确**的操作方法是　　　　　　　(　)

    A. 根据体重采用单人搬运法　　　　B. 护士在患者头侧推车

    C. 患者头部卧于平车大轮端　　　　D. 输液不能中断

    E. 注意保暖,避免受凉

14. 患者,男,45 岁,疑腰椎骨折,行 X 线片检查需搬至平车上应选用　　　　　( )

    A. 一人法　　　　B. 二人法　　　　C. 三人法　　　　D. 四人法　　　　E. 挪动法

15. 下列灌肠的注意事项,哪项描述是**错误**的　　　　　　　　　　　　　( )

    A. 伤寒患者灌肠液量不得超过 500ml

    B. 急腹症、消化道出血、妊娠等禁忌灌肠

    C. 肝昏迷患者可用肥皂水灌肠

    D. 对顽固性失眠者可用保留灌肠法镇静、催眠

    E. 中暑患者可用 4℃ 生理盐水行大量不保留灌肠

16. 下列关于腹泻患者的护理措施哪项**不妥**　　　　　　　　　　　　　( )

    A. 酌情给予流质或半流质　　　　B. 嘱患者卧床休息

    C. 观察记录排便次数、性状　　　　D. 做好肛周护理

    E. 定时训练盆底肌运动

17. 下列关于平衡与稳定的描述**错误**的是　　　　　　　　　　　　　( )

    A. 物体的重量与稳定度成正比　　　　B. 支撑面的大小与稳定度成正比

    C. 物体的重心高度与稳定度成正比　　　　D. 重力线必须通过支撑面

    E. 物体的重心高度与稳定度成反比

18. 在书写护理诊断时,下列哪一项做法**不正确**　　　　　　　　　　　( )

    A. 一项护理诊断只针对一个护理问题

    B. 护理诊断应采用规范性的名称

    C. 患有同一疾病的不同患者,其护理诊断也应是相同的

    D. 护理诊断是可以用护理措施来解决的

    E. 护理诊断应以收集到的资料作为诊断依据

19. 患者,男,73 岁,右下肢股骨颈骨折行持续牵引,患者情绪紧张,主诉疼痛难忍。评估患者后,护士应首先解决的护理问题是　　　　　　　　　　　　　( )

    A. 躯体移动障碍　　　　B. 有皮肤完整性受损的可能

    C. 疼痛　　　　D. 生活自理缺陷

    E. 焦虑

20. 下列属于主观资料的是　　　　　　　　　　　　　　　　　　　( )

    A. 血压 122/80mmHg　　　　B. 头昏脑胀　　　　C. 肌力Ⅲ级

    D. 膝关节红肿、压痛　　　　E. 骶尾部皮肤破损 1cm×2cm

21. 患者,男,76 岁,全麻下行胃大部切除术,术后麻醉未清醒前应取何种体位　( )

    A. 平卧位　　　　B. 去枕仰卧位,头偏一侧　　　　C. 半坐卧位

    D. 侧卧位　　　　E. 头低足高位

22. 给患者吸氧流量为 2L/min,其吸氧浓度是　　　　　　　　　　　　( )

    A. 25%　　　　B. 29%　　　　C. 33%　　　　D. 37%　　　　E. 41%

23. 为患者翻身时,各种导管的处理方法中下列哪项**不妥**　　　　　　　( )

A. 注意保持各导管引流通畅

B. 放妥并固定导管,以免脱落

C. 可适当提高引流管,以免液体流出

D. 引流管应留出足以翻身的长度

E. 翻身后检查各导管是否扭曲

24. 面部危险三角区感染化脓时,禁忌用热,其原因是为防止　　　　　　　　(　　)

　　A. 加重局部出血　　　　　　B. 加重患者疼痛　　　　　　C. 面部烫伤

　　D. 引起颅内感染　　　　　　E. 掩盖病情

25. 抢救患者时护士进行的下列工作哪项**不正确**　　　　　　　　　　　　(　　)

　　A. 口头医嘱复诵后再执行　　　　　　B. 用完的空安瓿应及时处理

　　C. 抢救后应及时请医生补写医嘱　　　D. 抢救记录字迹清晰,及时准确

　　E. 医生未到时可先建立静脉通道

26. 一肺癌患者行化疗,现口腔有一溃疡,上有绿色脓液,宜选何种漱口液　　(　　)

　　A. 2%～3%硼酸水　　　　　B. 0.02%氯己定溶液　　　C. 0.1%醋酸溶液

　　D. 0.02%呋喃西林溶液　　　E. 生理盐水

27. 患者,女,78 岁,体质虚弱。护士为患者床上擦浴的操作**不正确**的是　　(　　)

　　A. 动作轻柔敏捷　　　　　　B. 防止受凉　　　　　　C. 保护患者自尊和隐私

　　D. 禁擦胸、腹及后项部　　　E. 若病情变化应立即停止操作,并对症处理

28. 患者,男,65 岁,脑出血,意识不清,左侧肢体偏瘫,测量血压、体温正确的方法是

　　　　　　　　　　　　　　　　　　　　　　　　　　　　　　　　　(　　)

　　A. 测口温及左上肢血压　　　　　　B. 测口温及右上肢血压

　　C. 测腋温及右上肢血压　　　　　　D. 测腋温及左上肢血压

　　E. 测肛温及左上肢血压

29. 给血小板减少性紫癜患者进行口腔护理时应特别注意　　　　　　　　　(　　)

　　A. 动作轻稳,勿损伤黏膜　　　　　　B. 夹紧棉球

　　C. 擦拭时勿触咽部　　　　　　　　　D. 先取下义齿

　　E. 棉球蘸水不可过湿,以防呛咳

30. 一建筑工人,不慎自脚手架跌下,造成严重颅脑损伤,应给予　　　　　　(　　)

　　A. 特别护理　　　B. 一级护理　　　C. 二级护理　　　D. 三级护理　　　E. 个案护理

(二)A3/A4 型题(每个病例下设若干题目,每题有 A、B、C、D、E 五个备选答案,请选择一个最佳答案)

(31～32 题共用题干)

患者,女,34 岁,急性胃肠炎,输液时注射处局部肿胀,挤压无回血,主诉有疼痛感。

31. 患者发生了什么情况　　　　　　　　　　　　　　　　　　　　　　　(　　)

　　A. 静脉痉挛　　　　　　　B. 针头阻塞　　　　　　　C. 针头紧贴血管壁

　　D. 针头滑出血管外　　　　E. 压力过低

32. 应该如何处理　　　　　　　　　　　　　　　　　　　　　　　　　　(　　)

　　A. 重新穿刺　　　　　　　B. 按揉局部　　　　　　　C. 提高输液瓶

　　D. 调整针头方向　　　　　E. 局部热敷

（33～34 题共用题干）

患者,女,45 岁,胃溃疡,今日将行胃大部切除术。

33. 作为责任护士,你需要为术后患者准备　　　　　　　　　　　　（　　）

　　A. 备用床　　　　　　　　　　　　B. 暂空床

　　C. 麻醉床　　　　　　　　　　　　D. 备用床加橡胶单

　　E. 手术床

34. 铺床时操作**错误**的是　　　　　　　　　　　　　　　　　　（　　）

　　A. 中单铺于床中部　　　　　　　　B. 盖被纵向三折于门同侧床边

　　C. 枕头横立于床头　　　　　　　　D. 床旁椅置于门对侧床边

　　E. 枕头开口背门放置

（35～36 题共用题干）

患者张某,因糖尿病收住入院,因同病室有一流感患者,两天后张某感冒发热。

35. 其感染属于　　　　　　　　　　　　　　　　　　　　　　　　（　　）

　　A. 内源性感染　　　　　　B. 自身感染　　　　　　C. 外源性感染

　　D. 直接感染　　　　　　　E. 接触感染

36. 医院可采取下列**除哪项外**的方法来预防感染的发生　　　　　　（　　）

　　A. 消毒灭菌　　　　　　　　　　　B. 预防性使用广谱抗生素

　　C. 无菌技术　　　　　　　　　　　D. 隔离技术

　　E. 对易感染的患者实行保护性隔离

（37～40 题共用题干）

患者,男,75 岁,COPD,当日上午输液过程中突然出现咳嗽,咳粉红色泡沫样痰,呼吸急促,大汗淋漓。

37. 根据患者的临床表现,此患者可能出现了下列哪种情况　　　　　（　　）

　　A. 发热反应　　　　　　　B. 过敏反应　　　　　　C. 心脏负荷过重反应

　　D. 空气栓塞　　　　　　　E. 细菌污染反应

38. 护士应立即采取的措施是　　　　　　　　　　　　　　　　　　（　　）

　　A. 立即通知医生　　　　　B. 给患者吸氧　　　　　C. 安慰患者

　　D. 立即停止输液　　　　　E. 协助患者取端坐卧位,两腿下垂

39. 为了减轻呼吸困难的症状,护士可采用　　　　　　　　　　　　（　　）

　　A. 10%～20%酒精湿化加压给氧　　B. 20%～30%酒精湿化加压给氧

　　C. 30%～40%酒精湿化加压给氧　　D. 40%～50%酒精湿化加压给氧

　　E. 50%～70%酒精湿化加压给氧

40. 应协助患者采取下列哪种体位　　　　　　　　　　　　　　　　（　　）

　　A. 仰卧头偏向一侧　　　　B. 左侧卧位　　　　　　C. 端坐位,两腿下垂

　　D. 抬高床头 15～30cm　　　E. 抬高床头 20～30cm

（41～42 题共用题干）

患者,女,43 岁,患乙型肝炎入传染科治疗,肝功能检查 ACT 180U,食欲差,皮肤黄染,护士遵医嘱给予输液治疗。

41. 护士洗手时刷手的正确顺序是　　　　　　　　　　　　　　　　（　　）

    A.前臂、腕部、手背、手掌、指缝、指甲

    B.手指、手背、手掌、腕部、前臂

    C.前臂、手、手腕、指甲

    D.手掌、腕部、手指、前臂

    E.腕部、前臂、手

42.护士脱隔离衣的方法**不正确**的是   (   )

    A.先解开腰带

    B.洗手后先解领口

    C.隔离衣挂在病室时,清洁面向外

    D.避免污染隔离衣的内面和衣领

    E.隔离衣如脱下备洗时清洁面向外

(43~45题共用题干)

患者,女,32岁,青霉素皮试后 2min,出现胸闷气促,皮肤瘙痒,面色苍白,出冷汗,脉搏细速,血压下降,烦躁不安。

43.患者出现何种情况   (   )

    A.血清病型反应   B.过敏性休克   C.呼吸道变态反应

    D.皮肤组织变态反应   E.青霉素毒性反应

44.根据患者病情,首先应采取的紧急措施是   (   )

    A.立即平卧,皮下注射肾上腺素   B.立即皮下注射异丙肾上腺素

    C.立即静脉注射地塞米松   D.立即注射呼吸兴奋剂

    E.立即静脉输液,给予升压药

45.抢救中患者突然心脏骤停,应   (   )

    A.静脉注射肾上腺素   B.面罩吸氧   C.注射洛贝林

    D.行胸外心脏按压   E.心内注射异丙肾上腺素

(46~47题共用题干)

患者,女,60岁,患脑卒中卧床 3年,骶尾部压疮浅度溃疡期。

46.压疮最主要的原因是   (   )

    A.局部组织受压过久   B.病原菌侵入皮肤组织   C.皮肤受潮湿摩擦刺激

    D.机体营养不良   E.皮肤破损

47.此期的主要临床表现为   (   )

    A.患者主诉骶尾部疼痛,麻木感   B.骶尾部皮肤呈紫红色,皮下有硬结

    C.局部皮肤发红,水肿   D.创面湿润有脓性分泌物

    E.皮肤上有大小水疱,水疱破溃湿润

(48~50题共用题干)

患者,男,68岁,急性心肌梗死,已出现房颤。

48.患者此时出现的脉搏类型是   (   )

    A.间歇脉   B.二联律   C.缓脉   D.短绌脉   E.洪脉

49.给这个患者测量心率和脉率的正确方法是   (   )

    A.一个人测心率,另一个人测脉率,同时测一分钟

B. 一个人先测心率后再测脉率

C. 一个人先测脉率后再测心率

D. 报告医师,由医师来测心率、脉率

E. 一个人发口令和计时,另一个人测心率、脉率

50. 关于这种脉搏的叙述正确的是　　　　　　　　　　　　　　　　　　(　　)

A. 脉搏节律正常　　　　　　　　B. 脉搏频率正常

C. 属于水冲脉　　　　　　　　　D. 单位时间内心率大于脉率

E. 属于奇脉

二、填空题

1. 输液滴速是根据患者的 _____、_____ 和 _____ 来调节的。

2. 护理诊断的陈述包括三个要素,即_____、_____、_____。

3. 给药时应严格执行"三查七对三注意",其中的"七对"包括对床号、姓名、_____、_____、_____、_____和时间。

4. 血液从血库取出后勿 _____,以免红细胞大量破坏;库血不能_____,以免血浆蛋白凝固;输血量多时,可在室温下放置_____再输入。

5. 服用洋地黄类药物的患者,给药前应测量脉率(心率),若脉率(心率)_____次/min或_____,应不给予药物并报告医生。

三、名词解释

1. 医院感染:

2. 膀胱刺激征:

3. 护理诊断:

4. 水冲脉:

四、简答题

1. 简述插鼻饲管时可能会遇到的问题及处理方法。

2. 简述热疗法的禁忌证。

3. 如何运用无痛注射技术?

五、分析题

患者,女,72岁,因摔倒致股骨上段骨折,患者不敢变换体位,自行翻身困难,第二天护士查房时发现骶尾部及臀尖部皮肤有多处呈紫红色,并可见大小不等的水疱,患者主诉局部疼痛。请回答:

1. 该患者骶尾部出现的压疮属于哪一期?

2. 针对该患者可采取哪些预防和护理措施?

【附　参考答案】

一、选择题

1. E　　2. B　　3. D　　4. B　　5. E　　6. E　　7. E　　8. C　　9. C　　10. A

11. E　　12. E　　13. A　　14. D　　15. C　　16. E　　17. C　　18. C　　19. C　　20. B

21. B　22. B　23. C　24. D　25. B　26. C　27. D　28. C　29. A　30. A

31. D　32. A　33. C　34. B　35. C　36. B　37. C　38. D　39. B　40. C

41. A　42. C　43. B　44. A　45. D　46. A　47. D　48. D　49. A　50. D

二、填空题

1.年龄　病情　药物的性质

2.问题　症状与体征　相关因素

3.药名　剂量　浓度　用法

4.剧烈震荡　加温　15～20min

5.少于60　节律异常

三、名词解释

1.医院感染:又称为医院获得性感染、医院内感染。任何人在医院活动期间由于遭受病原体侵袭而引起的诊断明确的感染或疾病均称为医院感染。

2.膀胱刺激征:主要表现为尿频、尿急、尿痛。单位时间内排尿次数增多为尿频;患者突然有强烈尿意、不能控制需立即排尿称为尿急;排尿时膀胱区及尿道有疼痛感称为尿痛。

3.护理诊断:是关于个人、家庭或社区对现存或潜在的健康问题,以及生命过程中所出现的健康问题的说明。

4.水冲脉:脉搏骤起骤降,急促有力。水冲脉主要由于收缩压偏高、舒张压偏低使脉压增大所致。水冲脉常见于主动脉关闭不全、甲状腺功能亢进症等患者。

四、简答题

1.插鼻饲管时可能会遇到的问题及处理方法如下:

(1)流泪:变换方向,向下插管。

(2)呛咳、发绀、呼吸困难:立即拔管,休息片刻。

(3)恶心、呕吐:暂停插管,嘱患者做深呼吸。

(4)有阻力:回拉一段,重新插入。

(5)盘于口腔:回拉一段,继续插入。

2.热疗法的禁忌证如下:

(1)未明确诊断的急性腹痛。

(2)面部危险三角区的感染。

(3)各种脏器出血。

(4)软组织损伤或扭伤的早期。

(5)其他:孕妇、恶性病变部位、皮肤湿疹、金属移植部位等。

3.无痛注射技术的运用:

(1)解除患者思想顾虑,分散注意力。

(2)取合适体位,使肌肉松弛。

(3)注射时做到"二快一慢",即进针和拔针要快,推药液要慢。

(4)对刺激性强的药物,针头宜粗长些,且进针要深。

(5)若同时注射几种药物,应先注射无刺激性的,再注射刺激性强的药物,速度宜更慢。

五、分析题

1.压疮第二期：炎性浸润期。

2.针对该患者的预防和护理措施如下：

(1)避免局部组织继续受压。协助患者翻身变换卧位，一般每2h翻身一次，设翻身记录卡，并注意翻身时不可拖、拉、推；根据病情可在臀部两侧垫软枕，还可使用气垫床等。

(2)避免潮湿、摩擦及排泄物的刺激。保持皮肤清洁干燥，根据需要每日用温水清洁皮肤，大小便后及时擦洗、更换；保持床单的清洁干燥；不可使用破损的便盆，以防止擦伤皮肤。

(3)有效控制疼痛(妥善固定、合理摆放肢体，遵医嘱给予止痛剂)，鼓励患者进行全范围关节运动，促进血液循环。

(4)增进营养的摄入。在病情许可下给予高蛋白、高维生素膳食，以增强机体抵抗力和组织修复能力。

(5)正确处理局部水疱。要减少摩擦，防止表皮破损感染，可选择相应的压疮贴加以保护和促进吸收：小水疱可让其自行吸收，对于大水疱，则消毒后先用无菌注射器抽出疱内液体，再用相应敷贴保护或者采用暴露疗法。

(陈双琴)

参考文献

[1]程少贵,刘文娜.2019 护士执业资格考试辅导讲义配套习题[M].北京:人民卫生出版社,2019.

[2]程少贵,刘文娜.2018 护士执业资格考试辅导讲义[M].北京:人民卫生出版社,2018.

[3]程少贵,刘文娜.2018 护士执业资格考试辅导讲义配套习题[M].北京:人民卫生出版社,2018.

[4]方仕婷.护理基本技术实训指导[M].北京:人民军医出版社,2008.

[5]李小寒,尚少梅.基础护理学[M].5 版.北京:人民卫生出版社,2017.

[6]刘文娜,刘姝.2019 护士执业资格考试辅导讲义[M].北京:中国协和医科大学出版社,2019.

[7]王秀玲.2018 护士执业资格考试同步习题解析与技巧[M].北京:人民卫生出版社,2018.

[8]张美琴.护理学基础习题集[M].北京:人民卫生出版社,2006.